Matthew Walker, PhD

Why We Sleep

[英]马修·沃克 著 田盈春 译

我们为什么 要睡觉？

Unlocking the Power of Sleep and Dreams

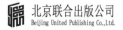

北京联合出版公司
Beijing United Publishing Co.,Ltd.

免责声明

本书包含作者的个人观点和想法，目的是就书中所述的主题提供有益和翔实的材料。作者和出版商不会在书中提供医疗、健康或任何其他类型的个人专业服务。

在采纳书中的任何建议或由此得出新推论前，请咨询医疗健康或其他相关领域的专业人士。作者和出版商明确表示，对于因使用或应用本书的任何内容而直接或间接产生的任何责任、损失或风险，无论是个人的还是其他的，均不承担任何责任。

中文版序

你睡饱了吗？你睡好了吗？同为生来就有的生理本能，人们从小被教育怎么吃好喝好，却难得有人教导我们如何睡好，这就是为何科技越发达，睡眠反而成为健康难题的深层次文化因素。

睡眠是健康的晴雨表、情绪的温度计。在人类睡眠时间被各种屏幕不断霸占的今天，养成良好的睡眠习惯和作息规律，会成为我们提高学习工作效率的"制胜法宝"。很多睡眠不好的人花了不少冤枉钱、走了很多冤枉路，却收效甚微，而这本书从国外基础研究发现入手，逐步阐释睡眠机理，介绍简便易行的助眠小妙招，不花钱却很实用，值得细细品读。

回归本真、顺应自然，健康的睡眠需要我们持续投资。健康是1，家庭、事业、财富都是0；没有前面的1，后面有再多0也毫无意义，这道理浅显易懂，可知易行难。睡眠与健康关系密切，但真正引起社会各界关注并重视，得益于十几年来的科学知识普及和产业技术革新，改变了我们不正确的睡眠方式。

千金难买好睡眠。睡眠是科学也是哲学，是艺术也是人文，实属一门大学问。秉承"只为人人睡更好"的初心和近20年的健康睡眠管理实践，我乐意为序。

全国卫生产业企业管理协会睡眠产业分会执行会长
中国睡眠大会秘书长　汪光亮
辛丑年四月于北京

致达彻尔·凯尔特纳（Dacher Keltner），
是你激发了我创作的灵感。

∼∽ 目 录

第一部分　睡眠这件事

睡吧……

你认为自己在过去的一周里睡眠充足吗？你能回想起上一次没有闹钟，睡到自然醒，不需要咖啡因就能保持神清气爽的时候吗？如果这两个问题的答案都是"不"，那么你并不孤单。在所有发达国家中，有三分之二的成年人无法获得通常提倡的8小时夜间睡眠。[①]

你可能对这一事实并不感到意外，但它的后果也许会让你惊掉下巴。每晚的规律睡眠少于6~7个小时会破坏你的免疫系统，罹患癌症的风险将增加一倍以上。睡眠不足也是决定你是否会患上阿尔茨海默病的一个关键生活方式因素。睡眠不足——哪怕只是一个星期的适度减少——也有可能严重影响血糖水平，使你跨入糖尿病前期患者的行列。缺乏睡眠还会

---

① 世界卫生组织和美国国家睡眠基金会都规定，成年人每晚平均睡眠时间应为8小时。

增加冠状动脉堵塞、变薄的风险，使你受到心血管疾病、中风和充血性心力衰竭的威胁。正如英国作家夏洛特·勃朗特（Charlotte Brontë）智慧的箴言所说："一颗焦躁的心使人难以入眠。"睡眠障碍会加剧各种主要精神疾病的病症，包括抑郁、焦虑和自杀倾向。

你是否注意到，当你疲惫的时候总想多吃点东西？这并不是巧合。睡眠太少会提升让你感到饥饿的激素的浓度，同时抑制产生饱腹感的激素浓度。所以，尽管你已经吃饱了，却还想多吃点儿。研究证明，睡眠不足会导致体重增加，这对成年人和儿童都一样。更糟糕的是，如果你想要节食，但同时保证不了充足的睡眠，那么节食就是徒劳的，因为你减掉的大部分体重都是来自肌肉，而不是脂肪。

把以上这些健康后果放到一起，我们会更容易接受这个经过证实的关联：睡眠时间越短，寿命就越短。这样看来，"至死方休"（I'll sleep when I'm dead）这句流传已久的格言实际上是不幸的。如果抱着这种心态，你就会更早死去，而且在这（短暂的）一生中，生活质量也会很差。睡眠剥夺这根橡皮筋在崩断之前，能够承受的拉力是有限的，然而可悲的是，人类实际上是唯一一种会在没有合理益处的情况下故意剥夺自己睡眠的物种。身心健康的每个组成部分，以及社会结构中的无数衔接，都在不断地被我们"奢侈的"睡眠忽视所侵蚀——无论是人类本身，还是世界经济，都深受其害。因此，世界卫生组织（WHO）宣布，在工业化国家中，睡眠不足已经成为一种流行病。① 在过去的一个世纪里，睡眠时间大幅下降的国家，如美国、英国、日本、韩国及西欧的一些国家，也正是上述身体和精神疾病发病率最高的国家，这并非巧合。

像我这样的科学家甚至开始游说医生为患者开"睡眠处方"。正如医学建议所言，这也许是痛苦最少、最令人愉快的处方了。然而，不要误以为这是让医生开更多安眠药的借口——恰恰相反，事实上，许多惊人证据表明，这类药物会对健康造成不良后果。

但是，我们是否可以延伸说睡眠不足能直接导致死亡呢？实际上，能，至少在两种情况下可以。第一，存在一种非常罕见的遗传渐进性失眠症，会在中年时期开始发病。在数月的病程发展中，患者会逐渐变得完全无法睡觉。到了这个阶段，他们会开始丧失许多大脑和身体的基本功能。目前还没有任何药物能够帮助患者入睡。在丧失睡眠 12~18 个月之后，患者就会死去。这种疾病虽然极其罕见，却足以证实睡眠不足能够致人死亡。

第二种致命情况，就是在睡眠不足的情况下驾驶机动车。疲劳驾驶是每年造成千上万交通事故和死亡的主要原因。这里受到危害的不仅是那些睡眠不足的人，他们周围其他人的生命也同样受到了牵连。可悲的是，在美国每小时就有 1 人由于疲劳驾驶而死于交通事故。更令人担忧的是，疲劳驾驶造成的

---

① 《美国失眠状况》（"Sleepless in America"），载《国家地理杂志》（*National Geographic*），详情见于 http://channel.nationalgeographic.com/ sleepless-in-america/episode/sleepless-in-america。

交通事故数量超过了酒驾和毒驾交通事故数量的总和。

社会之所以对睡眠漠不关心，部分原因是科学史上一直无法解释我们为什么需要睡眠。睡眠仍然是难以解释的生物学谜团之一。科学界所有强有力的问题解决方法——遗传学、分子生物学和强大的数字技术——都无法解开顽固的睡眠之谜。最严谨的智者们，包括诺贝尔奖得主、提出DNA双螺旋结构假说的弗朗西斯·克里克（Francis Crick），著名的古罗马教育家、雄辩家昆体良（Quintilian），甚至西格蒙德·弗洛伊德（Sigmund Freud），都曾尝试过破解睡眠的神秘密码，但都徒劳无功。

为了更好地解释过去科学对睡眠的无知，请想象一下你第一个孩子出生时的情景。在医院里，医生走进病房对你说："恭喜你，是一个健康的男孩。我们已经完成了所有的初步检查，一切看起来都很好。"她微笑着，开始向门口走去。然而，就在离开房间之前，她转过身说："只有一件事。从这一刻开始，你的孩子在整个生命中，将会不断陷入昏迷状态，有时甚至像死去了一样。不过，尽管他的身体躺着不动，他的大脑仍会充满着令人惊叹的奇异幻觉。他生命的三分之一都将处于这种状态，我完全不知道他为什么会这么做，或者这么做有什么意义。祝你好运吧！"

令人惊讶的是，直到近些年，现实情况仍然是这样的：医生和科学家始终不能给出一个一致的或完整的答案来解释我们为什么要睡觉。我们了解生活中其他三种基本驱动力（吃、喝和繁衍）的功能已有数百年，即使没有那么久，也有数十年。

然而，第四种普遍存在于整个动物界的主要生物驱动力——睡眠驱动力，几千年来始终巧妙地躲避着科学的解答。

"我们为什么要睡觉？"这个问题如果从进化的角度来解释，只会让这个谜团变得更加神秘。不论从什么角度看，睡眠似乎都是最愚蠢的生物现象。当你睡着的时候，不能采集食物，不能与人交流，不能寻找配偶或繁殖后代，不能养育或保护你的后代，更糟的是，睡眠会让你更容易被捕食。这样看来，睡眠无疑是人类令人困惑的行为之一。

不管从上述哪一个适应生存的角度来看（更不用说把它们加在一起从整体来看），都应该存在一股强大的进化压力来**阻止**睡眠或任何与之类似行为的出现。正如一位睡眠科学家所说："如果睡眠没有提供绝对重要的功能，那么它将是进化过程犯下的最大错误。"[①]

然而，睡眠顽强地延续了下来。事实上，迄今为止人类研究过的每个物种都会睡觉。[②] 这个简单的事实证明，自我们的星球上出现生命以来，或者在那之后不久，睡眠就出现了。此外，睡眠在之后的整个进化过程中都持续存在，这意味着它能提供的诸多益处一定远远超过了所有显而易见的危险和不利。

"我们为什么要睡觉？"根本上是一个错误的问题。它暗示着答案是一个单一的功能，一个我们为之入睡的神圣原因，从而让我们不断去追寻。于是各种理论层出不穷：从逻辑的理

---

① 艾伦·赫特夏芬（Allan Rechtschaffen），美国科学家。
② 串田（Kushida, C.）：《睡眠百科全书》（*Encyclopedia of Sleep*），2013，卷1，爱思唯尔（Elsevier）出版社。

论（储备能量的时间）、古怪的理论（给眼球充氧的时机），延伸到精神分析的理论（实现我们被压抑的愿望的无意识状态）。

本书揭示了一个截然不同的事实：睡眠是极其复杂、有趣的，并且与健康有着惊人的密切关系。睡眠具有**诸多**功能，可以为我们的大脑和身体提供数不清的夜间福利。似乎我们体内所有重要器官或大脑内部的运作，都是通过睡眠来优化提升的（同样地，它们也会在得不到足够睡眠时受到损害）。我们每天晚上都能得到如此多有益于健康的福利，这并不奇怪。毕竟，我们一生中三分之二的时间都是**清醒**的，在这段时间里，我们完成的有用的事可不止一件。我们完成了无数的事业来提升自己的幸福感和生存状况。那么，我们为什么会希望睡眠——这件平均消耗一生中25~30年时间的事——只有一个功能呢？

经过过去二十余年的大量探索，我们逐渐意识到，睡眠并不是进化过程中产生的巨大错误。只要你愿意，你就可以每24小时重复这份处方，得到其所提供的大量健康保障。（许多人却主动舍弃了这些益处。）

在大脑中，睡眠充实了各种功能，包括学习、记忆、做出逻辑决定和选择的能力。睡眠也慷慨地为我们的心理健康服务，重新校准大脑中的情感回路，使我们第二天能够沉着冷静地应对人际和心理方面的各种挑战。我们甚至开始理解所有意识体验中最神秘莫测，也是最具争议的部分——梦。梦为所有有幸能够做梦的物种（包括人类在内）提供了一套独特的福利，包括能够抚慰痛苦记忆、安抚大脑的神经化学物质浸浴，以及提供一个虚拟现实空间，大脑可以在其中融合过去和现在的知识，激发创造力。

在大脑下方的身体中，睡眠会补充我们免疫系统的"军械储备"，帮助对抗恶性肿瘤，防止感染，抵御各种疾病。通过调节胰岛素平衡和葡萄糖循环，睡眠能够重整身体的新陈代谢状态。睡眠还能进一步调节我们的食欲，通过健康的食物选择而不是鲁莽的暴食冲动，来帮助控制体重。充足的睡眠维持着肠道内微生物群落的蓬勃发展，而我们的营养健康正源于此。足够的睡眠还与我们的心血管系统的健康密切相关，不仅能降低血压，同时能让心脏保持良好的状态。

当然，均衡的饮食和运动也是至关重要的。但是我们现在发现，睡眠是健康三要素（睡眠、饮食、运动）中最重要的。一晚糟糕睡眠所造成的身体和精神损害之严重，会让那些因食物或运动缺乏而引起的损害相形见绌。很难想象有任何其他方法（不管是自然的还是医学方面的控制），能够从所有层面为身心健康提供更强有力的补救。

现在，由于对睡眠有了丰富的科学了解，我们不用再问睡眠有什么好处了。相反，我们现在不得不质疑，是否有任何生物功能**不能**得益于良好的睡眠？到目前为止，数千项研究的结果表明，没有，所有的生物功能都能从睡眠中获益。

从睡眠研究的复兴中，浮现出一个明确的信息：要想使我们的大脑和身体健康恢复到每天的最佳状态，我们唯一能做的也是最有效的事，就是睡觉，它是大自然赐予我们的对抗死亡的最佳办法。

很不幸，睡眠不足对个人和社会造成威胁的现实证据并没有被明确地传达给公众。这是当代健康议题中最明显的疏漏。针对这一现象，本书旨在作为科学的、精确的干预指导来填补这一未被满足的需求，我希望这是一次引人入胜的发现之旅。本书的目的就是更正我们对睡眠的忽视，提高现代文化对睡眠的重视。

就我个人来说，我必须承认，我已经爱上了睡眠（不仅是我自己的睡眠，尽管我确实每天晚上都要保证有8小时睡眠的机会，决不妥协）。我爱上了睡眠和它所做的一切。我爱上了发掘睡眠的所有未知之处。我爱上了与人们探讨它震撼人心的能量。我爱上了寻求一切方法，让人们重新获得他们迫切需要的睡眠。我与睡眠的这场"罗曼史"绵延成了长达二十多年的研究生涯。最初，我是哈佛医学院的精神病学教授，如今我已成了加州大学伯克利分校的神经科学和心理学教授。

然而，我对睡眠并不是"一见钟情"。一个偶然的机会下，我开始对睡眠进行研究。我从来没有想过会扎根在这个处于科学边缘的深奥领域。18岁时，我前往英国诺丁汉的女王医学中心学习，那是一所规模宏大的研究所，有一群非常杰出的脑科学家担任教职员工。但最终，我发现医学并不适合自己，因为医学似乎更注重解答，而我总是执着于问题。对我来说，答案不过是通往下一个问题的跳板。于是，我决定学习神经科学，而后在位于伦敦的英国医学研究委员会的奖学金支持下，取得了神经生理学博士学位。

在博士研究期间，我第一次在睡眠研究领域做出真正的科学贡献。我对老年痴呆症早期的脑电波活动模式进行了研究。与一般的观念相反，痴呆症不止有一种类型。阿尔茨海默病是最常见的，但它只是众多类型中的一种。由于治疗上的一些原因，尽可能快地了解一个人患有哪种类型的痴呆症是至关重要的。

我开始评估我的患者们在清醒和睡着时的脑电波活动。我的假设：存在一种独特的脑电信号，可以预测每个人将会发展出的痴呆症类型。白天的监测结果含混不清，没有发现明显的差异特征。只有在夜间**熟睡**时活跃的脑电波汪洋中，监测记录才得以捕捉到清晰讯号，标示出患者承受的残酷命运。这一发现证明，睡眠有潜力成为一种新的早期诊断"石蕊试纸"，用于了解个体将会发展出何种类型的痴呆症。

我开始痴迷于研究睡眠。就像所有优质的答案一样，睡眠带给我的答案只会引出更多令人着迷的问题，包括睡眠问题会加重病人的疾病，甚至导致失忆、攻击性、幻觉、妄想症等可怕的症状吗？我读遍了能找到的所有资料。一个难以置信的真相逐渐浮现——没有人真正了解我们需要睡眠的明确原因，也没有人了解睡眠的作用。如果这些基础的问题不能得到解答，那么我将无法回答自己对痴呆症提出的问题。所以，我决定尝试破解睡眠的密码。

我停止了对痴呆症的研究，漂洋过海来到哈佛，在博士后的研究中开始着手解决人类历史上最神秘的一个谜题：我们为什么要睡觉？我相信我能以一种真正质朴而不是傲慢的态度，在两年内找到答案。然而，那已经是二十年前的事了。对于难题来说，探寻的动机并不重要，因为难题的困难程度始终如一。

在我的研究工作进行了二十年之后，现在，结合世界上其他实验室的数千项研究，我们得到了许多答案。这些发现引领我在学术界内外经历了许多奇妙、惊喜且令人倍感荣幸的旅程——从给美国国家篮球协会（NBA）、美国橄榄球联盟（NFL）和英国超级联赛球队做睡眠顾问，到服务于皮克斯动画公司、政府机构，以及著名的科技和金融公司，我还参与并协助制作了若干部主流电视节目和纪录片。这些被揭开的睡眠真相，以及像我一样的睡眠科学家们的诸多发现，将为你提供关于睡眠重要性的全部所需证据。

然后说一下本书的结构。这本书的章节是按照逻辑顺序排列的，四个主要部分由一条主线贯穿始终。

第一部分简单介绍睡眠这一神奇的事物：睡眠是什么、什么情况不算睡眠、哪些生物会睡觉、它们睡多久、人类应该怎样睡觉（大部分人却不遵守），以及睡眠在你和你的孩子的一生中如何发生变化，是会变得更好还是更糟。

第二部分详细描述睡眠的好处和睡眠不足的坏处、致命性。我们将探索睡眠对大脑和身体的所有惊人益处，证实睡眠对于身体健康有诸多神奇效果。接着，我们会讨论为什么缺乏充足的睡眠会导致亚健康、疾病和过早死亡——这将会是敦促你去睡觉的警钟。

第三部分从睡眠过渡到天马行空的梦境，提供了梦的科学解释。从对做梦者大脑的观察、梦如何激发那些赢得诺贝尔奖或改变世界的灵感，到梦是否真的能被控制、控制梦是否明智——所有的一切都将被揭晓。

第四部分将首次把我们带到床边，对大量睡眠障碍，包括失眠症进行解释。我会先对为什么很多人难以睡一夜好觉，给出显而易见的和比较隐晦的原因。然后，基于科学原理和临床数据，而非传闻或品牌广告，对安眠药展开开诚布公的讨论。之后，我会提供关于提高睡眠质量的更新、更安全、更有效的非药物疗法细节。接下来，我们将把睡眠转移到社会角度，了解睡眠不足对教育、医疗、卫生保健和商业产生的影响。这些证据显示，现代人所遵守的长时清醒、短时睡眠的生活方式，在效率、安全、利益及道德等各个方面，都无法让人们达到自己想达到的目标。在这本书的结尾，我满怀着真诚、乐观的愿望，描绘了一份可以将人类与其仍旧缺乏的睡眠联系起来的指南，即21世纪对于睡眠的新认识。

我要指出的是，你不需要按照这四部分的编排顺序来读这本书。大部分情况下，每一章都可以单独阅读，即使不按照顺序阅读，也不会错过重点信息。因此，请根据自己的个人喜好，有选择地阅读这本书。

最后，我要发表一个免责声明。如果你在阅读本书时觉得昏昏欲睡，或者真的睡着了，我不会像大多数作家那样感到沮丧。事实上，正因为本书的主题和内容是睡眠，我会积极鼓励你的这种行为。当你明白了我所了解的睡眠与记忆之间的关系后，睡着了将是对我最好的赞赏，这恰好说明你作为读者，无

法抗拒强化、记忆我传递给你的信息的冲动。所以，请在阅读
这本书时，自由地进入和离开你的意识①。我绝对不会感到不
快。相反，我会很高兴的。

---

① 这里指清醒和睡着，因为睡眠是进入无意识状态。——译者注

咖啡因、时差和褪黑激素

怎样控制你的睡眠节奏

你的身体怎么知道什么时候该睡觉？当你进入一个新的时区后，为什么会有时差反应？你如何克服时差反应？当你适应了新时区的时间后，为什么回到家会产生更强烈的时差反应？为什么有些人使用褪黑激素来对抗这些问题？一杯咖啡为什么可以（以及如何）使你保持清醒？也许最重要的问题是，你如何知道自己的睡眠是否充足？

有两大主要因素决定了你什么时候想睡觉，什么时候想醒来。就在你读到这些文字的现在，这两个因素都在对你的精神和身体产生强有力的影响。第一个因素，是你大脑深处的24小时生物钟发射出的信号。生物钟会制造出循环的昼夜节律，让你在夜晚和白天的常规时段感到疲倦或清醒。第二个因素，是一种在你的大脑中积聚的化学物质，会制造出"睡眠压力"。你清醒的时间越长，这种化学物质所制造出的睡眠压力就会累积得越多，因而你会感觉越困。这两个因素之间的平衡决定了你白天的清醒和专注程度，晚上感到疲倦并准备上床睡觉的时间，还在某种程度上决定了你会睡得多好。

找到节律了吗？

本章开头一系列问题的关键，都是你身体中24小时节律的强大塑造力，也就是你的昼夜节律。每个人都有这种昼夜节律（circadian rhythm，这里 circadian 中的 circa 意为"近似"，dian 来源于拉丁语 diam，意为"一天"）。的确，地球上寿命超过几天的每种生物，都形成了这种自然的周期。大脑中的24小时生物钟会将昼夜节律信号传达给大脑的每一块区域，以及身体的每一个器官。

这个24小时的节奏可以帮助你决定什么时候想醒来，什么时候想睡觉。但它也控制着其他的节奏模式，包括你偏好的饮食时间、你的心情和情绪、产生的尿量①、核心体温、代谢率，以及多种激素的释放。

很显然，在比赛中打破奥运会纪录的可能性与一天中的时间段有关，这并非巧合；破纪录的可能性会在人类昼夜节律的自然高峰（下午的早些时候）达到最大极限。

即使是出生和死亡的时间也证实了昼夜节律的存在，因为

---

① 我想强调一下，从我个人的经验来说，这是用来从宴会、家庭聚会等各类社交场合成功逃脱的绝佳话题。这几乎可以保证在当晚剩下的时间里，没有人会再接近你搭话，以后你也不会再收到同样的邀请。

维持生命的关键代谢、心血管、体温和激素水平等波动过程，都是由昼夜节律这个生物起搏器所控制的。

早在我们发现这个生物起搏器的很久以前，就有一项巧妙的实验得出了一个非常了不起的成果：时间静止——至少是对于一株植物来说。那是1729年，法国地球物理学家让-雅克·德梅朗（Jean-Jacques d'Ortous de Mairan）发现了表明植物会产生自己的生物钟的第一个证据。

德梅朗当时正在研究展现"趋日性"（植物的叶片或花朵在白天会追随太阳在天空中的移动轨迹而生长）的植物的叶片运动。一种特别的植物吸引了德梅朗的注意，它叫含羞草①。这种植物的叶子不仅会在白天追随天空中太阳的弧形轨迹，而且在夜晚，它们会像枯萎了一样垂下。第二天早晨，叶子又会像伞一样张开，如往常般茁壮。这种行为每天早晚都会重复，以至于著名的进化生物学家查尔斯·达尔文（Charles Darwin）称其为"会睡觉的叶子"。

在德梅朗的实验之前，许多人认为，植物的舒张和收缩行为完全由对应的日出日落决定。这是一个合乎逻辑的假设：日光（即使是阴天）会促使叶片张开，随之而来的黑暗则会命令叶片"关门歇业"，折叠起来。这个设想被德梅朗推翻了。首先，他将植物放置在户外环境中，让它暴露在白天黑夜的自然光线信号中。结果不出所料，叶子在白天的光照下舒张，并随着黑夜的降临而收起。

---

① 拉丁名为Mimosa pudica，其中"pudica"这个词的意思是"害羞"或"羞怯"，因为如果触碰或抚摸叶片，它们会闭合垂下。

接下来就是天才的反转。德梅朗在之后的24小时中将植物置于一个封闭的盒子里,这样不论白天黑夜,它都会完全处于黑暗的状态中。在这24小时中,他时不时地在控制下的黑暗环境里观察这株植物,看它的叶子处于何种状态。在白天,尽管植物不能接收到自然光照,它仍然表现得好像沐浴在阳光下一样,叶子扬扬得意地舒展着。而夜幕降临时,即使没有收到任何日落的讯号,它也垂头丧气地收起叶子,整夜保持着叶子下垂的状态。

这是一个颠覆性的发现:德梅朗向人们揭示了,生物实际上保持有自己的时间节律,并不是单纯听从太阳的节奏性指令。在植物体内某处,有一个24小时的节律发生器,它可以计算时间,而不需要外界提供诸如日光的任何提示。植物不仅有昼夜节律,而且有"内源性"(endogenous)节奏,也就是体内自我生成的节奏。这就像你的心脏会以自己的自然节拍跳动一样。不同之处在于,你的心脏节奏要快得多,通常每秒至少跳动一次,而不是像生物钟那样每24小时一循环。

令人惊讶的是,我们又花了200年的时间来证明人类也有类似的体内昼夜节律。然而,这个实验为我们对体内生物时间的理解增添了一些出乎意料的发现。1938年,芝加哥大学的纳塞尼尔·克莱德曼(Nathaniel Kleitman)教授与他的研究助理布鲁斯·理查森(Bruce Richardson)共同进行了一项更为极端的科学研究。这项研究需要特别的奉献精神,或许迄今为止还没有任何研究能与其相提并论。

克莱德曼和理查森把他们自己当成了实验小白鼠。他们带着足够6个星期的食物、水和两张废弃的高脚医疗床，住到肯塔基州的猛犸洞（Mammoth Cave）里，这是地球上极深的洞穴之一——事实上，由于过于深邃，它的最深处完全无法探测到阳光渗透。正是在这种黑暗中，克莱德曼和理查森才能够证明一项惊人的科学发现，它将告诉我们：人类的昼夜节律为**大约**一天（即 circadian），而不是**正好**一天。

除了食物和水之外，他们还带了许多用来监测体温以及他们清醒和睡眠节奏的测量设备。这个记录区域成了他们生活空间的中心，两侧则是他们的床。高脚床的每一只床脚都安置在一桶水里，就像城堡和四周环绕的护城河一样，用来阻止猛犸洞深处无数大大小小的生物爬上他们的床铺。

克莱德曼和理查森面对的实验问题很简单：当日夜循环的光线被切断后，他们睡眠和清醒的生物节律，包括体温，是会变得完全不稳定，还是会与其他在外面接触节律性日光照耀的人们保持一致呢？他们一共在黑暗中度过了32天。除了积攒了浓密的面部须发外，他们在这个过程中也有了两大突破性的发现。第一个发现是，人类就像德梅朗的植物一样，会在阻绝外界阳光的情况下，形成自己的内源性昼夜节律。也就是说，克莱德曼和理查森都没有随机地醒来和入睡，而是表现出了一种可预测的、重复性的模式，即有较长时间的清醒状态（约15个小时），并伴随有大约9个小时的睡眠。

第二个出乎意料且意义更重大的发现是，他们规律性循环的"睡眠—清醒"周期并不是精确的24小时，而是始终确切地超过了24小时。理查森当时二十多岁，"睡眠—清醒"的周期为26~28小时。而四十多岁的克莱德曼的周期有点接近24小时，但仍然比24小时长。因此，当移除外部的日光影响时，每个人体内形成的"一天"时间并不正好是24小时，而是稍长一点。这就像一块计时不准、走得时间较长的手表，随着外界时间每过一天，克莱德曼和理查森都会通过体内形成的更长的计时法开始计时。

既然我们天生的生物节律并不是精确的24小时，那么我们大概需要一个新的命名：**昼夜节律**——即**大约**一天的周期，而不是精确的一天①。在克莱德曼和理查森进行这项开创性实验的八十多年后，我们确定了一个成年人的体内生物钟平均持续时间大约是24小时15分钟。它与地球的24小时自转周期相差得不算太多，但也不是任何一个有职业自尊的瑞士钟表匠能够接受的精确计时。

值得庆幸的是，我们大多数人并不生活在猛犸洞里，也不是生活在类似的黑暗环境中。我们通常会感受到来自太阳的光线，调整我们不精确的、运行时间过长的生物钟。阳光就像转动走时不准确的手表侧面旋钮的食指和大拇指，有条不紊地每天重置我们不准确的内部时钟，将其"调"回精确的24小时，而不是大约的24小时。②

大脑利用日光来达到重新设定时间的目的，这并非巧合。

---

① 在许多不同物种的生物中，都观察到了这种不精确的内部生物钟现象。然而，它的持续时间在所有物种中并不都像人类一样长。对一些物种来说，在处于完全黑暗中时，内源性的生理节律较短，少于24小时，比如仓鼠或松鼠。其他物种，比如人类，则长于24小时。

② 即使是在雨天穿过厚厚云层的阳光，也足以帮助我们重置生物钟。

日光是我们所处环境中最可靠的重复性信号。自从我们的星球诞生以来，太阳必定在每天早晨升起，在夜晚落下。事实上，大多数生物会发展出昼夜节律的原因，可能就是为了使自己的身体和行为活动——不管是体内活动（例如温度）还是体外活动（例如进食）——与地球每日绕轴自转，也就是形成规律性白天（太阳出现）和黑夜（太阳隐藏）的轨道力学相同步。

然而，日光虽然不是大脑重置生物钟时可抓住的唯一信号，但只要日光存在，它就仍然是最主要也最优先的信号。大脑也可以利用其他能够可靠重复的外部信号，比如食物、运动、温度波动，甚至定时的交流互动等。所有这些信号都有重置生物钟的能力，让它能够精确地维持24小时的节奏。这就是为什么失明的人不会完全失去他们的昼夜节律。尽管他们因为失明而无法接受光的信号，但仍有其他现象可以起到重置的作用。任何大脑用于时间重置的信号都被称为授时因子（zeitgeber），这个词来源于德语，是"计时器"或"同步器"的意思。因此，虽然光是最可靠也最主要的授时因子，但还有许多其他因子可以被用于日光的辅助调节，或者在没有日光的情况下用来调节昼夜节律。

24小时生物时钟坐落在大脑中央一处被称为"视交叉上核"（suprachiasmatic nucleus）的地方。这个名字和许多解剖学用语一样，虽然很难发音，但具有解释词义的作用：supra意为"在……之上"，chiasm的意思是"交叉点"。这个交叉点指的是来自眼球的视神经会在你的大脑中央交会，然后换边行进。视交叉上核恰好位于这个交叉点的上方，这是有充分原因的。在这一位置上，视交叉上核会对从每只眼睛沿着视神经传送到大脑后部进行视觉处理的光信号进行"抽样分析"，利用可靠的光信号来校准不准确的内在时间，将其重置为精确的24小时周期，从而防止任何偏差。

如果我对你说，视交叉上核是由2万个脑细胞（神经元）组成的，你可能会认为它非常大，占据了你颅内大量的空间，但它其实很小。大脑是由大约1000亿个神经元组成的，在整个大脑系统的物质中，视交叉上核相对来说非常微小。然而，尽管它如此微小，对大脑和身体其他部位的影响却绝对不小。这个微小的时钟是整个生命体生物节律交响乐的中央指挥——对于人类和其他所有生物都是如此。视交叉上核控制着大量行为，包括这一章的重点：你何时想入睡和醒来。

对于白天活动的昼行性物种（比如人类）来说，昼夜节律会在白天激活大脑和身体的许多机制，使你保持清醒和警觉。这些过程会在夜间逐渐变得低缓，从而消除产生警觉性的影响。图1展示了人类体温昼夜节律的例子。它代表了一组成年人的平均核心体温（居然是直肠测量！）。从最左边的"中午12点"开始，体温逐渐上升，下午晚些时候达到峰值。然后轨迹变化，体温开始下降，随着入睡时间的临近，体温会下降到比中午的起始温度还低。

当你接近通常的就寝时间时，你的生理昼夜节律会相应地将核心体温下调（图1），且在入睡两小时后达到最低点。然而，这种温度节律变化和你是否真的睡着无关。如果让你整夜保持清醒，你的核心体温仍然会显示出同样的模式。尽管体

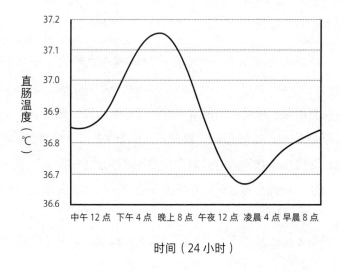

图1　典型的24小时昼夜节律（核心体温）

温下降有助于入睡，但无论你是醒着还是睡着，你的体温本身都会在24小时内发生上升和下降的变化。这是预先设定的昼夜节律的一种典型证明，它会像节拍器一样重复一遍又一遍。体温只是受视交叉上核支配的许多24小时节律中的一项，清醒和睡眠是另一项。因此，清醒和睡眠处于昼夜节律的控制之下，而不是控制着昼夜节律。也就是说，不管你是否睡着，你的昼夜节律每24小时都会循环一次，坚定不移。但是，当我们将个体进行比较后，你就会发现并不是每个人的生理周期都是一样的。

我的节律与你的不同

尽管人类显示出一种固定的24小时作息模式，每个人各自的高峰和低谷却有着明显的差异。对一些人来说，他们在白天很早的时候就达到清醒状态的高峰，而睡眠的低谷也在入夜后早早到来。这些都是"晨型人"，大约占总人口数的40%。他们更倾向于在清晨时分醒来，并且很乐意这样做，他们在一天的这个时候会拥有最理想的工作效率。另一些人则是"夜型人"，约占人口总数的30%。他们更喜欢很晚入睡，第二天上午很晚才起，甚至下午才起床。剩下30%的人处于早晚两型之间，稍微倾向于夜型人，我自己就是其中之一。

你可能会将这两类人分别称为"早起鸟"和"夜猫子"。与"早起鸟"不同，"夜猫子"无论多么努力地尝试，仍然常常无法在夜里入睡。只有在第二天凌晨时分，"夜猫子"才能够迷迷糊糊地睡过去。因为晚睡，"夜猫子"当然会强烈地抵触早起。在这段时间里，他们无法正常工作，其中一个原因就是，尽管他们"醒着"，但他们的大脑在整个清晨仍然处于一种类似睡眠的状态。在一个叫作前额叶皮质的区域尤其如此，它位于眼睛上方，可以被视为大脑总部所在地。前额叶皮质控制着高层次的思维和逻辑推理，并帮助控制我们的情绪。当"夜猫子"被迫过早醒来时，他们的前额叶皮质仍然处于一种丧失工作能力的"离线"状态。就像一个在清晨就发动的冷引擎一样，它需要很长时间才能上升到适合工作的温度，而在此之前，无法有效地运转。

成年人的熬夜性或早起性，即睡眠类型（chronotype），是由基因决定的。如果你是个"夜猫子"，那么你父母中的一方（或双方）很可能也是"夜猫子"。可悲的是，社会对待"夜猫子"的态度是不公平的。首先是"懒惰"的标签，这是源于"夜猫子"白天起得很晚的习惯，因为他们直到凌晨才睡着。另一些人（通常是早起的人）会根据这种错误的假设来指责"夜猫子"，这些人认为这样的偏好是一种选择，如果他们不那么懒散，就可以很容易早起。然而，"夜猫子"并没有选择去做一个"夜猫子"。由于不可避免的DNA结构，他们生来就处于一种推迟的时间表中。这不是他们的**意识缺陷**，而是**基因宿命**。

其次是根深蒂固的、不公平的社会工作日程安排，这种日程安排强烈偏向于一天早早地开始，这对"夜猫子"是一种折磨，对"早起鸟"则是优势。尽管如今情况有所改善，但标准的工作日程迫使"夜猫子"进入非自然的睡眠节奏。因此，在早晨的时候，"夜猫子"的工作表现远远无法达到最佳状态，而且在下午晚些时候和傍晚的标准工作时间结束以前，他们尚不能表现出真正的潜力。最不幸的是，"夜猫子"更缺乏睡眠，他们不得不同"早起鸟"一起起床，晚上又要比他们更晚才能入睡。因此，"夜猫子"经常会像俗话说的那样，"蜡烛两头烧"①。因此，由于睡眠不足导致的更严重的健康问题就会缠上他们，包括更高比例的抑郁、焦虑、糖尿病、癌症、心脏病和中风等。

---

① 即同时做太多事情，把自己搞得很累。——译者注

就这方面来说，我们需要一个社会变革，来为"夜猫子"提供一个折中方案，就像我们为其他身体差异（例如视力障碍）所做的努力一样。我们需要更灵活的工作时间表，以便更好地适应所有的睡眠类型，而不仅是其中的一个极端。

你可能对大自然为什么会在人们之间安排这种差异产生疑问。作为社会性物种，我们是否应该全都保持同步，从而可以同时起床并保证最充分的人类互动呢？也许并不是这样。这本书后面会讲到，人类很可能进化成了家庭甚至是整个部落共同睡眠，而不是独自或仅在夫妻之间。鉴于这种进化的背景，经过如此基因编码的睡眠/清醒时间偏好上的差异所带来的好处就容易理解了。某一个群体中的"夜猫子"直到凌晨1点或2点才会睡觉，并在早上9点或10点才醒来。而另一些早起的人晚上9点开始休息，早上5点就会醒来。这样，两组人作为一个整体而言，尽管每个人都得到了8个小时的睡眠时间，整体上却只有4个小时处于易受攻击的状态（也就是每个人都在睡觉的时候），而不是8个小时。这有可能增加50%的存活率。大自然永远不会浪费可以提高一个物种的生存安全，从而形成其适应性的生物学特性——这里指的是一个群体中的个体睡觉和醒来的时间这个有益的变量。因此，这种差异性保留了下来。

褪黑激素

你的视交叉上核通过一个叫作褪黑激素的循环信使，将它的日夜反复的信号传递给你的大脑和身体。褪黑激素也有其他名字，包括"黑暗激素"和"吸血鬼激素"等。这并不是因为它很邪恶，只是因为褪黑激素是在夜晚释放的。在视交叉上核的指示下，褪黑激素在黄昏后不久就开始上升，从位于大脑后部深处的松果体被释放到血液中。褪黑激素的作用就像一个强有力的扩音器，向大脑和身体大声喊出一个明确的信息："天黑啦，天黑啦！"这时，我们就收到了一份进入夜间的通知，也就是一个着手安排睡眠时间的生物命令。①

这样一来，褪黑激素通过系统地向整个机体发出"天黑了"的信号来帮助调节睡眠发生的**时间安排**。但是褪黑激素对睡眠本身的**形成**几乎不产生影响：很多人都对此报有错误的想法。为了弄清这一区别，请把睡眠看作是奥运会上的100米赛跑。褪黑激素就是负责下令"选手们，各就各位"，然后打响发令枪开始比赛的计时员。当比赛（即睡眠）开始，计时员（褪黑激素）会控制比赛何时开始，但不会参与进去。在这个类比中，短跑运动员本身代表着积极**产生**睡眠的其他大脑区域和活动过程。褪黑激素会将大脑中的这些睡眠生成区域与就寝时间这一起跑线进行关联。因此，褪黑激素的作用是提供正式的指令开始睡眠，但不参与睡眠竞赛本身。

由于这些原因，褪黑激素本身并不能有效地辅助睡眠，至少不能作用于健康的、不受时差影响的个体（我们稍后会探讨时差，以及褪黑激素如何发挥作用）。药片里即使含有褪黑激素，剂量大概也是极少的。也就是说，褪黑激素药物存在着很

---

① 对于蝙蝠、蟋蟀、萤火虫、狐狸等夜间活动的物种来说，这种命令是在早晨发出的。

显著的睡眠安慰剂效应[1]，这一点不应被低估：毕竟，安慰剂效应是整个药理学中最可靠的效果了。同样重要的是，在世界各地的管理机构中，如美国食品药品监督管理局（FDA），非处方的褪黑激素药物通常不受监管。对非处方药品牌的科学评估发现，褪黑激素药物的浓度范围从少于标签标注的83%，到高出标注的478%。[2]

一旦睡眠开始进行，褪黑激素的浓度会在整个夜间逐渐降低，直到早晨。黎明时分，当阳光透过眼睛（即使是透过紧闭的眼睑）进入大脑时，松果体就会像被踩了刹车踏板一样，关闭褪黑激素的释放。循环中褪黑激素的缺乏，会通知大脑和身体，睡眠已经到达了终点线。是时候结束睡眠赛跑，并允许活跃的清醒状态主导余下的时间。这样看来，我们人类是"太阳能驱动的"。然后，随着光线的消失，太阳能的制动踏板对褪黑激素的阻碍也随之消失。褪黑激素逐渐增加，下一阶段的黑暗也就接到了信号通知，由此另一场睡眠赛跑也会被召集到起跑线上。

你可以从图2中看出褪黑激素释放的典型表现。它从黄昏之后几小时开始释放。之后迅速上升，在凌晨4点左右达到峰值。在那之后，随着黎明的来临，它开始下降，直到早晨至上午10点左右降至无法检测到的水平。

---

[1] 安慰剂效应，指病人虽然获得无效的治疗，却"预料"或"相信"治疗有效，而让病症得到舒缓的现象。——译者注

[2] L·A·厄兰（L. A. Erland）、P·K·萨克塞纳（P. K. Saxena）:《褪黑激素类天然保健品和补充剂：血清素的存在及褪黑激素含量的显著变化》，载《临床睡眠医学期刊》，2017，13（2）：275–281页。

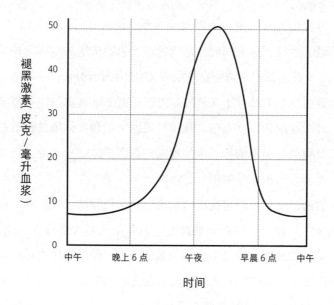

图 2 褪黑激素的周期

有节律，不旅行

喷气式发动机的出现是全球人类大规模运输业的一场革命。然而，它制造了一种无法预料的生物灾难：喷气式飞机带来的速度比我们的 24 小时生物钟能够跟上或适应的速度更快。这些飞机造成了一种生物性的时间延迟：时差反应。结果，我们在一个遥远的时区中即使白天也会感到疲乏困倦，因为我们的生物钟仍然以为是夜间，还没有跟上这种变化。如果这还不够糟的话，晚上我们还会经常无法进入或持续睡眠，因为我们的生物钟认为这时应该是白天。

以我最近从旧金山飞回英国为例。伦敦时间比旧金山早8个小时。当我到达英国时，尽管伦敦希思罗机场的数字时钟显示上午9点，我的生物钟仍然处在完全不同的时间——加州时间，那时应该是凌晨1点，我本应该马上上床睡觉的。我将要在一种深深的昏睡状态中，拖着延迟的大脑和身体度过伦敦的一天。我全身上下的每一个生理结构都需要睡眠，而此时在加州，大多数人正在睡梦中。

然而，最糟糕的情况即将来临。到了伦敦的午夜时分，我躺在床上，疲惫不堪，想要睡觉。但与伦敦的大多数人不同，我似乎没法睡着。虽然现在是伦敦的午夜，但我的生物钟认为是下午4点，也就是加州的时间。我这时通常都是醒着的，因此现在也一样，清醒地躺在伦敦的床上。距离我自然入睡倾向的到来还有5~6个小时……那正好是整个伦敦开始醒来的时候，而我还有一个公开演讲要做。真是一团糟。

这就是时差反应：你在新时区的白天中会感到疲乏困倦，因为你的生物钟和相关的生命活动仍然"以为"是晚上。而晚上，你常常会无法入睡，因为你的生物节律仍然认为是白天。

幸运的是，我的大脑和身体不会永远受这种不协调的炼狱折磨。我会通过伦敦的阳光信号来适应这里的时间。但这是一个缓慢的过程。因为每一天你的身体都会处在一个不同的时区，你的视交叉上核每次只能重置1个小时。因此，离开旧金山后，我花了大约8天的时间重新适应伦敦时间，因为伦敦比旧金山早8个小时。然而悲伤的是，在我的视交叉上核的24小时生物钟拼命赶上了伦敦时间并努力适应了之后，又面临着一个令人沮丧的消息：我必须在9天之后飞回旧金山。我可怜的生物钟不得不再经历一次反向的挣扎！

你可能发现了，当向东旅行时，要适应新的时区比向西旅行要困难得多。原因有两个。首先，向东的方向要求你比平时更早地入睡，这种生物指令对你的头脑来说是很难直接完成的。相反，向西的方向会需要你比平时晚些再睡，而这是一种可以自觉控制的、比较实际的可能性。其次，你要记得，当我们与外界一切影响因素隔绝的时候，我们的自然昼夜节律会比一天稍长一些——24小时15分钟。尽管差的可能不算太多，但也会在一定程度上使主动延长一天的时间比缩短容易得多。当你向西旅行时——向着你体内的生物钟延长的方向——"一天"的时间对你来说超过了24小时，这就是你为什么感到更容易适应。而向东走时，"一天"比24小时要短，与你体内的身体节律相违背，也就是更困难的原因。

不论向西还是向东，时差反应都会给大脑带来痛苦的生理负担，并对身体的细胞、器官和主要系统造成严重的生理压力。随之而来的还有一系列后果。科学家们对长期在长途航线上飞行，几乎没有机会调整生物钟的机组人员进行了研究。他们发现了两个令人担忧的结果。首先，他们大脑中的一些区域——特别是那些与学习和记忆有关的部分——发生了萎缩，这表明跨时区旅行带来的生物压力导致了脑细胞的破坏。其次，他们的短期记忆力受到了严重损害。他们的健忘程度要比同年龄、背景，但不经常穿越时区的人们更严重。其他关于飞行员、机组人员和轮班工作人员的研究报告也得出了令人不安的结论，包括癌症和 2 型糖尿病的发病率远高于普通人群——甚至与那些不怎么旅行但其他方面相似的人群相比也是如此。

根据这些有害的影响，你就可以理解为什么有些人，包括飞行员和机组人员，在面对频繁的时差反应时会想要尽量减少这种痛苦。通常情况下，他们会选择服用褪黑激素药物来帮助解决这个问题。回想一下我从旧金山飞到伦敦。那天到达后，我真的很难入睡和保证睡眠。从某种程度上说，这是因为我在伦敦的晚上没有释放褪黑激素。按照加州的时间来算，距离我的褪黑激素上升的时间还有好几个小时。但让我们想象一下，如果我在到达伦敦后会使用一种合理的褪黑激素药物。下面是它的作用原理：大约在伦敦时间的晚上 7 点到 8 点，我服用一种褪黑激素药物，它可以引发一种人为形成的褪黑激素循环，模拟伦敦大部分人此刻正在经历的自然性的褪黑激素高峰。结果，我的大脑被骗了，相信了现在是夜间，而这种化学诱导的把戏引发了由信号定时的睡眠竞赛。尽管在这个（对我来说）不规律的时间进入睡眠仍然很困难，但是定时信号确实会显著地增加在这种时差环境下睡着的可能性。

睡眠压力和咖啡因

你的 24 小时昼夜节律是决定清醒和睡眠的两个因素之一。第二个因素就是睡眠压力。此时此刻，一种叫作腺苷的化学物质正在你的大脑中逐渐积累。它会随着每一分钟的流逝而不断增加。你醒着的时间越久，腺苷就会积累得越多。你可以把腺苷看作是一种化学指标，它能持续记录你从早上醒来之后所度过的时间。

大脑中腺苷增加的一个后果就是人们越来越渴望睡眠。这就是所谓的睡眠压力，它是决定你什么时候感到困倦、该上床睡觉的第二种力量。高浓度的腺苷可以通过一种巧妙的双重作用效果来降低大脑中促醒区域的"体积"，同时调高睡眠诱导区域的比例。由于这种化学睡眠压力，当腺苷浓度达到峰值时，不可抗拒的睡眠欲望就会占据上风。[①] 在清醒12~16个小时之后，大多数人都会出现这种情况。

然而，你可以通过使用一种让你感觉更加警觉和清醒的化学物质来人为地降低腺苷的睡眠信号：咖啡因。咖啡因不是一种保健品。相反，它是世界上使用最广泛的（被滥用的）精神兴奋剂。它是全球第二大贸易商品，仅次于石油。咖啡因的摄入代表了有史以来针对人类进行的历时最久、规模最大的无监管药物研究之一，也许只有酒精能与之匹敌，而且现在仍是如此。

在大脑中，咖啡因与腺苷对抗，通过霸占腺苷的结合位点——即受体——来发挥作用。一旦咖啡因与这些受体结合，它并不会像腺苷那样刺激受体来使你产生困意。相反，它会阻塞并有效地抑制受体，起到掩蔽剂的作用。这就相当于用手指堵住耳朵来隔绝声音。通过胁迫和占据这些受体，咖啡因阻断了腺苷向大脑正常传递的困觉信号。结果是：尽管腺苷水平高

---

① 这里假设你的昼夜节律很稳定，而且近期没有频繁地往返于不同时区之间，否则在这种情况下，即使你已经清醒了16个小时，仍然会很难入睡。

到正常情况下足以让你入睡，咖啡因还是会诱使你感觉十分清醒。

体内的咖啡因水平在口服约三十分钟后达到顶峰。然而，问题在于咖啡因会在你的体内持续存在。药理学中，我们讨论药物疗效时会用到"半衰期"这一术语。简单来说，就是指机体代谢掉药物浓度的50%所消耗的时间。咖啡因的平均半衰期为5~7小时。假设你在晚饭后7:30左右喝了一杯咖啡。这就意味着在凌晨1:30，可能有50%的咖啡因仍然具有活性，而且继续在你的脑组织中循环。换句话说，到凌晨1:30的时候，你只代谢掉了晚餐时摄入咖啡因的一半。

不过，50%这个数字也并不值得庆幸。半杯咖啡因的作用仍然很强，要想继续将咖啡因完全分解掉依然任重而道远。在大脑继续与咖啡因这股敌对力量做斗争时，这一晚你注定不能轻易、平静地入睡了。大多数人并没有意识到要花多久才能克服一剂咖啡因带来的后果，所以他们不会在早上从糟糕的睡眠中醒来时，联想到是十个小时之前晚餐时喝的那杯咖啡在作怪。

咖啡因不仅普遍存在于咖啡、某些茶类和多种能量饮料中，也存在于黑巧克力、冰激凌等食品，及减肥药、止痛片等药物中。它是常见的导致入睡困难、睡眠质量差的罪魁祸首之一，却常常让人误认为自己患上了医学上的失眠症。同时要注意，**脱咖啡因**的咖啡并不代表**不含咖啡因**。一杯脱咖啡因咖啡中的咖啡因含量通常是普通咖啡的15%~30%，远非不含咖啡因。如果晚上喝三到四杯脱咖啡因咖啡，仍然会像喝一杯普通咖啡一样破坏你的睡眠。

　　然而咖啡因的"毒性"的确会逐渐消退。咖啡因能被肝脏中的一种酶清除掉，随着时间逐渐降解。[①] 有些人肝脏中的酶能够更有效地降解咖啡因，迅速将它从血液中清除，而这很大程度上由遗传因素决定。[②] 这种人非常少见，他们可以在晚餐时喝一杯浓咖啡，夜里仍能轻松入睡。但是，另一些人的酶作用比较缓慢。他们的身体需要更长时间来代谢掉等量的咖啡因。因此他们对咖啡因的作用非常敏感。这些人早上喝一杯茶或咖啡就能精神振奋一整天。假如喝第二杯的话，即使是在下午的早些时候喝，他们晚上也会睡不着觉。此外，衰老也会改变咖啡因的清除速度：年龄越大，大脑和身体清除咖啡因需要的时间也就越长，因此随着年龄增长，咖啡因对睡眠的干扰也会变得越明显。

　　如果你想通过喝咖啡在深夜保持清醒，那么等到肝脏清除掉你体内所有的咖啡因之后，你就要准备好接受一个恼人的后果，即人们常说的"咖啡因崩溃"现象。就像一个玩具机器人的电量耗尽一样，你的精力水平会直线下降。你会觉得很难再去集中精力工作，并再一次陷入强烈的睡意中。

　　现在我们了解了其中的奥秘。咖啡因在你体内的整个过程

---

① 　其他因素也会影响对咖啡因的敏感性，比如年龄、同时期服用的其他药物、先前睡眠的多少和质量等。A·杨（A. Yang），A·A·帕尔默（A. A. Palmer），H·德维特（H. de Wit）：《咖啡因摄入的遗传学研究和对咖啡因的反应》，《精神药理学杂志》，2010，311（3）：245–257页。详情见于http://www.ncbi.nlm.nih.gov／pmc／articles／PMC4242593／。

② 　代谢咖啡因的主要肝酶被称为细胞色素P450 1A2。

中，它所阻断的导致困乏的物质（腺苷）仍然在持续增加。而由于你摄入的咖啡因阻隔了你的感觉，大脑并没有察觉到这一不断上升的激发困意的腺苷浓度。但是一旦肝脏代谢掉了产生阻碍作用的咖啡因，你就会感受到剧烈的反弹：两三个小时前，也就是你喝咖啡之前就产生的困意，**加上**这段时间里额外积累的腺苷正不耐烦地等着咖啡因消失，这两股力量会一同袭击你。当受体由于咖啡因被分解而空出，腺苷就会迅速赶来与受体结合。这种情况一发生，你就会被腺苷激发的最强烈的困意攻击，正是这种困意导致了上文提到的咖啡因崩溃。除非你摄入更多的咖啡因来对抗腺苷的强大压力，否则你会发现保持清醒真的很难，而这样一来又会导致咖啡因依赖循环。

为了让你牢记咖啡因的影响，我要用美国国家航空航天局（NASA）在20世纪80年代做的一项深奥研究进行补充说明。他们的科学家对蜘蛛施用了不同的药物，然后观察它们结出的网。① 这些药物包括麦角酸二乙基酰胺（LSD，一种神经致幻剂）、甲基苯异丙胺（即安非他命，一种精神类药物）、大麻和咖啡因。结果如图3所示。研究人员注意到，与其他被测试的强效药物相比，这些蜘蛛在咖啡因的作用下更加无法结出类似于正常的或是有条理的、具有捕猎功能的网，非常惊人。

值得说明的是，咖啡因是一种兴奋剂，也是唯一一种我们

① R·内弗（R. Noever），J·克洛尼斯（J. Cronise），R·A·拉尔瓦尼（R. A. Relwani）：《通过蜘蛛网图案确定毒性》，载《NASA技术简介》，1995，19（4），82页。彼得·N·威特（Peter N. Witt），杰罗姆·S·罗夫纳（Jerome S. Rovner）：《蜘蛛的交流：机制与生态意义》，美国：普林斯顿大学出版社，1982。

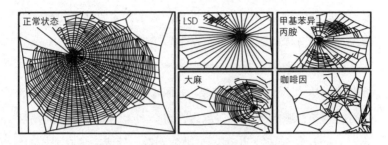

图3　不同药物对蜘蛛结网的影响

很容易给予孩子和青少年的致瘾物质 —— 我们稍后会在书中讨论这一做法引发的后果。

合拍，不合拍

暂时不考虑咖啡因，你也许会认为调节睡眠的两种主导力量 —— 视交叉上核的24小时昼夜节律和腺苷产生的睡眠压力信号 —— 会相互交流来将它们的影响联合起来。事实上，并不会。它们是两个截然不同、相互独立的系统，并不知道对方的存在。它们不会结合，不过，它们通常处于统一战线。

图4从左到右囊括了48小时的时间 —— 两个白天和两个夜晚。图中的虚线是昼夜节律，称为过程C。它就像正弦波一样，有规律、重复性地先上升再下降，然后再一次上升和下降。从最左边起，昼夜节律开始在你醒来前几小时加强活动。它向大脑和身体中注入了一种警醒的能量信号。我们可以把它想象成一支由远及近的振奋人心的军乐队。信号起初很微弱，

但随着时间的推移一点一点在增强。对于大多数健康的成年人来说，昼夜节律的激活信号会在午后达到顶峰。

现在让我们来看看控制睡眠的另一个因素：腺苷。腺苷会带来睡眠压力，也就是过程S。如图4中的实线所示，你清醒的时间越长，腺苷就积累得越多，就会产生越来越强烈的睡眠欲望（压力）。到了上午中段至中午左右，你才醒了几个小时。因此，腺苷的浓度只增加了一点点。此外，昼夜节律也处在强大的清醒度上升期。这种昼夜节律的强力激活效果和低水平腺苷的结合，会使人产生一种神清气爽的感觉。（只要你前一天夜里的睡眠时间充足、质量足够高的话，至少应该是这样。如果你觉得自己在上午的时间里很容易睡着，那么你很可能没有得到足够的睡眠，或者睡眠质量不够高。）上图中曲线之间的

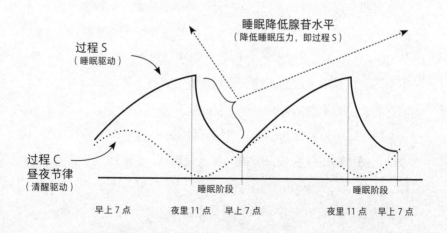

图4　调节睡眠和清醒的两个因素

距离直接反映出了你对睡眠的渴望。两者之间的距离越大，你的睡眠欲望就越强烈。

例如，早上7点醒来之后到了上午11点，虚线（昼夜节律）和实线（睡眠压力）之间只有很小的距离，如图5中竖直的双向箭头所示。这种微小的差异意味着睡眠驱动力很微弱，而保持清醒和警觉的欲望很强烈。

然而，到了晚上11点，情况就完全不同了，如图6所示。此时你已经清醒了15个小时，你的大脑中充满了高浓度的腺苷（注意图中的实线是如何急剧上升的）。此外，昼夜节律的虚线也在下降，降低了你的活跃度和警觉性。结果，这两条线之间的差距变得很大，即图6中的竖直双向箭头所示。大量的腺苷（高睡眠压力）和不断下降的昼夜节律（降低的活动水

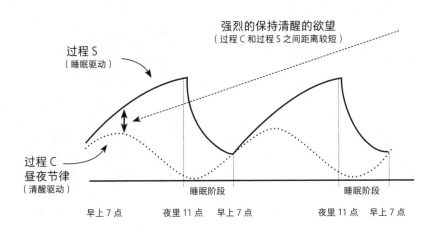

图5 清醒的欲望

平）强强联合，激发了人们对睡眠的强烈渴望。

当你睡着之后，所有累积的腺苷会怎样变化呢？在睡眠过程中，大规模的疏散工作正在进行，因为大脑此刻有机会降解清除白天的腺苷。整个夜间，睡眠都在舒缓睡眠压力，并减少腺苷的量。成年人在经过大约8个小时的健康睡眠后，腺苷的清除也就完成了。就在这个过程结束的时候，你的昼夜活动节律的军乐队也幸运地回来了，它的激励作用又开始影响我们。当这两个过程在早晨的时候交换位置时，腺苷已经被清除，昼夜节律令人振奋的乐声变得越来越大（即图6中这两条线的交叉处），于是我们自然会醒来（图6中第二天的早上7点）。经过了整晚的睡眠，你已经带着充满身体的活力和敏锐的大脑功能准备好面对接下来16个小时的清醒状态了。

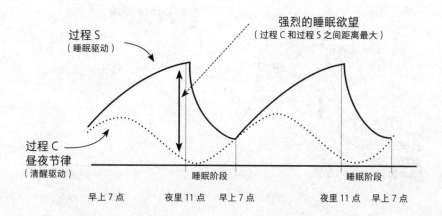

图6　睡眠的欲望

独立的日和夜

你是否曾经有过"开夜车"的经历——晚上不睡，并且在接下来的一天里也保持清醒？如果你经历过，并且能记住当时的很多事情，你可能会记得有些时候感到非常痛苦和困倦，然而还有些时候，尽管你已经醒了很久，却自相矛盾地感到**更加**清醒。这是为什么呢？我不建议任何人拿自己做这项实验，不过在24小时完全睡眠剥夺的情况下来评估一个人的警觉性，这是科学家们采用的方法之一，用来证明那两种决定你何时清醒何时入睡的要素——即24小时昼夜节律和腺苷的睡眠信号——是相互独立的，并且可以从正常的同步模式中分离出来。

让我们看一下图7，它显示了相同48小时之内，上文提到的两个因素（24小时昼夜节律和腺苷的睡眠压力信号），以及它们之间的距离有多大。在这种情况下，我们的志愿者作为实验对象，将会在整晚和整个白天保持清醒。随着夜晚的睡眠剥夺持续进行，腺苷的睡眠压力（上方的实线）逐渐增加，就像打开水龙头时，堵塞的水槽中水位不断上升一样。因为没有睡眠，所以这条线不会在夜间下降。

通过保持清醒，阻断由睡眠开启的腺苷排放通道，导致大脑无法摆脱化学的睡眠压力。已经积累起来的腺苷水平继续不断上升。这应该意味着，你清醒的时间越长，就会感觉越困倦。但事实并不是这样。尽管你在整个夜间都感到越来越困倦，并在早上5点到6点达到清醒的最低点，但在这之后，你会恢复一些精力。可是在腺苷水平和相应的睡眠压力都持续增加的情况下,这又怎么可能呢?

答案在你的24小时昼夜节律中,它可以暂时将你从疲惫中拯救出来。与睡眠压力不同,你的昼夜节律从来不关心你是睡着了还是醒着。它缓慢而有节奏地严格按照昼夜变化来下降和上升。不管你的大脑中有多少由腺苷带来的睡眠压力存在,24小时昼夜节律的周期仍会像平常一样循环,无视你持续缺乏睡眠的事实。

再次回到图7,你在早上6点左右遭受的熬夜之苦就可以用高腺苷睡眠压力和昼夜节律达到最低点来解释。在凌晨3点,两条线之间的垂直距离很大,如图中第一个竖直箭头所示。但如果你能熬过这个清醒的最低点,就会恢复精神。昼夜

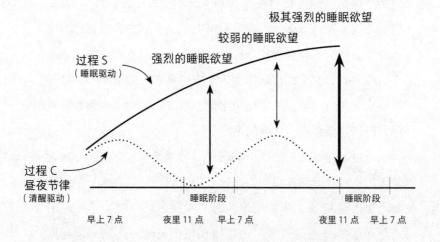

图7 睡眠剥夺时的波动

节律在早晨的上升会拯救你，为你提升整个上午的清醒程度，暂时抵消腺苷睡眠压力水平的上升。你的昼夜节律在上午 11 点左右达到顶峰时，图 7 中两条线之间的垂直距离也减小了。

结果是，尽管醒着的时间更长，但你在上午 11 点会感觉比凌晨 3 点的时候要**清醒得多**。不幸的是，这种趋势并没有持续多久。随着下午时间的推移，就在逐渐累积的腺苷不断加大睡眠压力的同时，昼夜节律开始下降。下午晚些时候直到晚间，任何暂时的清醒助力都消耗殆尽了。你会受到巨大的腺苷睡眠压力的沉重打击。到了晚上 9 点，图 7 中两条线之间的垂直距离已经很大了。如果没有摄入咖啡因或安非他命，睡眠就会用它自己的方式，将此刻尚存一丝清醒的大脑打败，把你笼罩在昏睡中。

我的睡眠充足吗？

抛开睡眠剥夺的极端例子不谈，你怎么知道自己的常规睡眠是否充足呢？要想详细地解答这个问题，需要进行临床睡眠评估，而一个较为容易的经验性方法就是回答两个简单的问题。第一题，早上醒来后，你能在上午 10 点或 11 点再次睡着吗？如果答案是"是"，那么你可能没有达到充分的睡眠时间或睡眠质量不佳。第二题，在中午之前，你能不能在不摄入咖啡因的情况下保持最佳状态？如果答案是"不"，那么你很可能是在私自用咖啡因类药物来应对长期睡眠不足。

这两种情况都应该被认真对待，并寻求解决睡眠不足问题的方法。我们将在第13、14章讨论阻碍睡眠的因素、失眠及有效的治疗方法时，深入讨论这些问题。总的来说，这种迫使一个人上午就能睡着，或者需要靠咖啡因来提高清醒度的疲倦感，通常是由于个人没有给自己足够的睡眠时间造成的——至少要睡8~9个小时。当你睡眠不足时，众多后果之一就是腺苷的浓度仍然过高。早晨到来时，昨天的一些腺苷就像贷款上的未偿还债务一样仍然保留着。然后在接下来的一天里，你就会一直背负着这个欠下的睡眠债。这种睡眠债还会像拖欠贷款一样继续积累，无法逃避。债务将会转入下一个支付周期，然后是下一个，再下一个……持续的长期睡眠不足就一天天积累产生了。这种拖欠的睡眠债导致了一种持续性疲劳的感觉，并会引起许多精神上和身体上的疾病，这在工业化国家中已经普遍存在了。

有些其他的问题也可以测出睡眠不足的迹象：如果没有设置闹钟，你会睡过头吗？（如果会，那么你需要的睡眠时间比你真正睡的时间要更长。）你是否发现自己在电脑屏幕上需要重复阅读（也许还需要读第三遍）同一句话？（这通常是大脑疲惫、睡眠不足的信号。）你有时会忘记刚刚开车经过的几个交通信号灯都是什么颜色吗？（虽然通常是由于分心，但睡眠不足也常常是另一个罪魁祸首。）

当然，即使你给自己充足的时间去睡一整夜，也可能在第二天仍然觉得疲劳和瞌睡，这可能是因为你患有未被确诊的睡眠障碍。睡眠障碍如今已超过了一百种。最常见的是失眠症，其次是睡眠呼吸障碍或睡眠呼吸暂停，其中就包括打鼾。如果你怀疑自己或其他任何人有睡眠障碍，并因此导致日间疲劳、损伤或痛苦，请立即与你的医生沟通，并寻求睡眠专家的帮助。最重要的是：不要把安眠药当作第一选择。当你读到第14章时就会明白我为什么这么说，但是如果你正在服用安眠药，或者正在考虑近期开始服用，那么请直接跳到那一章讲安眠药的部分。

我提供了一份由睡眠研究人员开发的调查问卷，可以帮你确定自己的睡眠状况等级，也许会对你有帮助。[①] 它叫SATED，很容易完成，只有五个简单的问题。

---

① https://www.ncbi.nlm.nih.gov/pmc/articles/PMC3902880/bin/aasm.37.1.9s1.tif
来源：D·J·伯伊斯（D. J. Buysse）：《睡眠健康：能否定义？有何意义？》，载《睡眠》，2014，37（1），9–17页。

睡眠的定义和形成

时间膨胀与 1952 年一个关于婴儿的发现

也许某天深夜，你一边和朋友聊着天，一边走进自己家客厅。这时你看到一个家人（我们暂且叫她杰西卡）躺在沙发上一动不动，没有抬头看你，身体仰卧着，头歪向一边。你会马上转身对你的朋友说："嘘，**杰西卡睡着了。**"可你是怎么知道的呢？你只花了一瞬间，就几乎毫无疑问地确定了杰西卡的状态。为什么你没有认为杰西卡陷入了昏迷，或者更糟的是，她死了呢？

自我识别的睡眠

你对杰西卡的快速判断很可能是正确的。当然，也许你打翻了什么东西把她吵醒了，无意中证实了这一点。久而久之，我们都变得非常善于识别一些表明另一个人在睡觉的信号。这些信号如此可靠，以至于科学家们一致认为存在一组可观测的特征，来表明人类及其他物种正处于睡眠中。

上文中杰西卡的小插曲展示了几乎所有的特征。第一，处于睡眠中的生物体会采取一种典型的姿势。在陆地动物中通常是平躺，就像杰西卡在沙发上的姿势一样。第二，和第一点相关联，熟睡的生物体的肌肉张力降低了。这在形成姿势（对抗重力）的骨骼肌——那些使你保持直立，防止你瘫倒在地上的肌肉——处于放松状态时最为明显。当这些肌肉在由浅入深的睡眠中放松时，身体就会松懈下来。一个正在睡觉的生物会软塌塌地堆在任何在下面支撑它的东西上，最明显的是杰西卡头部倾斜的位置。第三，睡觉的人不会表现出明显的交流或反应。当你进入房间时，杰西卡并没有像清醒时一样向你表现出任何反应。睡眠的第四个特征是它的状态很容易逆转，这使它能与昏迷、麻醉、冬眠和死亡区分开来。回想一下，有人在房间里碰倒了什么东西，杰西卡就醒了。第五，正如我们在前一章所讲，睡眠在24小时内遵循一种可靠的定时模式，由来自大脑的视交叉上核调节器产生的昼夜节律来指示。人类是昼行生物，所以我们更喜欢白天保持清醒而夜晚睡觉。

现在让我问你一个完全不同的问题：你是怎么知道自己睡着了的？你的这种自我评估甚至比判断其他人是否睡着更频繁。每天早晨，你幸运地回到清醒的世界，意识到自己睡过了。① 这种对睡眠的自我评估非常灵敏，以至于你可以更进一

---

① 一些患有某种类型失眠症的人无法准确判断他们在晚上是睡着了还是清醒着。由于这种"睡眠错觉"，他们会低估自己成功得到的睡眠量——这种状态我们稍后会在书中讲到。

步，估量你的睡眠质量是好还是坏。这是另一种衡量睡眠的方式——第一视角的现象学评估，与你用来确定别人睡眠状态的体征截然不同。

也有一些普遍性的指标能够得到可信的睡眠结论——其实是两个指标。第一个是外部意识的丧失——你停止感知外部世界。你不再意识到周围的一切，至少没有明确地感知到。事实上，你的耳朵仍然在"听"；你的眼睛虽然闭上了，但仍然能够"看"。这同样适用于鼻子（气味）、舌头（味觉）和皮肤（触觉）等其他感觉器官。

所有这些感官信号仍然会涌向你的大脑中心，但在你睡觉的时候，这段旅程到达感觉融合区就结束了。信号被一个叫作丘脑（thalamus）的结构中的感觉闸门所阻断。丘脑是一个光滑的椭圆状结构，比一个柠檬还要小，它是大脑的感觉入口。丘脑决定了哪些感官信号可以通过入口，哪些不可以。如果获准进入，这些信号就会被送到大脑顶部的皮层，在那里形成感知意识。丘脑在健康的睡眠开始时会封锁入口，对大脑造成感官上的中断，从而阻止这些信号进入大脑皮层。因此，你不能再清醒地意识到从你的外部感觉器官传入的信息。此时此刻，你的大脑已经失去了与周围外部世界的联系。换句话说，你现在睡着了。

第二个指示你进行自我睡眠判断的特征是一种以相互矛盾的两种方式体验的时间扭曲的感觉。最明显的是，当你睡觉时，你会失去自己的时间意识，这就相当于计时无效。想想上次你在飞机上睡着的时候。当你醒来时，可能会看一下时钟，确认自己睡了多久。为什么要这么做呢？因为在你睡觉的时候，你对时间明确的掌握表面上是丢失的。正是这种醒来时回想起的时间空缺的感觉，让你确信自己刚刚睡着了。

但是，当你在熟睡中失去了时间的**意识**映射时，大脑会在一个**无意识**的层面上以难以置信的精确度来继续计算时间。我相信你一定有过这样的经历：你需要在第二天早上某个特定的时间醒来，比如要赶早班的航班。睡觉前，你把闹钟定在了早上6：00。然而神奇的是，早上不用任何辅助，你就在闹钟响起之前的5：58醒来了。你的大脑似乎还能在睡觉时精确地记录时间。就像大脑中发生的许多其他活动一样，你只不过是在睡眠中无法准确地获取这种精确的时间意识。它在意识雷达的下方飞行，只在需要的时候才浮现出来。

最后一个值得一提的时间扭曲体验——梦中感受到的时间膨胀，甚至会长于睡眠本身。梦中的时间并不是真正的时间，它通常被拉长了。想想上次你刚刚从梦中醒来，按下闹钟上的贪睡按钮后，又仁慈地赏给自己五分钟的睡眠时间。你立刻就回到了梦中。在宝贵的五分钟后，闹钟又响了起来，然而你的感觉并不是这样。在这五分钟的时间里，你可能会觉得自己做了一个小时的梦，或者更长。在没有做梦的睡眠阶段，你会失去所有的时间意识，而与之不同的是，在梦里，你仍有时间的感觉，但这感觉比起不做梦时并不精确——通常情况下，梦中的时间比真实的时间更长。

虽然人们对这种时间膨胀的原因还没有完全了解，但最近大鼠大脑细胞的实验记录却给我们提供了一些线索。在实验中，大鼠可以在迷宫中到处跑。在大鼠们了解迷宫的空间布局时，研究人员记录下了它们脑细胞放电的特征模式。当大鼠随后睡着时，科学家们并没有停止记录这些记忆印记细胞[①]。在睡眠的不同阶段，他们持续对大脑进行监控，包括快速眼动（REM）睡眠，这是人类主要的做梦阶段。

第一个惊人的结果是，大鼠在认识迷宫时大脑细胞发射的信号产生的一种识别性的模式，后来在睡眠中反复出现。也就是说，当大鼠们在熟睡时，记忆在脑细胞活动的水平上被"回放"。第二个更惊人的发现是回放的速度。在快速眼动睡眠期间，记忆回放的速度要慢得多，只有大鼠清醒期间认识迷宫时测量到的速度的一半或四分之一。这种关于白天经历的缓慢的神经叙述，是我们迄今为止用来解释人类快速眼动睡眠中时间感延长的最好证据。神经时间的大幅度减速，也许就是我们相信梦中的生活比时钟所宣称的时间要长得多的原因。

婴儿的启示——两种睡眠

虽然我们已经能够确定某人在睡觉，或者我们自己刚刚睡着了，但对睡眠黄金标准的科学验证需要借助电极来记录信号，这些信号来自三个不同的区域：（1）脑电波活动；（2）眼球运动；（3）肌肉活动。总体来说，这些信号被整合为"多导睡眠图"（PSG），意思是由多重信号组成的睡眠的读出结果。

---

① 记忆印记细胞是大脑海马体中专门的神经元群，记忆产生时被激活发生生理化变化，以后重新激活这些神经元群，整个记忆就会被回想起来。——译者注

1952年，芝加哥大学的尤金·阿塞林斯基（Eugene Aserinsky，当时是一名研究生）和纳塞尼尔·克莱德曼教授正是利用这一系列测量，得到了一项可能是所有关于睡眠的研究中最重要的发现。（克莱德曼教授以第2章中提及的猛犸洞实验而闻名。）

阿塞林斯基那时在认真记录着人类婴儿的眼球在白天和黑夜的运动模式。他注意到睡眠的某些阶段，婴儿眼球会在眼皮的覆盖下快速地从一边向另一边来回转动。此外，这些睡眠阶段总是伴随着非常活跃的脑电波，与那些从完全清醒时的大脑中观察到的脑电波几乎完全相同。在这些活跃的睡眠阶段之间，会存在一些眼球停下不动的阶段，它们持续的时间更长。而在这些静止的阶段中，脑电波也会变得平静，缓慢地上下波动。

这还不是最奇怪的，阿塞林斯基还观察到这两种睡眠阶段（眼睛运动的睡眠和眼睛不动的睡眠）会在整个夜晚以一种规律的模式重复，一遍又一遍。

秉持着典型的学者式怀疑态度，他的导师克莱德曼教授想要在确认实验结果的有效性之前，看到可重复的结果。他喜欢拉身边最亲近的人进行研究，因此这次他选择了自己尚在襁褓中的女儿埃斯特尔（Ester）。结果证实了之前的发现。在那一刻，克莱德曼和阿塞林斯基才意识到他们的发现意义深远：人类睡眠不仅是睡觉，而是两种完全不同的睡眠模式在交替循环。他们根据典型的眼部特征来命名这两种睡眠阶段：非快速眼动（NREM）睡眠和快速眼动（REM）睡眠。

在克莱德曼的另一个研究生威廉·迪蒙特（William Dement）

的协助下，克莱德曼和阿塞林斯基进一步证明了快速眼动睡眠中，大脑的活动几乎与清醒时相同，并且与我们称之为梦的经历联系密切，因此也通常被称为有梦睡眠。

之后的几年中，非快速眼动睡眠得到了进一步的剖析，它被划分为四个独立的阶段，并且被缺乏想象力地命名为非快速眼动睡眠阶段1到阶段4（我们睡眠研究者可是一群创意"爆棚"的人），睡眠深度随数字递增。因此，阶段3和4是你经历的非快速眼动睡眠的最深层阶段，这里的"深度"被定义为唤醒一个人的难度，与阶段1或2相比，在阶段3和4唤醒一个人的难度更大。

睡眠周期

在从埃斯特尔的睡眠中获得启示后的几年里，我们了解到，睡眠的两个阶段 —— 非快速眼动睡眠和快速眼动睡眠 —— 整个夜间都在大脑中进行着反反复复的拉锯战，目的是夺取主导地位。这两者之间的大脑战争每90分钟就会发生一次输赢的转换①，先是非快速眼动睡眠占统治地位，接着快速眼动睡眠就会东山再起。战斗一结束，就会立即重新开始，每90分钟上演一次。通过对这一不寻常的过山车式起伏状态进

---

① 不同的物种的非快速眼动 – 快速眼动睡眠周期的长度也不相同。大多数物种的周期都比人类的要短。睡眠周期长度的功能性目的是睡眠的另一个奥秘。到目前为止，对非快速眼动 – 快速眼动睡眠周期长度预测的最佳指标是脑干的宽度，脑干越宽的物种睡眠周期越长。

行监控，我们可以看到一种非常美妙的周期性睡眠结构，如图8所示。

纵轴代表大脑的不同状态，最上面是清醒状态，其次是快速眼动睡眠，然后是非快速眼动睡眠的不同阶段，从1到4。横轴代表夜间的时段，从晚上11点左右开始，一直到早上7点左右。这个图在专业上被叫作睡眠时相序列图（睡眠图）。

如果我没有加上界定每90分钟一循环的垂直虚线，你可能会抗议说看不出一种90分钟的规律性重复模式，至少不是像我之前描述的那样。原因是睡眠的另一个特殊特征：睡眠阶段不平衡情况。整个夜间，虽然我们每90分钟就会在非快速眼动和快速眼动睡眠之间来回切换，但在每个90分钟内，非快速眼动睡眠与快速眼动睡眠所占的比例发生了巨大的变化。在前半夜，我们90分钟的周期中大部分时间都是由深度的非快速眼动睡眠所占据的，而快速眼动睡眠很少，这可以从上图中看出。但当我们进入后半夜的时候，这种交替性的平衡发生

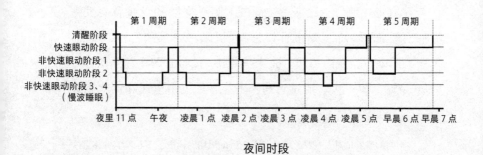

图8　睡眠的结构

了变化，大部分时间都是由快速眼动睡眠所主导，几乎没有深度的非快速眼动睡眠了。第5周期就是这种快速眼动睡眠占主导地位的完美例子。

为什么大自然会设计这么奇怪而复杂的睡眠阶段方程式呢？为什么非快速眼动睡眠和快速眼动睡眠的周期会不断地循环呢？为什么不首先获得所有必需的非快速眼动睡眠，然后再开始所有必要的快速眼动睡眠呢？为什么不反过来安排呢？如果这是一场概率太小的赌博，动物只在夜晚的某段时间获得一部分的睡眠，那么为什么不保持每个周期的比例相同，就好比在每个篮子里分别放进相似比例的鸡蛋，而不是一开始把它们中的大多数放进同一个篮子里，然后夜里晚些时候再将这种不平衡颠倒过来呢？为什么要变化呢？设计出如此复杂的系统，并把它应用到生物活动中去，这听起来像是一个费力的进化过程。

尽管存在许多理论，然而对于为什么我们（以及其他所有哺乳动物和鸟类）的睡眠会有这样可重复但明显不对称的循环模式，我们尚未达成任何科学上的共识。我提出的一个理论是，非快速眼动和快速眼动睡眠之间不平衡的来回相互作用是很有必要的，它可以在夜间优美地重建并更新我们的神经回路，从而管理大脑中有限的存储空间。由于存储记忆的神经元和神经连接数量有限，所以记忆存储容量也是有限的，我们的大脑必须在保留旧信息和给新信息留下足够的空间之间找到"最佳平衡"。要想平衡好这个存储等式，就需要确定哪些记忆是新鲜的和突出的，哪些记忆是重叠的、多余的，或者根本没有意义的。

我们在第6章中将会提到，在前半夜占据主导地位的深度非快速眼动睡眠的一个关键功能是淘汰和去除不必要的神经连接。相比之下，在晚些时候开始占上风的快速眼动睡眠的做梦阶段，则在加强这些连接方面起着重要作用。

把这两者结合起来，我们至少可以得到一个简化的解释，来说明为什么这两种类型的睡眠整个晚上都在交替，为什么这些周期一开始由非快速眼动睡眠主导，而快速眼动睡眠在下半夜占据了主导地位。想象一下用一大块黏土创造出一件雕塑作品。首先，将大量的原材料放在一个基座上（这一大团原料就是每晚睡觉前已经储存的自传体记忆①，不论新的还是旧的）。接下来是初步去除大量的多余部分（长时间的非快速眼动睡眠），此后可以简短地加强一些初步细节（短暂的快速眼动期）。第一阶段过后，再返回来开启第二轮的剔除（另一段较长的非快速眼动睡眠阶段），接着强化一些已有的细密构造（稍长一点的快速眼动睡眠）。经过几个周期的工作，雕塑需求的平衡已经发生了变化。所有的核心特征都已经从原始材料中雕刻出来了。此时剩下的黏土都很重要了，雕塑家的工作和所需工具也必须转换，目标是强化留存元素，增强其特性（主要是对于快速眼动睡眠技能的需求，剩下的少量工作留给非快速眼动睡眠）。

通过这种方式，睡眠可以很好地管理和解决我们的记忆存

---

① 指对个人复杂生活事件的混合记忆，与记忆的自我体验紧密相连。——译者注

储危机，而非快速眼动睡眠的总体雕刻力在早期就占据了主导地位，在此之后，快速眼动睡眠参与协调、相互连接并添加细节。因为生活经历不断变化，我们的记忆编目也必须不断更新，所以我们存储经历的自传体雕刻永远也不会完成。因此，大脑每晚都需要一段新的睡眠及其中的不同阶段，才能根据前一天的事件自动更新我们的记忆网络。这是解释了非快速眼动和快速眼动睡眠的交替性，以及它们在夜间分布不平均的一个原因（我怀疑还有许多其他原因）。

在这种先由非快速眼动睡眠在前半夜占主导，紧接着快速眼动睡眠在凌晨占主导的模式中存在一个风险，这是大多数普通人都不知道的。让我们假设你今晚在午夜时分入睡。但因为你有一个晨会，或者你是一名运动员而教练要求你提前进行晨练，你就不能在早上8点才醒来以保证8个小时的睡眠，而是必须在早上6点起床。那么你会失去多少睡眠？按理说，答案应当是25%，因为早上6点起床会减少2个小时的睡眠时间，而通常的睡眠时间是8小时。但这并不完全正确。因为你的大脑最渴望的大部分快速眼动睡眠都被安排在了夜晚的最后一段时间里，也就是早晨的晚些时候，所以即使你的睡眠时间只减少了25%，你也会损失60%到90%的快速眼动睡眠。这其实是双向的。如果你在早上8点醒来，但是直到凌晨2点才上床睡觉，那么你就会失去大量的深度非快速眼动睡眠。这就相当于不均衡的饮食，比如你只吃碳水化合物，结果由于缺乏蛋白质而导致营养不良。大脑缺乏非快速眼动睡眠或快速眼动睡眠——虽然分别服务于不同的大脑和身体功能，但二者都至

关重要 —— 会导致无数的身体和精神健康问题，我们将在后面的章节谈到。当说到睡眠时，不存在"蜡烛两头烧"（甚至是"一头烧"）而你还可以全身而退的说法。

你的大脑怎样形成睡眠

如果我今晚带你进入我在加州大学伯克利分校的睡眠实验室，把电极放在你的头部和脸上，让你入睡，你的睡眠脑电波会是什么样子呢？这样的脑电波模式比起你读到这句话时正在经历的清醒的大脑活动模式，会有怎样的不同呢？这些不同的大脑电信号变化要怎样才能解释你为什么在一个状态中有意识（清醒），在另一个状态中无意识（非快速眼动睡眠），以及在第三种状态（快速眼动睡眠）中有幻觉意识或做梦呢？

假设你是一个健康的年轻人或中年人（我们将在后面对童年、老年和疾病中的睡眠进行一些讨论），图9中的三条波形线反映了从你的大脑中记录下来的不同类型的脑电波活动。每条线代表三种不同状态下的30秒内的脑电波活动：（1）清醒；（2）深度非快速眼动睡眠；（3）快速眼动睡眠。

在睡觉之前，清醒时的大脑活动极其活跃，这意味着脑电波大概每秒循环（上下波动）30~40次，类似于快速的击鼓声。这被称为大脑的"高速频率"活动。此外，这些脑电波并没有固定的模式，也就是说，鼓声不仅速度快，而且不稳定。如果我让你按照之前的节奏来预测接下来几秒钟的活动，跟着鼓点打拍子，你是不可能做到的。脑电波完全不同步 —— 它

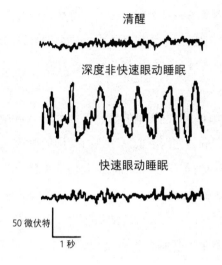

图9　清醒和睡眠时的脑电波

们的鼓点没有明显的节奏。即使我把脑电波转换成声音（我真的在我的实验室里做了这个睡眠可听化处理项目，那听起来非常诡异），你也会发现自己没有办法随着它起舞。这就是完全清醒时的电波特点：快速、混乱的脑电波活动。

　　你可能一直以为自己清醒时的脑电波活动看起来非常协调一致、高度同步，与清醒时（大部分时候）的逻辑思维模式相匹配。而这种与之矛盾的混乱电波可以解释为：你的大脑清醒时，不同部分会在不同的时刻即时处理不同的信息。当把它们放在一起时，就会产生一种混乱的活动模式，被你头上的电极记录下来。

　　打个比方，想象一个有成千上万球迷的大型体育场。有一个麦克风挂在体育场中央晃来晃去。体育场里的每个人都代表着一个单独的脑细胞，分别坐在体育场不同的方位，就好像聚集在不同的大脑区域。麦克风代表电极，位于头顶部，是一个录音装置。

在比赛开始前，体育场里的所有脑细胞在不同的时刻都在谈论着不同的事情。它们不会同时进行相同的对话。相反，它们各自的对话都是不同步的。结果，我们从头顶的麦克风上收集到的那些对话都是混乱的，没有一个清晰统一的声音。

当把电极放置在一个实验者的头顶时，就像我在实验室里做的那样，它测量的是所有头皮表层下的神经元在不同时刻、不同位置，处理不同渠道的信息（声音、影像、味道、感觉、情感）时的总体活动。处理如此多种类的信息意味着你的脑电波非常迅速、活跃、混乱。

而一旦躺到我的睡眠实验室的床上，熄灭灯光，或许经过几次辗转反侧，你就会成功地驶离清醒的海岸，进入梦乡。首先，你将会进入轻度非快速眼动睡眠的浅滩：阶段1和阶段2。在这之后，你就会进入非快速眼动睡眠的阶段3和阶段4，这些睡眠阶段被归为"慢波睡眠"。回到图9的脑电波图示，注意中间的波形，你就能明白其中的原因了。在深度慢波睡眠中，脑电波活动的起伏速度明显减慢，也许每秒只有2~4次波动，比你在清醒时所表现出的强烈的大脑活动速度慢十倍。

同样值得注意的是，非快速眼动睡眠的慢速波动也比你清醒时的大脑活动更加同步且有规律。事实上，你可以根据之前的情况预测接下来几段非快速眼动睡眠的电波模式，非常规律。假如我在早上把非快速眼动睡眠的深度节律性活动转换成声音回放给你（我们在同一个睡眠可听化处理项目中也做过），你就能找到它的节奏，随着它缓慢、跳动的旋律轻轻摇摆。

但是，当你倾听深度睡眠的脑电波跳动并随之舞动时，就会发现一个明显的特征。有一种新的声音会时不时地盖过慢波节奏。它很短暂，只持续几秒钟，但总是在慢波周期下降时出现。你可以把它看作一种快速的颤音，与某些语言（比如印地语、西班牙语）中强烈颤动的弹舌"r"发音没什么区别，或者像是一只满足的猫发出的"咕噜噜"的声音。

你听到的这种声音是睡眠纺锤波——一种强烈的脑电波活动，通常会出现在每个慢波结束时的尾部。睡眠纺锤波出现在深度睡眠和较浅的非快速眼动睡眠阶段，甚至是在缓慢而强大的深度睡眠开始上升和主导之前就出现了。它众多的功能之一就是像夜间活动的士兵一样，通过保护大脑不受外界噪声的干扰来守护睡眠。一个人的睡眠纺锤波越强、越频繁，就越能适应外界的噪声，否则沉睡的人就会被吵醒。

回到深度睡眠的慢波，我们也发现了一些关于它起源的迷人之处，以及它是如何掠过大脑表面的。把手指放在你的眼睛之间，就在鼻梁的上方。然后向你的额头往上移动两英寸①。当你今晚睡觉时，这儿就是产生大部分深度睡眠脑电波的位置：

---

① 1英寸等于2.54厘米。——译者注

恰好在你的额叶中央。这是你大部分的深度慢波睡眠出现的中心，或者说是热点。然而，深度睡眠脑电波并不会呈完美的圆形扩散出去。相反，几乎所有的深度睡眠脑电波都会朝着同一个方向运动：从你的大脑前部到后部。它们就像扬声器发出的声波，主要向同一个方向传播（扬声器前面的声音总是比后面的声音更大）。也正如一个扬声器在广阔的空间里播放一样，你在今天夜间产生的慢波的强度将会逐渐减弱，因为它们会移动到大脑的后部而不会反弹回来。

早在20世纪50年代至60年代，当科学家们开始测量这些缓慢的脑电波时，得出了一个可以理解的假设：这种悠闲的，甚至是看上去很迟钝的脑电波活动，一定反映出大脑处于闲置状态，甚至是休眠状态。人们认为非快速眼动睡眠最深、最慢时的脑电波就像我们在麻醉病人，甚至是那些处于昏迷状态的人身上看到的那样，这种猜测很合理。然而这种假设是完全错误的。真实的情况恰恰相反。在深度非快速眼动睡眠期间，你所经历的是目前已知最伟大的神经协作表现之一。通过一种惊人的自我组织，成千上万的脑细胞决定团结起来开始"大合唱"，或者枪炮齐鸣。每当我在自己的研究实验室里看到这种震撼人心的神经同步行为时，就会感到自己的渺小：睡眠确实令人敬畏。

让我们回到体育场上方悬挂麦克风的比喻，想象一下睡眠的比赛现在开始上演。成千上万的大脑细胞——在比赛（清醒）之前，已经从它们的私下闲聊转变为统一的状态（深度睡眠）。它们的声音合为一体，变成了好像经文一般的吟唱——

那是深度非快速眼动睡眠的吟唱。突然，它们兴奋地大叫起来，创造了脑电波活动的峰值，然后沉默了几秒钟，产生了一段深长的波谷。此时，我们从体育场的麦克风里接收到来自下方的一声清晰呼喊，紧接着是一个长长的呼吸停顿。科学家们意识到，深度非快速眼动慢波睡眠的有节奏的**吟唱**实际上是一种高度活跃、精密协调的大脑统一状态，因此，科学家们不得不放弃了所有关于深度睡眠是处于半冬眠或迟钝麻木状态的草率见解。

理解这种每晚在你的大脑表面荡漾数百次的神奇电波协调，也有助于解释你失去的外部意识。这是从大脑表层下面的丘脑内部开始的。回想一下，当我们入睡时，丘脑——位于大脑深处中央的感觉闸门——将知觉信号（声音、视觉、触觉等）传递到大脑的顶部，或者说大脑皮层。通过切断与外界的感知联系，我们不仅失去了自觉意识（这解释了为什么我们不能在深度非快速眼动睡眠中做梦，也不能明确地记录时间），也使得大脑皮层能够"放松"进入其功能的预设模式。这种预设模式就是我们所说的深度慢波睡眠。它是一种活跃、从容不迫，但高度同步的大脑活动状态，近乎夜间的大脑冥想状态，不过我要指出的是，它与清醒时冥想状态下的脑电波活动非常不同。

在这种类似于巫术仪式的状态下，深度非快速眼动睡眠可以为你的大脑和身体带来真正的精神和身体上的好处，我们在第6章中会详细探索这方面的内容。然而，在我们的故事中，一个对于大脑的好处——保存记忆——值得在此刻进一步讨论，因为它可以作为一个很好的例子来说明那些深刻而缓慢的脑电波的作用。

你是否曾经开车走了很长一段路，并且注意到途中某个时刻，你一直在听的调频（FM）广播电台的信号强度开始下降？相比之下，调幅（AM）广播电台的信号却仍然很稳定。也许你已经到了一个偏远的地方，尝试着找一个新的调频广播电台却找不到。但是，切换到调幅波段，仍然有一些广播频道可用。原因就在于无线电波本身，它包括调频和调幅两种不同的传输速度。调频使用的无线电波频率每秒比调幅的频率要高得多。调频无线电波的一个优点是，可以携带更多、更丰富的信息，因此听起来更清晰。但它也有一个很大的劣势：调频电波会迅速耗尽能量，就像一个只能跑短距离的肌肉发达的短跑运动员一样。而调幅广播采用一种更慢（更长）的无线电波，类似于一个很瘦的长跑运动员。虽然调幅无线电波无法与调频无线电波的强劲动态质量相匹配，但它缓慢的步伐使它能够以更低的损耗覆盖很远的距离。因此，调幅广播的慢波使远程广播成为可能，能够在非常遥远的地理位置之间进行远距离的通信。

当你的大脑从醒着的快速频率活动转变为更慢、更有规律的深度非快速眼动睡眠模式时，同样的远程交流优势也出现了。在深度睡眠过程中，横扫整个大脑的持续、缓慢、同步的电波，开启了大脑中遥远区域之间通信的可能，让它们能够相互协作，发送和接收它们分别存储于不同区域中的经历。

就这一点而言，你可以把每一个非快速眼动睡眠的慢波看作一个信使，能够在不同的大脑结构中心之间传送信息。这些来来去去的深度睡眠脑电波的一个优势就是文件传输过程。每天晚上，深度睡眠的远程脑电波将把记忆数据包（最近的经历）从一个短期储存位置转移到一个更持久、更安全的长期储存位置。因此，我们认为清醒时的脑电波活动主要与外部感官世界的**接收**有关，而深度非快速眼动慢波睡眠状态会产生一种向内的**反射**状态——用于促进信息的传递和记忆的提炼。

如果清醒主要用于接收，而非快速眼动睡眠主要用于反射，那么，在快速眼动睡眠状态下发生了什么呢？回到图9，最后一行就是我在睡眠实验室中观察到的大脑进入快速眼动睡眠时的脑电波活动图。尽管同样是睡着了，此时的脑电波活动与深度非快速眼动慢波睡眠（图中中间一行）也没有任何相似之处。相反，快速眼动睡眠的大脑活动是一种对专注、警觉的清醒情况（也就是图中最上面的波形）的近乎完美复制。事实上，最近的核磁共振扫描研究发现，在快速眼动睡眠期间，大脑的某些部分比我们清醒时的活跃度要高出30%！

由于这些原因，快速眼动睡眠也被称为"异相睡眠"：大脑看似清醒，而身体显然处于睡眠状态。因此，通常无法用脑电波活动来区分快速眼动睡眠和清醒状态。在快速眼动睡眠中，再次不同步的同样高频率脑电波会有一个返回。在你的大脑皮层中，成千上万在深度非快速眼动睡眠期间合为一体发出缓慢、同步的声音的大脑细胞，回到了以不同速度、在不同大脑区域激烈地处理不同信息碎片的状态——就像典型的清醒状态。但你并不是清醒的。相反，你正睡得很香。既然此时处理的肯定不是来自外部世界的信息，那么又是些什么信息呢？

与你清醒的时候一样，丘脑的感觉闸门在快速眼动睡眠期间再次打开。但是，大门的性质是不同的。在快速眼动睡眠期间，被允许进入大脑皮层的不是外界的感觉。相反，情感、动机和记忆（包括过去的和现在的）的信号都会呈现在我们大脑皮层的视觉、听觉和运动感觉的大屏幕上。每天晚上，快速眼动睡眠会把你带到一个荒诞的剧场，在那里你会进入一场奇怪的、高度联合的自传主题狂欢。就信息处理来说，你可以把清醒状态主要看作**接收**（经历和不断了解你周围的世界），非快速眼动睡眠看作**反射**（存储和强化新事实、新技能原材料），快速眼动睡眠看作**集成**（把这些原材料与所有过去的经历相互连接，并且在这一过程中对于世界的运转建立一个更加精确的模型，包括创新见解和解决问题的能力）。

快速眼动睡眠和清醒状态的脑电波如此相似，控制室中的我要怎么分辨出躺在隔壁睡眠实验室的床上的你正在经历哪一个状态呢？在这方面，最能说明问题的是你的身体——尤其是你的肌肉。

在把你安顿在睡眠实验室的床上之前，除了贴在你头上，我们还会把电极贴在你的身体上。当你醒着的时候，即使是躺在床上放松，你的肌肉也会有一定程度的紧张，即肌肉张力。这种稳定的肌肉活动很容易被你身体上的电极探测到。当你进入非快速眼动睡眠时，有一些肌肉张力消失了，但仍然存在很多张力。然而，为了迅速进入快速眼动睡眠，一个神奇的变化发生了。就在做梦阶段开始前的几秒钟，以及整个快速眼动睡眠持续阶段，你完全麻痹了。你身体中的随意肌没有了任何张力，一点儿都没有。如果我静静地走进房间，轻轻地抬起你的身体而不吵醒你，你就会像一个布娃娃一样，全身无力。请放心，你的不随意肌——那些控制呼吸等自动运作的肌肉——会继续在睡眠中工作，维持生命。但是，其他的肌肉都会变得松弛。

这一特征被称为"张力缺失"（指的是肌肉张力的缺乏），它是由一种强大的截止信号所引发的，这种信号从你的脑干中传出，经过你的整个脊髓传送。一旦到达那些维持身体姿势的肌肉，比如手臂上的肱二头肌和腿部的股四头肌，肌肉就会失去所有的张力和力量。它们不再会对大脑的指令做出反应。实际上，你已经变成了一个囚犯，被快速眼动睡眠所囚禁。幸运的是，当你经历了快速眼动睡眠的整个监禁周期后，在快速眼动睡眠阶段结束时你的身体就会从被困状态中解脱出来。在做梦状态下，大脑是高度活跃的，但身体不能动，这种惊人的分裂状态使得睡眠科学家能够很容易识别出——因此可以区分——快速眼动睡眠的脑电波和清醒状态的脑电波。

为什么进化决定了在快速眼动睡眠期间要禁止肌肉的活动呢？因为通过限制肌肉活动，你就无法实现你的梦境经历。在快速眼动睡眠期间，会有一连串的运动指令在大脑中盘旋，它们是丰富的梦境体验的基础。那么，明智的大自然就设计出生理上的限制，让这些虚构的动作无法成为现实，尤其是考虑到此时你已经不再有意识地感知周围的环境了。你可以充分想象一下，当你闭上眼睛，对周围的世界没有任何了解的时候,错误地进行一场梦中打斗,或者是疯狂逃离梦中敌人的追赶,会导致怎样的灾难性后果。你可能很快就可以告别基因库了。[①] 大脑麻痹了身体,这样才可以安全地做梦。

那么,我们是怎么知道这些运动指令实际上发生在别人做梦的时候,而不仅是一个人醒来后告诉你,自己做了一个逃跑或打斗的梦呢?答案有点不幸:这种麻痹机制在某些人身上可能会失灵,尤其是在生命的后期。结果,他们将这些与梦相关的运动冲动转化为现实世界的物理动作。后果可能很悲惨,你可以在第11章中读到。

最后,在描述快速眼动睡眠的整体状况中不得不提到的,正是这个睡眠阶段名字的由来:相应的快速眼球活动。在非快速眼动睡眠期间,你的眼球在它们自己的眼窝里是静止不动的。[②] 然而,当你开始做梦时,眼睛上方和下方的电极就会探测到一个非常不同的眼部状态:克莱德曼和阿塞林斯基在1952年发现婴儿睡眠时的情况。在快速眼动睡眠期间,你眼球的运动会表现出一些急速左右移动的阶段。起初,科学家们以为这种哗啦哗啦的眼球运动与梦境中视觉体验的追踪相一致。然而并不是。相反,眼球运动与快速眼动睡眠的生理创造

---

① 指梦中出现意外导致死亡。——译者注

② 奇怪的是,在从清醒状态过渡到轻度的非快速眼动睡眠阶段1时,眼睛会轻柔地、非常缓慢地开始在眼窝内滚动,就像两位芭蕾舞者合着节拍踮起脚尖彼此相对旋转一样。这个标志表明睡眠就要开始了。如果你有同床的人,试着在他们下次入睡的时候观察他们的眼皮。当眼球转动的时候,你会看到闭上的眼睛发生变形。顺便说一下,如果你选择去完成我建议的这个观察实验,请小心可能发生的后果。也许没有什么比突然睁开眼睛,然后赫然发现你伴侣的脸正笼罩在你的头上一动不动地盯着你看更吓人了。

有着密切的联系，并且反映出了比在梦境空间中被动地捕捉移动物体更加不寻常的东西。这一现象在第9章有详细记载。

我们是唯一经历这些不同睡眠阶段的生物吗？其他动物有快速眼动睡眠吗？它们也会做梦吗？让我们去找出答案吧。

猿类的床、恐龙与半脑睡眠

哪些物种会睡觉，我们怎样睡觉及睡多少

哪些物种会睡觉

睡眠是什么时候开始出现在生物界的？也许睡眠最早出现在类人猿身上吧？也许更早，出现在爬行动物或它们的水生祖先鱼类中？既然我们没有时间胶囊①，那么回答这个问题的最好方法就是研究动物界中不同物种的睡眠，从史前到进化上的近代。这类研究提供了一种追溯久远历史记录的强大能力，并估计出了睡眠最初在地球上出现的时刻。遗传学家特奥多修斯·多布赞斯基（Theodosius Dobzhansky）曾经说过："除了

---

① 一种国际通用的纪念重要事件的方法，将记载重要事件的资料和实物等装入密封的器皿中深埋于地下，历经数十年、数百年甚至更长时间再取出，作为未来对过去历史的了解和纪念。——译者注

进化，生物学上的任何东西都没有意义。"对于睡眠来说，这个启发性的答案出现得比任何人预想的都要早得多，而且衍生出的后果也要深刻得多。

迄今为止，所有被研究过的动物物种都有睡眠或与之类似的行为，无一例外。这里包括昆虫，如苍蝇、蜜蜂、蟑螂和蝎子等①；鱼类，从很小的鲈鱼到最大的鲨鱼②；两栖动物，如青蛙；还有爬行动物，如海龟、科莫多龙和变色龙等。所有这些动物都有真正的睡眠。随着进化阶梯的进一步延伸，我们发现所有类型的鸟类和哺乳动物都会睡觉：从鼩鼱到鹦鹉、袋鼠、树袋熊、蝙蝠，当然还有我们人类。睡眠是非常普遍的行为。

即使是无脊椎动物，如比较原始的软体动物和棘皮动物，甚至是更原始的蠕虫，也享有着睡眠阶段。在这种被亲切地称为"昏睡病"的阶段中，它们和人类一样，对外界刺激反应迟钝。而且，就像我们在睡眠不足时可以睡得更快更香一样，蠕虫也会这样，这是由它们对于实验者施加的刺激不敏感的程度确定的。

这样看来，睡眠的历史可以延伸到何时呢？蠕虫出现在寒武纪生命大爆发时期至少是5亿年前。也就是说，蠕虫（进而

---

① 在体形很小的物种中，例如昆虫，由于无法进行大脑的电波活动记录，睡眠的证据是与第3章中的描述相同的一系列行为特征，以杰西卡的例子来证实：静止不动、对外界的反应减少、很容易逆转。一个更深层的标准是，如果剥夺一种生物看似睡眠的行为，当你停止剥夺手段之后，就会导致更多产生这种行为的动力，这反映出了"睡眠恢复"。

② 曾经有人认为鲨鱼不会睡觉，部分原因是它们从来不闭上眼睛。事实上，它们确实有明显的活跃阶段和不活跃阶段，类似于清醒和睡眠。我们现在了解到，它们不闭眼睛的原因是没有眼睑。

联系到蠕虫的睡眠）要早于所有脊椎动物。这其中也包括恐龙，由此推断，恐龙很可能已经具有睡眠了。想象一下，梁龙和三角龙都会舒舒服服地躺下安睡一整晚！

回顾一下进化史上更久远的时间，我们发现存活时间超过24小时的最简单的单细胞生物体，例如细菌，都有与地球的明暗周期对应的活跃和不活跃状态。我们现在认为，这是我们自己的昼夜节律，以及伴随它形成的清醒和睡眠的先兆。

许多关于我们为什么睡觉的解释都围绕着一个常见的，也许是错误的想法：睡眠是一种我们必须进入的状态，以便修复清醒时的损伤。但是，假如我们把这个论点颠倒过来呢？假如睡眠太重要了——在生理上的每一个方面对我们都是有益的——那么真正的问题就是：为什么生物还要醒过来呢？想象一下清醒状态对生理上的破坏通常是怎样的，这才是真正的进化之谜，而不是睡眠。出于这个观点，我们可以提出一个非常不同的理论：睡眠是这个星球上的第一种生活状态，从睡眠中醒来，清醒就出现了。这可能是一个荒谬的假设，没有人会认真对待或探究它，但我个人并不认为它完全不合理。

这两种理论中的任何一种都是正确的，我们可以肯定的是，睡眠有着古老的起源。它伴随着最早的地球生命形式出现。就像DNA等其他基本特征一样，睡眠仍然是动物界所有生物的共同纽带。一个持久的共性，没错；然而，一个物种和另一个物种的睡眠确实存在着显著的差异。事实上，有四种不同之处。

每一个与其他的都不同

大象所需的睡眠时间是人类的一半，每天只需要 4 个小时的睡眠。老虎和狮子每天需要 15 个小时的睡眠。棕蝠①的表现胜过了其他哺乳动物，每天只有 5 个小时的清醒时间，睡眠时间则为 19 个小时。**总睡眠时间**是生物睡眠最显著的不同之处。

你可能觉得睡眠需求差异如此显著的原因显而易见。然而并不是。任何一种可能的参数——体形大小、被捕食者/捕食者的地位、昼行/夜行——都不能有效地解释不同物种之间睡眠需求的差异。睡眠时间在任何一个种系类别内至少都应该是相似的，因为它们共享了大部分的遗传密码。它们的其他基本特征，如感觉能力、繁殖方法，甚至智力水平，都是类似的。然而，睡眠违背了这种可靠的模式。松鼠和八齿鼠②属于同一家族（啮齿动物）的一部分，但它们在睡眠需求方面截然不同。前者的睡眠时间是后者的两倍——松鼠 15.9 小时，八齿鼠为 7.7 小时。相反，你也可以在完全不同的家族中找到几乎完全相同的睡眠时间。例如，不起眼的豚鼠和狡猾的狒狒在进化系统中的顺序有着明显不同，更不用说体形差异了，但睡眠时间正好相同，都是 9.4 个小时。

那么，到底该怎样解释不同物种之间，甚至是在基因序列相似物种之间睡眠时间（或许是睡眠需求）的差异呢？我们还

---

① 一种常见的蝙蝠。——译者注
② 一种濒危的社会性啮齿动物，分布在南美洲。因颊齿表面呈"八"字而得名。——译者注

不能给出完全确定的答案。神经系统的大小、复杂度和全身重量之间的关系似乎是一个有意义的预测因素，大脑复杂性与身体大小的**相对关系**增加会导致更多的睡眠量。虽然这一关系很弱且不十分稳定，但它表明了睡眠需求在进化上的一项功能，那就是为日益复杂的神经系统提供服务。随着千百万年的发展，进化产生出了大脑这个（迄今为止）最顶尖的成就，对睡眠的需求只能增加，以便照顾这一最宝贵的生理器官的需求。

然而，以一个好的衡量标准来说，这并不是全部。许多物种偏离了根据这个规则得出的预测。举个例子，体重和老鼠差不多的负鼠，睡眠时间比老鼠长50%，平均每天18个小时。与之前提到的每天睡眠时间高达19个小时的棕蝠相比，负鼠仅以1个小时之差无缘动物界的睡眠纪录。

在研究史上曾经有一段时间，科学家们对于他们为研究"为什么不同物种之间的睡眠差异如此之大"而选择的衡量标准——总睡眠时间——是否是错误的，产生了怀疑。他们猜测，对睡眠**质量**而不是**数量**（时间）的评估会对解决这个谜团有所启发。也就是说，睡眠质量高的物种应该能够在短时间内完成它们的需求，反之亦然。这是个好的想法，但是，我们发现了相反的关系：睡得越多的物种，通常睡眠越深，质量越高。事实上，这些研究中常常用来评估质量的方法（对外界的无感应程度和睡眠的连续性），可能是真正的生物学上衡量睡眠质量的较差指标：我们仍然无法从所有物种中都获得这些指标。等到这些成为可能，那么我们对动物界的睡眠时间和质量之间关系的理解，就很可能得以解释目前仍然难以理解的睡眠时间差异了。

目前来说，我们对不同物种为什么需要不同睡眠时间的最准确估计包括了一系列复杂的因素，如饮食类型（杂食动物、食草动物、食肉动物），栖息地内捕食者/猎物的平衡，社会网络的存在和性质，代谢率和神经系统的复杂性等。对我来说，这证明了睡眠在进化的道路上可能受到了众多因素影响，并表现出在满足清醒时的生存需求（例如，在尽可能短的时间内捕猎/觅食，最大限度地减少能量消耗和威胁风险）、恢复机体的生理需求（例如，睡眠中更高的代谢率需要更大力度的"清理"工作）及照顾生物种群中更普遍的需求之间，寻找一个微妙平衡的事实。

然而，即使是我们最复杂的预测算法，依然无法解释在睡眠版图中明显偏离的极端者：那些睡眠很多的物种（如蝙蝠）和睡眠很少的物种（例如，只睡4~5个小时的长颈鹿）。我认为，这些反常的物种非但不是麻烦，还可能掌握着解开睡眠需求之谜的钥匙。对于我们这些试图破解动物界睡眠密码的人来说，这仍然是一个可喜可叹的机会，在这些密码中，也许还藏有睡眠尚未被发现、我们也从未想到过的益处。

做梦还是不做梦

不同物种之间另一个显著的睡眠差异是睡眠的**组成**。并不是所有的物种都具有相同的睡眠阶段。每一个我们可以测量睡眠阶段的物种都会经历非快速眼动睡眠（非做梦阶段）。然而，昆虫、两栖动物、鱼类和大多数爬行动物都不存在明显的快速眼动睡眠（也就是人类与做梦有关的睡眠类型）迹象。只有鸟类和哺乳动物才具有成熟的快速眼动睡眠，而它们在动物界的进化时间轴上出现较晚。这表明有梦（快速眼动）睡眠在进化史上刚刚崭露头角。快速眼动睡眠的出现，似乎是为了支持非快速眼动睡眠无法独自完成的功能，或者快速眼动睡眠可以完成得更有效。

除了这些以外，还有另一种关于睡眠的反常现象。我前面说过，所有的哺乳动物都有快速眼动睡眠，但是关于鲸类等水生哺乳动物仍然存在争议。某些海洋物种，比如海豚和虎鲸，与哺乳动物中的快速眼动睡眠趋势相悖，它们没有任何快速眼动睡眠。尽管1969年的一个案例中，一头领航鲸出现了6分钟的快速眼动睡眠，但迄今为止我们大多数的评定都还没有在水生哺乳动物中发现快速眼动睡眠 —— 或者至少是许多睡眠科学家认为的真正的快速眼动睡眠。从某个角度来看，这是有道理的：当一个生物体进入快速眼动睡眠时，大脑就会麻痹身体，使它变得软弱无力。而游泳对于水生哺乳动物来说至关重要，因为它们必须浮出水面换气。如果在睡觉时完全瘫痪，它们就不能游泳，也就会被淹死。

当我们考虑鳍足目动物（pinniped，这是我一直以来喜欢的单词之一，衍生自拉丁语，pinna代表"鳍"，pedis代表"足"）时，这个谜团就更加扑朔迷离了。比如海狗，它们属于半水生的哺乳动物，会往返于陆地和海洋之间。在陆地上，它们有非快速眼动睡眠和快速眼动睡眠，就像人类和所有其他陆地哺乳动物、鸟类一样。但是进入海洋后，它们就几乎完全停止了快速眼动睡眠。海狗在海洋中只有很少的快速眼动睡眠，累计时间只有陆地上的5%~10%。在长达两周的海中生活记录里，海狗没有任何可观测的快速眼动睡眠，这段时间里它们仅依靠非快速眼动睡眠生存。

不过，这些不寻常的事实并不会动摇快速眼动睡眠的重要地位。毫无疑问，快速眼动睡眠，甚至是做梦，对于拥有它的物种来说具有高度的实用性和适应性，我们将在本书的第3部分中具体了解。当这些动物返回陆地时，快速眼动睡眠也会再次出现，而不是完全消失，这种现象更加确定了这一点。简单来说，水生哺乳动物在海洋中似乎不能实现快速眼动睡眠，也不需要快速眼动睡眠。我们推测它们在这段时间里只好将就于较低等的非快速眼动睡眠 —— 对于海豚和鲸鱼等水生哺乳动物来说，也许一直是这样。

就我个人而言，我不相信水生哺乳动物，甚至像海豚、鲸鱼这样的鲸类动物，完全没有快速眼动睡眠（我的一些科学家同僚肯定会告诉你，我是错的）。相反，我认为这些海洋哺乳动物所拥有的快速眼动睡眠的形式有所不同，并且难以检测到：它在自然界中比较短暂，发生的时候我们无法观察到，或是以一种我们尚不能探测的方式表达，或是隐藏在大脑无法探测的区域中。

为了捍卫我的相反观点，我要特别指出，人们曾经认为卵生哺乳动物（单孔目动物①）不存在快速眼动睡眠，比如针鼹

---

① 目前仅存的两种单孔目动物就是下面提到的针鼹鼠和鸭嘴兽。——译者注

鼠和鸭嘴兽。但事实证明它们有，或者至少存在快速眼动睡眠的一种形式。大部分科学家从它们大脑的外部表面——即皮层——测得的睡眠脑电波并没有呈现出快速眼动睡眠波动和混乱的特征。但是，当科学家们更深入一些探寻时，发现它们的大脑底部充满了美妙的快速眼动睡眠脑电波活动——与所有其他哺乳动物的快速眼动睡眠脑电波完美匹配。如果说有什么不同，那就是鸭嘴兽比其他任何哺乳动物产生的这种睡眠脑电波活动都要多！所以它们确实有快速眼动睡眠，或者至少是它的"测试版本"，最初发布在这些进化上更古老的哺乳动物身上。而充分运作的全脑快速眼动睡眠，似乎出现在后来进化出的更发达的哺乳动物中。我相信一个类似的不同寻常、但仍然存在的故事，即快速眼动睡眠最终将在海洋中的海豚、鲸鱼和海豹身上被发现。毕竟，缺乏证据并不等于证据不存在。

比起哺乳动物界中水族的快速眼动睡眠缺乏，更令人感兴趣的是，鸟类和哺乳动物是分别进化的。因此，在进化过程中，快速眼动睡眠可能会产生两次：一次是鸟类的，一次是哺乳动物的。而二者快速眼动睡眠的产生可能仍源于一个共同的进化压力，就像眼睛由于视觉感知的共同目的而在不同的进化过程中分别独立进化一样。当一个主题在进化史上无亲缘关系的独立分支中发生重复时，常常暗示着那是一个基本的需求。

然而，最近的一份报告表明，一种原始形式的快速眼动睡眠形式存在于一种澳大利亚蜥蜴身上，这种蜥蜴的出现在进化时间轴上要早于鸟类和哺乳动物。如果这一发现可以重复，那就意味着原始的快速眼动睡眠至少比我们最初估计的要早1亿年。也许正是这种在特定爬行动物中常见的萌芽，形成了我们现在在鸟类和哺乳动物（包括人类）中观察到的完整的快速眼动睡眠状态。

不管真正的快速眼动睡眠在进化中何时出现，我们正在迅速地揭示，为什么快速眼动睡眠时会产生梦，它在鸟类和哺乳动物等恒温动物中发挥着什么重要的作用（如心血管健康、情感恢复、记忆联想、创造力、体温调节等），以及其他的物种是否做梦。我们稍后会讨论到，它们似乎会做梦。

撇开所有哺乳动物是否都有快速眼动睡眠的问题，一个没有争议的事实是：非快速眼动睡眠最先在进化中出现。这是睡眠从进化的创造性幕布后面迈出来的第一步——是真正的先驱。这一资历引出了另一个有趣的问题，我几乎在每一次公开课上都会提出这个问题：哪种类型的睡眠比较重要，非快速眼动睡眠还是快速眼动睡眠？我们到底更**需要**哪一种呢？

有很多方法可以定义"重要性"或"需要"，因此有很多方式来回答这个问题。但是，也许最简单的方法就是让一种兼具两种睡眠类型的生物——鸟类或哺乳动物——整夜保持清醒，并在随后的白天中也保持清醒。因此，非快速眼动睡眠和快速眼动睡眠一同被移除，从而创造出对两种睡眠阶段同等渴求的条件。问题是，当你提供一个恢复的夜晚，使大脑得到可以享有两种睡眠的机会时，它会汲取哪一种类型的睡眠呢？非快速眼动睡眠和快速眼动睡眠需求的比例会相同吗？还是一种比另一种多，从而表明这种睡眠阶段占据更重要的主导地位？

这个实验已经在许多鸟类和哺乳动物，也包括人类身上进行过多次了，并出现了两个明显的结果。第一个，令人惊奇的是，在恢复睡眠的夜晚，睡眠时间（10个，甚至12个小时）比没有睡眠剥夺的标准夜晚睡眠时间（对于我们是8小时）要长得多。为了应对欠下的睡眠债，我们基本上是在试图"把它睡掉"，专业术语称之为"睡眠恢复"。

第二个结果是，非快速眼动睡眠会反弹得更激烈。在完全剥夺睡眠之后的第一个晚上，大脑会进行比快速眼动睡眠更大比例的深度非快速眼动睡眠，表现出一种不平衡的需求。尽管这两种睡眠类型都是在恢复睡眠的时候提供的，但大脑还是选择进行更多的深层非快速眼动睡眠。那么，重要性之争中，非快速眼动睡眠因此获胜了。果真是这样吗？

不完全是。如果你继续记录第二个、第三个，甚至第四个恢复夜晚的睡眠，那么就会出现一个逆转。此时，每次回到恢复睡眠的自助餐桌前，快速眼动睡眠就会成为选择上的主菜，而非快速眼动睡眠变成了额外的配菜。因此，两个睡眠阶段都是至关重要的。我们试着将其中一个（非快速眼动睡眠）比另一个（快速眼动睡眠）更快地恢复，但是毫无疑问，大脑会试图两个都恢复，以便挽回一些损失。然而值得注意的是，无论机会有多大，大脑都无法恢复它失去的所有睡眠。这对于整个睡眠时间来说都是事实，对非快速眼动睡眠和快速眼动睡眠来说也是一样。人类（以及所有其他物种）永远不能把我们之前失去的睡眠"睡回来"，这是本书中重要的知识之一，我将在第7章和第8章中描述这个不幸的后果。

假如人类可以

　　动物界中，睡眠的第三个惊人差异是睡觉的**方式**。这其中存在着非凡的多样性，某些例子几乎让人难以置信。以鲸类（比如海豚和鲸鱼）为例，它们只有非快速眼动睡眠，而且可以是单个脑半球睡眠，这意味着它们可以一次只用半个大脑来睡觉！在水环境中，有一半的大脑必须保持清醒，以维持生命必需的运动。但是，另一半的大脑会不时地进入最美妙的非快速眼动睡眠状态中。深沉、有力、有节奏且缓慢的脑电波会覆盖一个大脑半球，而另一个大脑半球会充满着狂热、快速的脑电波活动，是完全清醒的 —— 尽管这两个脑半球都被一层厚厚的纵横交错的连合纤维连接在一起，并且像人类的大脑一样，间距仅有几毫米。

　　当然，海豚大脑的两个部分可以同时清醒着，协调运作，而且通常是这样。但是，当睡眠的时候，大脑的两侧会分开来独立运作，一边保持清醒，另一边却在打瞌睡。在半边大脑得到了大量的睡眠之后，它们就会互换，让之前保持清醒的一半大脑能够享受到一段应得的深度非快速眼动睡眠。即使有一半的大脑在睡觉，海豚也能达到惊人的运动水平，甚至进行一些发声交流。

　　要完成这种惊人的"开灯、关灯"式反向大脑活动，需要神经工程设计和复杂的结构，这是非常罕见的。当然，大自然母亲本可以找到一种方法，在24小时不间断的水中活动的极端压力下，完全避免睡眠。这是否比在大脑中策划一个复杂的分屏系统来睡觉，同时拥有一个两边都清醒时又能联合起来合作的操作系统更容易一些呢？显然不是。睡眠是如此重要的必需品，无论进化对生物们提出什么要求，即使是无法妥协的从出生到死亡永远在游泳的要求，大自然也不会放弃睡眠。大脑的两半同时睡觉，或者只有一边睡觉然后互换。两者都可以，但你必须要睡觉。睡眠没有商量的余地。

这种分脑的深度非快速眼动睡眠的天赋并不完全是水生哺乳动物独有的。鸟类也能做到。尽管同样是为了维持生命，它们却是出于一种不同的原因：为了让它们能够密切关注周围事物。当鸟类独处时，大脑的一半和相应（与脑半球的方向相反）的眼睛必须维持清醒，对周围环境中的威胁保持警觉。同时，另一只眼睛会闭上，让与之对应的另一半大脑可以睡觉。

当鸟类聚集在一起时，事情就变得更有趣了。在某些物种中，鸟群中的许多鸟会同时用大脑的两半睡觉。那么它们如何远离威胁呢？答案非常巧妙。这群鸟一开始会排成一个横排，除了队列两端的鸟，其余鸟都可以让大脑的两半同时进入睡眠状态。排在最左边和最右边的鸟就没那么幸运了。它们只有一半的大脑（这两只鸟入睡的脑半球方向正好相反）会进入深度睡眠，每只鸟相对应的左眼和右眼都睁着。这样一来，它们就可以为整个群体提供完整的全景威胁检测，从而最大限度地提高鸟群中睡觉的大脑总数。在某一时刻，这两名队末的守卫会站起来，180度转身，然后再坐下来，让它们各自大脑的另一边进入深度睡眠。

而我们人类和其他一些陆地哺乳动物相似，技能都远远不如鸟类和水生哺乳动物，因为我们无法用半脑的方法进行非快速眼动睡眠。或者，我们可以吗？

最近发表的两份报告指出，人类有一种非常温和的单半球睡眠——出于与以上相似的原因。当一个人在家里睡觉时，一半大脑的深度非快速眼动睡眠的缓慢脑电波比起另一半的深度脑电波，它们的深度几乎是相同的。但是如果你把他领到一个睡眠实验室，或带去一个酒店——二者都是陌生的睡眠环境——此时一半的大脑就会比另一半睡得浅一点，好像是由于清醒时大脑意识中记录下了潜在的不安全环境，所以有点警惕地在站岗。一个人在新地点睡的时间越久，大脑两个半球的睡眠就越相近。这也许就是我们中的许多人在酒店房间的第一晚睡得那么差的原因。

然而，这一现象与鸟类和海豚的大脑两半将真正清醒和真正的深度非快速眼动睡眠完全分开，一点儿也不一样。在非快速眼动睡眠状态下，我们的大脑两个半球都必须同时进行睡眠。不过可以想象一下，如果我们能让大脑一半一半地休息，那么会出现多少种可能。

我要强调的是，不管你是什么物种，快速眼动睡眠在大脑的两个半球之间总是很奇特地不可分离。所有的鸟类，无论环境状况如何，在快速眼动睡眠期间总是同时用大脑的两个部分睡觉。这在每一个经历有梦睡眠的物种中都是相同的，包括人类。不管快速眼动睡眠做梦的功能是什么——似乎有很多——它们都要求大脑的两边同时参与，并且达到同等的程度。

压力之下

在动物界，睡眠的第四个也是最后一个区别是，在罕见的特殊情况下，**睡眠模式**会被削弱，美国政府认为这是国家安全的问题，并花费了大量纳税人的钱进行调查。

这种罕见的情况只发生在应对极端环境压力或挑战的时候。饥饿是一个例子。把生物放置在严重饥荒的情况下，寻找食物的行为将会取代睡眠。在一段时间内，营养的需求将会把睡眠的需求推到一边，尽管这种状态不能长期维持。让一只苍蝇挨饿，它就会清醒更长的时间，并显示出一种寻找食物的行为模式。同样的道理也适用于人类。那些故意禁食的人会睡得更少，因为大脑被欺骗了，以为食物突然变得稀少。

另一个罕见的例子，是雌性虎鲸和它们新生的幼鲸之间的联合睡眠剥夺。雌性虎鲸每3~8年就会产下一头幼崽。生产的过程通常发生在远离群体其他成员的地方。这使得新生的幼崽在生命最初的几周内非常脆弱，尤其是在它跟随母亲返回鲸群的时候。在这趟回家的路上，多达50%的新生幼崽被杀死。事实上，返回的旅途非常危险，因此无论是母亲还是幼崽都不会睡觉。科学家们没有观察到任何一对虎鲸母子在途中有出现过良好睡眠的迹象。这对于幼崽来说尤其令人惊讶，因为其他任何一种生物的睡眠需求最高的时期，都是在生命的头几天或几周内，就像任何新手父母都会告诉你的那样。长途海洋旅行充满了如此多的极端危险，以至于这些幼鲸逆转了一种普遍的睡眠趋势。

然而，在跨洋迁徙过程中，故意剥夺睡眠程度最令人难以置信的是鸟类。在这场由气候引起的跨越数千英里①的急行军中，整个鸟群飞行的时间将远远超过平常的飞行时间。它们由此失去了许多停下来享受充足睡眠的机会。但即使在这种情况下，大脑也找到了一种巧妙的方法来获得睡眠。在飞行过程中，迁徙的鸟类会抓住极其短暂、只有几秒钟的时间来睡觉。这些超强力的小睡仅仅是为了避免因长期睡眠不足而造成大脑和身体的毁灭性缺陷。（如果你好奇的话，人类没有这种类似的能力。）

白冠带鹀②也许是最令人震惊的长途飞行鸟类睡眠不足的例子了。这种又小又平凡的鸟却能够完成一项惊人的壮举，美国军方曾花费了数百万美元经费对其进行研究。白冠带鹀对于完全的睡眠剥夺具有无比强悍的适应能力，虽然有时间限制，而这是我们人类永远无法做到的。如果你在一年中的迁徙期（它们在这段时间内应该会处于飞行中）在实验室里剥夺一只白冠带鹀的睡眠，它几乎不会受到任何不良后果的影响。然而，在这段迁徙的时期之外，同样剥夺它的睡眠时间，会造成大脑和身体功能的紊乱。这种不起眼的小鸟进化出了一种非凡的生物抵御能力，能适应完全的睡眠剥夺，但只在重大生存需要时才会使用这种能力。你现在能想象出美国政府为什么会对发现这一生物适应性武器如此感兴趣的原因了吧：他们希望创造出24小时不用休息的士兵。

---

① 1英里约等于1.61千米。——译者注
② 一种小型鸣禽。——译者注

我们应该怎样睡觉？

人类并不遵循自然的睡眠方式。睡眠次数、持续时间及何时入睡，全都被现代生活节奏打乱了。

在发达国家，大多数成年人都是以**单相**睡眠模式睡觉的——这就是说，我们试图在晚上进行一段很长的睡眠，平均睡眠时间如今要少于 7 个小时。而如果你去拜访那些未受电力影响的文明，通常会看到一些不同的东西。狩猎采集部落，比如肯尼亚北部的加布拉人（Gabra）或卡拉哈里沙漠的桑人（San），他们的生活方式在过去几千年里几乎没有改变，他们的睡眠模式是一种**双相**模式。这两族人在晚上的睡眠时间都更长（在床上度过 7~8 小时，大约 7 小时的睡眠），然后在下午进行 30~60 分钟的小睡。

也存在两种睡眠模式混合的证据，这是由一年中的季节决定的。前工业化的部落，如坦桑尼亚北部的哈扎部落（Hadza）或纳米比亚的桑人①，在炎热的夏季中会采取双相模式的睡眠，在正午的时候会有 30~40 分钟的午睡时间。在寒冷的冬季，他们会转而采取一种基本上是单相睡眠的模式。

即使在单相睡眠模式中，在前工业化的文明中观察到的睡眠时间也与我们自己这种被扭曲了的睡眠时间不同。平均来说，这些部落的人在日落之后 2~3 小时就会入睡，大约是晚上 9 点。他们的夜间睡眠会在黎明之前或之后不久结束。你有

---

① 卡拉哈里沙漠地跨三个国家，这里应指纳米比亚境内的桑人。——译者注

没有想过"半夜"(midnight)①这个词的意思?当然,从专业上讲,这代表着太阳周期的中间点。因此,这是一个狩猎采集文化的睡眠周期,很可能也是很久以前所有人的睡眠周期。现在,考虑一下我们的文化中的睡眠规范。半夜不再是"夜晚的正中"。对于我们中的许多人来说,半夜通常是我们想着最后一次查看邮件的时刻——我们知道在这之后的漫长过程中经常会发生什么。使问题更加复杂的是,我们不会再睡到上午晚些时候,以补充晚睡的时间。我们不能这么做。我们的生理生物学,以及后工业化生活方式那贪得无厌的早起需求,都剥夺了我们的睡眠。我们曾经在黄昏后的几个小时内就上床睡觉,并且跟鸡同时醒来。现在,我们中的许多人仍然跟鸡一样早起,但黄昏到来时刚刚在办公室完成工作,接下来便是清醒时间占了大段的夜晚。此外,我们中很少有人能够享受午后的小憩,这进一步加剧了睡眠不足的状态。

然而,双相睡眠的实践并不起源于文化,而是起源于更深层的生物因素。所有的人类,不论文化背景或地理位置差异,都会在下午的中间时段出现一段时间的警觉性下降,这是刻印在基因中的。观察一下任何董事会午餐后的会议,你都可以看到这一事实。人们就像松了线的木偶突然迅速被拉紧一样,脑袋刚刚开始倾斜,又迅速地弹回来挺得笔直。我相信你在下午的时候经历过这种困倦的感觉,好像你的大脑正毫无预警地准备早睡。

---

① 这里指夜间0点,正好是夜晚的一半。——译者注

你和参加会议的人都成了一种进化上的牺牲品，在清醒时会产生一种昏昏欲睡的影响，渴望一个午后的小憩，这叫作"餐后警觉性下降"（post-prandial altertness dip，prandial 来源于拉丁语的 prandium，意为"餐"）。从高度清醒到较低的警觉性，这一短暂的下降反映了一种内在的驱动力，那就是在下午睡觉或打盹，而不是工作。它似乎是日常生活节奏中的一个正常部分。如果你真的需要在工作中做一个演示报告的话，为了自己好，以及顾忌听众的意识状态，就应该尽量避开下午的时间。

当你从这些细节中回过头看时，很明显的一点是，现代社会已经把我们从一个注定的双相睡眠模式中分离了出来，我们的遗传密码却试图在每个下午重新唤起这种模式。双相睡眠的分离发生在我们从农耕时代向工业时代转变时期，甚至是在那之前。

对前工业化的狩猎采集者进行的人类学研究也消除了关于人类应该如何睡觉的盛行传言。[①] 在现代的早期（大约在17世纪末和18世纪初），历史文献表明，西欧人会在夜里有两次长时间的睡眠，中间以几个小时的清醒期分隔开来。在这两次睡眠之间——有时被称为"第一次睡眠"和"第二次睡眠"，他们会阅读、写作、祈祷、做爱，甚至会进行社交活动。

这种做法很可能真的在人类历史的这一时期、这一地理区域出现过。然而，迄今为止，还没有任何经过研究的前工业化

---

① A·罗杰·艾克奇（A. Roger Ekirch），《黑夜史：一部西方人的黑夜生活史》（纽约：W·W·诺顿出版社，2006）。

文明中存在类似的夜晚睡眠分割,这一事实表明,睡眠的分割并不是人类睡眠自然进化的形态。相反,它似乎是一种出现于西欧,并自其移民中流行起来的文化现象。此外,没有任何昼夜节律——大脑活动、神经化学活动或新陈代谢活动——显示了人类有在半夜醒来几个小时的需求。相反,双相睡眠的真正模式——其中有人类学、生物学和遗传学证据,而且在所有人身上都可以观测到——是一种一段较长时间的连续睡眠,加上较短的午后小睡。

既然接受了这是我们睡眠的自然模式,那么我们能不能确定放弃双相睡眠所导致的健康后果是什么呢?双相睡眠仍然可以在世界各地的一些午睡文化中观察到,包括南美和地中海地区。20世纪80年代,我还是个孩子,那时我和家人一起去希腊度假。当我们走在希腊主要城市的街道上时,商店橱窗里挂着的招牌和我在英国常常看到的完全不同。上面写道:早上9点到下午1点营业,下午1点到下午5点关门,下午5点到晚上9点营业。

如今,整个希腊的商店橱窗里几乎都没有这样的标识了。在新千年来临之前,要求希腊放弃那种类似于午休的做法的压力不断增加。来自哈佛大学公共卫生学院的一组研究人员决定对23000名希腊成年人的这种彻底转变带来的健康后果进行量化,他们调查了年龄在20岁到83岁之间的男性和女性。研究人员将注意力集中在心血管的变化上,在6年的时间里追踪这组人,这期间他们中大多数人放弃了午睡的习惯。

就像无数的希腊悲剧一样,结局令人心碎,但这是最严肃、最真实的方式。在研究开始时，没有一个人有冠心病或中风病史，这表明他们并不存在任何心血管疾病。然而，那些放弃常规午睡的人，在6年的时间里，与那些经常白天小睡的人相比，患心脏病的风险增加了37%。在有工作的人中，这种影响尤为明显，他们中不午睡引起的死亡率增加幅度超过60%。

从这一惊人的研究中可以看出：当我们从双相睡眠的先天习惯中脱离出来时，我们的寿命就缩短了。在希腊境内仍然完整保留午休习惯的小块飞地①上，比如伊卡里亚岛这样的小岛屿，男性的年龄达到90岁的概率是美国男性的4倍之多，这也许就不足为奇了。这些午睡的地区有时被描述为"人们忘记去死的地方"。自然形成的双相睡眠和健康的饮食习惯似乎是长寿的关键，这是很久以前就写在我们祖先的遗传密码中的处方。

我们很特别

正如你现在所了解到的，睡眠是动物界的一个统一特征，但是在物种内部和物种之间存在着睡眠量（例如时间）、形式（例如半脑、全脑）和模式（单相、双相、多相睡眠）等显著的多样性。但是，我们人类的睡眠情况，至少在没有被现代化生活干扰的情况下的纯粹睡眠是否是特别的呢？关于智人②在

---

① 指较大区域内的一小块不同民族或人群的聚居地。——译者注
② 拉丁名为Homo sapiens（聪明的人），也叫现代人，为地球上现今全体人类的学名。——译者注

其他领域的独特性 —— 我们的认知、创造力、文化,以及大脑的大小和形状 —— 已经有很多著作。我们的夜间睡眠是否也有类似的独特性呢?如果是这样的话,这种独特的睡眠是否也会是我们所提到的这些成就中一个尚未被认可的独特之处,也就是我们叫作智人的正当理由?

事实证明,我们人类在睡眠方面的确是特别的。与旧世界猴和新世界猴,以及猿类,比如黑猩猩、红毛猩猩和大猩猩相比,人类的睡眠就像众所周知的拇指痛①一样突出。我们睡觉的时间明显比其他灵长类动物要短(8小时,与其他灵长类动物的10~15个小时的睡眠时间相比),然而我们有大量的快速眼动睡眠,即做梦阶段。在我们的睡眠时间中,有20%~25%的时间是快速眼动睡眠,而其他所有灵长类动物的快速眼动睡眠时间平均只有9%!相对于其他的猴子和猿类来说,我们是睡眠时间和做梦时间异常的数据点。因此,了解我们的睡眠如此不同的方式和原因,就是了解从猿到人、从树上到地面的进化过程。

人类是高级的陆地睡眠者 —— 我们躺在地面上打瞌睡(有时也会比地面稍微高一点,在床上)。其他的灵长类动物在树上、树枝上或者窝里睡觉,只有偶尔才会从树上下来睡在地上。例如,类人猿会在每一个夜晚建造一个全新的树顶睡眠巢或平台。(想象一下,每天晚饭后在你还没睡觉之前,要留出几个小时搭建一个新的宜家床架!)

---

① 比喻显而易见、突兀。——译者注

在树上睡觉是一个进化上的明智举措，它在某种程度上提供了躲避大型地面捕食者（比如鬣狗），以及躲避小型的吸血节肢动物（包括虱子、跳蚤和蜱虫）的安全避难所。但是，当你在20~50英尺①的高空睡觉时，你必须要小心。当你在树枝上或窝里睡得正香，过于舒适放松时，垂下来的肢体可能会让你突然掉到地上，生命终结于此，你的基因也就从基因库中消失了。在快速眼动睡眠阶段尤其如此，这个阶段中大脑会完全麻痹身体的所有随意肌，让你全身完全松软——毫不夸张地变成一袋子骨头，肌肉完全没有任何张力。我敢肯定你从来没有试过在树枝上休息，但我可以向你保证，这绝不是一件容易的事。即使你暂时控制了微妙的平衡，也不会持续太久。这种身体平衡法是我们灵长类祖先在树上睡觉时面临的挑战和危险，而且这明显地限制了它们的睡眠。

直立人，即智人的前身，是第一种纯两足动物，用两条腿直立行走。我们相信直立人也是第一个专注于地面睡眠的物种。较短的手臂和直立的姿势使在树上生活和睡觉变得不太可能。当豹子、鬣狗和剑齿虎（它们都能在夜间捕猎）四处游荡，陆地上的吸血动物到处都是，直立人（由此推断到，智人）是如何在布满捕食者的地面睡眠环境中生存下来的呢？答案的一部分是火。虽然仍存在一些争议，但许多人认为直立人首先开始使用火，而我们之所以能从树上下来，生活在地面上，火即使不是最重要的因素，也是重要的催化剂之一。火也

---

① 1英尺约等于0.30米。——译者注

是我们如何在地面上安全睡觉的最佳解释。火会阻止大型的食肉动物，而烟雾提供了一种独特的夜间熏蒸方式，击退了那些喜欢叮咬我们表皮的小昆虫。

然而，火并不是完美的解决方案，地面的睡眠也会有风险。进化上的压力使我们在睡眠的过程中变得更有效率。任何能够实现更有效睡眠的直立人，都可能在生存和选择中受到青睐。进化让我们古老的睡眠形式在**持续时间**上变短了，但**强度**增加了，特别是通过丰富我们在夜间进入的快速眼动睡眠。

事实上，聪明如大自然母亲，这个问题也成了解决方案的一部分。换句话说，睡在坚实的地面上而不是在不稳定的树枝上，是促进快速眼动睡眠的动力，因此睡眠的时间可以适度地减少。在地面上睡觉时，不会有掉下去的危险。在我们的进化过程中，人类第一次可以尽情享用所有身体不动的快速眼动睡眠来做梦，而不必担心重力让他们从树顶摔下来。因此，我们的睡眠变得"集中"了：时间更短、过程更加巩固，以及更加充足的高质量睡眠。不是随便一种类型的睡眠，而是快速推进大脑复杂性和神经连接的快速眼动睡眠得到了特别提升。有些物种的快速眼动睡眠时间比人类要长，但没有一种能像我们人类那样，把这么多的快速眼动睡眠时间用在如此复杂又布满连接的大脑上。

根据这些线索，我提出了一个原理：从树梢到地面的睡眠重构是一个重要的触发点，它使智人到达了进化的金字塔顶端。至少有两个特征区分了人类与其他灵长类动物：（1）我们社会文化的复杂性；（2）我们的认知智力。我认为这两者都是由于睡眠（特别是高密度的快速眼动睡眠）的参与而形成，并得到了有益的且有因果关系的推动。快速眼动睡眠，以及做梦本身，促进了以上两种人类特征的发展。

关于第一点，我们发现快速眼动睡眠可以精确地重新调整和校准人类大脑的情感回路（相关内容会在本书的第三部分详细讨论）。在这种能力影响下，快速眼动睡眠很可能丰富了我们最初的原始情感，同时促进了理性控制的发展，我认为这一转变是智人快速崛起的关键原因。

例如，我们知道，快速眼动睡眠提高了我们的识别能力，从而使我们成功地应对人类文化中千变万化的社会情绪信号，比如明显或隐秘的面部表情、主要的肢体动作，甚至是群体行为。我们只要想象一下孤独症这样的发育障碍，就会意识到如果没有这些情感导航能力，社会中会存在多么大的挑战。

与之相关的是，快速眼动睡眠所赋予的准确识别和理解的能力，使我们能够做出更明智的决定和行动。更确切地说，我们每天用于调节情绪的使头脑冷静的能力——也就是我们所说的情商的关键——取决于能否在夜间获得充足的快速眼动睡眠。（如果你的脑海中立即出现那些缺乏这些特质的同事、朋友和公众人物，你可以怀疑他们睡了多长时间，尤其是在早上富含快速眼动睡眠的阶段。）

其次，更重要的是，如果你把这些几千年来强度和丰富度不断增长的快速眼动睡眠在个体上、群体上和群体间的益处加起来，我们就可以看到夜间快速眼动睡眠是怎样调整大脑中管理情绪的部分迅速扩展、加倍增长的。从这种睡眠增强的情商中，我们发现了一种全新的、更为复杂的原始人类社会的生态学形式，它跨越了庞大的集体，辅助创造了人类巨大的、情感敏锐的、稳定的、高度结合的，以及强烈的社会群体。

我要更进一步，提出这是哺乳动物中快速眼动睡眠**最**有影响力的功能，也许也是**所有**哺乳动物**所有**类型睡眠中最具影响力的功能，甚至是在所有行星的生命史上最显著的优势。复杂的情感过程所赋予的适应性优势，是一种真正意义上的丰碑，而它常常被忽视了。我们人类可以在大脑中将大量的情感具象化，之后，我们还会体验甚至是调节这些情绪。此外，我们能够识别并帮助塑造他人的情绪。通过这两种内部和人际间的过程，我们可以缔造出各种建立大型社会群体所需的合作联盟，超越群体，使整个社会充满强大的结构和意识形态。我认为，快速眼动睡眠乍看之下为**个体**带来的这种较小的优势，实际上是一种最宝贵的资产，它确保了人类作为一个**集体**的生存和统治地位。

第二种快速眼动睡眠的做梦状态对进化的贡献，是激发了创造力。非快速眼动睡眠会帮助将新信息安全地转移到大脑的长期储存处。但快速眼动睡眠才会让这些刚刚产生的记忆开始与你生命中全部的自传内容发生碰撞。在快速眼动睡眠期间，这些记忆的碰撞激发了新的创造性见解，因为新的连接是在不相关的信息片段之间形成的。经过一个接一个的睡眠周期，快速眼动睡眠帮助构建了大脑内大量的信息联系网络。可以说，快速眼动睡眠甚至可以站远一点，感知总体的洞见和本质：类似于一般的常识——即一组信息的整体含义，而不仅是死板的事件清单。我们可以在第二天早晨醒来，用新的方法解决以前棘手的问题，甚至注入全新的、原创的想法。

在快速眼动睡眠帮助人们编织丰富而专横的社会情感结构同时，有梦睡眠还带来了创造力的好处。我们应该（毕恭毕敬地）尊重我们人类的创造力，它与我们最接近的对手、灵长类动物或其他动物相比是多么伟大。黑猩猩——我们最近的灵长类动物亲戚——比我们早出现了大约500万年；一些类人猿在我们出现之前，至少已有1000万年的历史了。然而尽管有足够的有利时机，这些物种都没有去过月球，没有制造过电脑，也没有开发过疫苗。不好意思，我们人类全都做到了。睡眠，尤其是快速眼动睡眠和做梦行为，是一种站得住脚但未被充分重视的因素，它是构成我们人类独特创造力和成就的许多因素的基础，就像语言和工具的使用一样（事实上，甚至有证据表明，睡眠也同样帮助形成了这两个特征）。

然而，快速眼动睡眠带来的大脑情感部分的优越天赋在定义人类的成功方面，要比激发创造力更有影响力。创造力固然是一种进化上的强大工具，但它在很大程度上仅限于个人。除非有创造性的解决方案可以通过快速眼动睡眠缔造的情感丰富、亲社会的纽带和合作关系来分享，否则创造力就更有可能停留在个人身上，而不是在大众之间传播。

现在，我们可以领会我所相信的一个经典的、自我实现的良性循环了。与其他灵长类动物相比，我们从树梢到地面的睡眠转变引发了相对更丰富、更快速的快速眼动睡眠，从这种奖励中，出现了认知创造力、情商及社会复杂性的急剧增加。这与我们日益复杂、相互关联的大脑紧密相连,引起了每日(还有夜)的生存策略的改善。反过来,我们越努力地工作,在白天,大脑的情绪和创造性回路就越强大,我们就越需要在夜间提供更多的快速眼动睡眠,以服务和重新校准这些高需求的神经系统。

当这个积极的反馈循环呈指数增长时,我们就形成、组织、维护并有序塑造了越来越大的社会群体。因此,快速增长的创造力可以更有效、更迅速地传播,甚至可以通过不断增加的人类快速眼动睡眠来提高情感和社会的复杂性。因此,快速眼动睡眠是一个站得住脚的新作用因素,与其他许多因素一起引发了人类惊人的快速崛起,使我们成为一个新的(睡眠驱动的)、全球范围内占主导地位的超级社会阶层,不论结果是好是坏。

一生中的睡眠变化

出生之前的睡眠

满怀期待的父母会通过说话或唱歌的方式来引起子宫里的宝宝的轻踢和活动。尽管不应该告诉他们这一点，但胎儿很可能正在熟睡。一个人类婴儿在出生之前，几乎所有的时间都处在一种类似于睡眠的状态中，大部分时间类似于快速眼动睡眠。因此，熟睡的胎儿根本不知道父母的意图。母亲从胎儿身上感受到的任何伴随发生的胳膊和腿的动作，最有可能是大脑活动的随机爆发，这是快速眼动睡眠的典型特征。

成年人不会——或者至少不应该——表现出类似的夜间踢腿和活动，因为这会被快速眼动睡眠的身体麻痹机制阻止。但在子宫里，尚未发育成熟的胎儿的大脑还没有建立起像成人那样的肌肉抑制系统。然而,胎儿大脑的其他深层中心已经成形了,包括那些产生睡眠的部分。事实上,在发育的第二阶段(大约妊娠 23 周时),绝大多数产生非快速眼动和快速眼动睡眠所需的神经调控装置和开关都已被培育成形并连接起来。由于这种不同步的发育,胎儿的大脑在快速眼动睡眠期间仍然会产生强大的动作指令,只不过他们没有麻痹机制来克制。没有了束缚,这些命令会不受限制地转化成激烈的身体动作,母亲就会感觉到像是特技般的踢腿和轻微的挥拳。

胎儿在子宫中发育的这个阶段,大部分时间都是在睡眠中度过的。24 小时的周期中,包含了大约 6 个小时的非快速眼动睡眠、6 个小时的快速眼动睡眠,以及 12 个小时的中间睡眠状态(我们不能确定究竟是快速眼动睡眠还是非快速眼动睡眠,但肯定不是完全清醒的)。只有当胎儿进入妊娠期的末尾时,才会出现少许真正的清醒状态。然而,可能要比你想象中的少很多——他们在子宫里每天只有 2~3 个小时的时间是醒着的。

尽管在孕期最后的 3 个月中,胎儿的睡眠时间逐渐减少了,但矛盾的是,快速眼动睡眠时间出现了一种相当大的增长。在怀孕的最后两周,胎儿的快速眼动睡眠时间会增加到大约每天 9 个小时。在出生之前的最后一周,快速眼动睡眠达到了每天 12 小时的最高水平。由于强烈的睡眠需求,人类胎儿在进入这个世界以前对快速眼动睡眠的渴望会翻倍。他们的一生中再不会有其他的时刻——出生前、出生后不久、青少年时期、成年期、老年期——会经历如此巨大的快速眼动睡眠需求的改变,也不会再享受到如此充足的快速眼动睡眠了。

　　胎儿在快速眼动睡眠时会做梦吗？大概不是我们大多数人概念中的那种梦。但是我们知道，快速眼动睡眠对于促进大脑的成熟是至关重要的。一个人在子宫里的发育要经过有所不同但相互关联的阶段，这有点像盖房子，你无法在没有支撑墙的房子上盖上屋顶，也不能在没有地基的情况下把墙搭起来。大脑就像房子的屋顶一样，是发育过程中最后要建造的东西之一。就与屋顶一样，这个过程需要分成几个小阶段——比如，你开始添加屋顶瓦片之前，需要先有一个屋顶的框架。

　　在人类孕期发育的第二和第三阶段，即6~9个月左右，大脑及其组成部分细节的构造就进入了快速发展阶段——恰好是快速眼动睡眠量激增的时期。这并不是巧合。在生命之初的关键阶段，快速眼动睡眠就像一种电波肥料。快速眼动睡眠期间，一阵阵错综复杂的电活动会刺激大脑发育的神经通路，给每个通路提供一种连接末端，或者是一束健康的突触终端。想象一下吧，快速眼动睡眠就像一个互联网服务供应商，用大量的光纤电缆来填充大脑的新区域。快速眼动睡眠会利用这些安装好的线路来激活高速运作。

　　这一阶段的发育使大脑中充满大量的神经连接，被称为**突触发生**，因为涉及神经元之间的数百万条通信线路（或者说突触）的产生。这是大脑主体构造的第一阶段，此时发育有点过度，但这是经过特意设计的。婴儿一出生，在其大脑中就存在了大量冗余，它们为许多大脑回路构造的出现提供了可能。从互联网服务供应商的比喻来看，所有住户、所有社区、整个大脑的所有区域，在这个生命的第一阶段都被赐予了高度的连通性和带宽。

快速眼动睡眠承担了如此困难的神经构造任务 —— 建立会产生思想、记忆、感觉、决策和行动的神经高速公路和边路 —— 难怪它占据了整个早期生命发育阶段的很大一部分。事实上，对于所有其他哺乳动物来说都是这样[1]：快速眼动睡眠最多的时期，也是大脑最伟大的构造阶段。

令人担忧的是，如果你扰乱或削弱了正在发育中的婴儿大脑的快速眼动睡眠，就会产生不良后果。在20世纪90年代，研究人员开始研究新生的大鼠幼仔。阻断快速眼动睡眠后，它们的妊娠阶段尽管时间上没有延后，但进展也很缓慢。当然，这两者应该是一致的。如果剥夺了幼鼠的快速眼动睡眠，它们的神经屋顶 —— 大脑皮层 —— 的构造就会停止，大脑的工作会立刻被实验中的快速眼动睡眠阻断给冻结起来。日复一日，睡眠不足的大脑皮层那只完成一半的屋顶轮廓线，不会再有任何生长的变化。

同样的效果如今已经在许多其他哺乳动物身上得到证实，这表明这种效应在哺乳动物中很常见。当大鼠幼崽最终被允许进行快速眼动睡眠时，大脑屋顶的建造开始重新启动，但它没有加速，也没有完全恢复正常。一个没有睡眠的婴儿大脑将会是一个永远未完工的大脑。

---

[1]　在第4章中提到了一个例外，是新生的虎鲸。它们在出生后没有机会立即入睡，因为它们必须在母亲的保护下踏上危险的旅程，从几英里之外的繁殖地游回到鲸群中。然而，这只是一个假设。和其他哺乳动物一样，它们仍然可能在子宫内进行过大量的睡眠，甚至是在出生之前就进行快速眼动睡眠。只是我们尚不了解。

最近的研究发现，缺乏快速眼动睡眠与孤独症谱系障碍［ASD，即通常所说的自闭症，不要与注意缺陷多动障碍（ADHD）相混淆，我们将在本书的后面讨论这个问题］有关联。自闭症有几种不同形式，是一种出现于发育早期的神经疾病，通常在两到三岁左右被发现。自闭症的核心症状是缺乏社交互动，患者不能顺利地与他人交流或互动，或者通常不会这样做。

我们目前对于导致自闭症的原因了解得并不全面，但这种症状的核心似乎是在发育早期阶段大脑出现不适当的神经连接，特别是突触的形成和数量（即突触发生）出现异常。突触连接的不均衡在自闭症个体中很常见：大脑某些部位连接过度，而其他部位连接缺失。

认识到了这一点，科学家们开始探究自闭症患者的睡眠是否与常人不同。的确是这样。表现出或被诊断为自闭症的婴幼儿，睡眠模式和睡眠量都不正常。自闭症儿童的昼夜节律也比非自闭症儿童的昼夜节律要弱，在24小时内的褪黑激素分布只表现出较小的波动，而不是夜间浓度的大幅上升和白天浓度的迅速下降。[①] 从生物学角度来说，就好像是自闭症患者的白天没那么亮、黑夜没那么暗一样。因此，当应该出现稳定的清醒和睡眠时，指示信号要更弱。此外，自闭症儿童能够产生的睡眠总量少于非自闭症儿童，这或许也有关系。

---

① S·科恩（S. Cohen），R·康杜特（R. Conduit），S·W·洛克利（S. W. Lockley），S·M·拉贾拉特南（S. M. Rajaratnam），以及 K·M·科尼什（K. M. Cornish）：《孤独症谱系障碍（ASD）睡眠与行为的关系》，载《神经发育障碍杂志》，2011，6（1），44页。

然而，最值得注意的是快速眼动睡眠的严重不足。与不患有自闭症的儿童相比，自闭症儿童患者们所获得的快速眼动睡眠总量少了30%~50%。[1] 考虑到快速眼动睡眠在发育期间建立均衡的大量脑内突触连接的作用，如今，探索快速眼动睡眠缺乏是否是导致自闭症的一个因素，这一课题引发了研究者的浓厚兴趣。

然而，人类身上现有的证据只有关联性。仅仅因为自闭症和快速眼动睡眠的异常并行出现，并不意味着其中一个导致了另一个的出现。即使这种联系确实存在，它也不会指示出因果关系的方向：是缺乏快速眼动睡眠引起自闭症，还是自闭症引起快速眼动睡眠的缺乏？然而有意思的是，有选择地剥夺大鼠幼崽的快速眼动睡眠会导致脑内神经连接和突触发生出现异常模式。[2] 而且，在婴儿时期被剥夺快速眼动睡眠的大鼠在青春期和成年期会表现出社交上的退缩和孤立状态。[3] 不考虑因果关系问题，追踪睡眠的异常确实为自闭症的早期发现带来了新的诊断希望。

当然，满怀期待的准妈妈们完全不必担心科学家会扰乱她

[1] A·W·巴克利（A. W. Buckley），A·J·罗德里格斯（A. J. Rodriguez），A·詹尼森（A. Jennison）等：《自闭症儿童、发育迟缓儿童和正常发育儿童的快速眼动睡眠百分比的比较》，载《儿科学与青少年医学档案》，2010，164（11），1032-1037页。同样见于S·米尼亚诺（S. Miano），O·布鲁尼（O. Bruni），M·伊利亚（M. Elia），A·特罗瓦托（A. Trovato）等：《孤独症谱系障碍儿童的睡眠：一项调查问卷和多导睡眠图研究》，载《睡眠医学》，2007，9（1），64-70页。
[2] G·沃格尔（G. Vogel），M·哈格勒（M. Hagler）：《对出生大鼠施用伊普吲哚对其成年后行为的影响》，载《药物学，生物化学及行为学》，1996，55（1），157-161页。
[3] 同上。

们正在发育中的胎儿的快速眼动睡眠。但是，酒精可以造成同样的快速眼动睡眠的选择性清除。酒精是我们目前所知的快速眼动睡眠强有力的抑制剂之一。后面的章节将会讨论酒精阻碍快速眼动睡眠的原因，以及成人睡眠中断的后果。然而，此刻我们将关注酒精对胎儿和新生儿睡眠的影响。

母亲喝下的酒会轻易地穿过胎盘屏障，因此也会轻易进入正在发育的胎儿体内。认识到了这一点，科学家们首先对极端的情况——母亲在怀孕期间酗酒或大量饮酒——进行了测试。这些新生儿出生后不久，就由轻轻放置在头上的电极进行睡眠评估。重度饮酒的母亲所生的新生儿，与孕期不喝酒的母亲所生的同龄婴儿相比，快速眼动睡眠活跃状态的持续时间要少得多。

记录电极进一步显示了联系更加紧密的生理状况。如果母亲重度饮酒，新生儿的快速眼动睡眠的电波质量也会不同。你应该记得，第3章中提到快速眼动睡眠是由一种不规则——或者不同步——的脑电波来证实的，是一种活跃、健康的电活动形式。然而，与不摄入酒精的母亲所生婴儿相比，重度饮酒母亲的婴儿这种波动的电活动测量结果降低了200%，会产生一种沉闷得多的脑电波模式。[①] 如果你在想，流行病学研究是否会将怀孕期间的酒精摄入，与孩子患上包括自闭症在内的神

---

① V·哈夫利切克（V. Havlicek），R·奇尔迪亚伊娃（R. Childiaeva），V·切尔尼克（V. Chernick）：《母亲酗酒的婴儿睡眠状态脑电波频谱特征》，载《儿科神经学》，1977，8（4），360–373页。同样见于S·勒费（S. Loffe），R·奇尔迪亚伊娃（R. Childiaeva），V·切尔尼克（V. Chernick）：《孕妇酒精摄入对新生儿脑电图的长期影响》，载《小儿科》，1984，74（3），330–335页。

经精神疾病的可能性增加联系起来,那么答案是肯定的。[①]

　　幸运的是,现在大多数母亲在怀孕期间都不会喝过多的酒。但是,更常见的孕期偶尔喝一两杯红酒的准妈妈们是什么情况呢?我们使用非创伤性的心率追踪,结合超声测量身体、眼睛和呼吸的活动,已经可以判断胎儿在子宫内时非快速眼动睡眠和快速眼动睡眠的基本阶段。研究人员通过这些方法对刚刚出生几周的婴儿的睡眠进行了研究。他们的母亲会在连续的两天内接受评估。其中一天,母亲只喝不含酒精的饮料,而另一天喝下大约两杯红酒(饮用量是根据体重来控制的)。与无酒精情况相比,酒精显著减少了未出生婴儿的快速眼动睡眠时间。

　　酒精也降低了胎儿快速眼动睡眠的强度,这是以一个快速眼动睡眠周期中发生了多少次急速的眼球运动为标准测量确定的。此外,这些未出生的婴儿在快速眼动睡眠期间呼吸明显减少,呼吸频率从正常的自然睡眠时每小时381次下降到酒精饱和时的每小时4次。[②]

　　除了在怀孕期间戒酒,哺乳期间也值得一提。在西方国家,几乎一半的哺乳期妇女在母乳喂养的几个月中都会饮酒。酒精很容易进入母乳中。母乳中的酒精浓度与母亲血液中的浓

---

① A·奥尔内(A. Ornoy),L·魏因施泰因–富迪姆(L. Weinstein-Fudim),Z·埃加兹(Z. Ergaz):《孤独症谱系障碍(ASD)相关产前因素》,载《生殖毒理学》2015,(56),155–169页。

② E·J·马尔德(E. J. Mulder),L·P·莫尔斯因克(L. P. Morssink),T·范德席(T. van der Schee),G·H·维瑟(G. H. Visser):《母体摄入酒精对近足月胎儿行为状态构成的急性影响》,载《儿科研究》,1998,44(5),774–779页。

度非常接近，即如果母亲血液中的酒精浓度为0.08，那么母乳中的酒精浓度也会为大约0.08。[1] 最近，我们发现了母乳中的酒精对于婴儿的睡眠会产生怎样的影响。

新生儿进食后一般会直接进入快速眼动睡眠。许多妈妈已经了解了这样的现象：几乎当哺乳一停止，有时甚至在还没停止的时候，婴儿的眼睑就会闭上，眼睑下面的眼球就会开始快速地左右转动，证明她们的宝宝正在被快速眼动睡眠所滋养。一个曾经盛行的传言说，如果母亲在哺乳前喝一杯含酒精的饮料，婴儿会睡得更香——这个古老的传言中推荐的是啤酒。但对于啤酒爱好者来说，很不幸——这只是一个谣言。在一些研究中曾经用含有非酒精香料（例如香草味香精）或少量酒精（相当于母亲喝一两杯酒）的母乳来喂食婴儿。当婴儿喝下含酒精的母乳后，他们的睡眠会更加碎片化，清醒的时间更多，并且很快，随后的快速眼动睡眠会受到抑制，减少20%~30%。[2] 通常，一旦酒精从血液中清除，婴儿甚至会试图补回那些缺失的快速眼动睡眠，尽管这对他们尚未发育完全的系统来说并不容易。

从所有这些研究中得出的结论是，快速眼动睡眠在人类生

① 除了婴儿的睡眠，酒精还会抑制母乳的分泌反射，并导致母乳产生量暂时下降。

② J·A·曼奈尔（J. A. Mennella），P·L·加西亚－戈麦斯（P. L. Garcia-Gomez）：《急性接触母乳中的酒精后发生的睡眠障碍》，载《酒精》2001，25（3），153–158页。同样见于J·A·曼奈尔（J. A. Mennella），C·J·格里什（C. J. Gerrish）：《接触母乳中的酒精对婴儿睡眠的影响》，载《小儿科》，1998，101（5）E2。

命早期不是选择性的，而是必须的。快速眼动睡眠的每一个小时似乎都是有价值的，正如胎儿或新生儿绝望地试图在睡眠不足时重新补足快速眼动睡眠所证明的那样。[①] 遗憾的是，我们还没有完全了解由酒精或其他事物引起的胎儿或新生儿快速眼动睡眠中断的长期影响。我们只知道阻断或减少新生动物的快速眼动睡眠，会阻碍和改变其脑部发育，导致成年后社交异常。

童年的睡眠

也许婴幼儿与成人的睡眠之间最明显也最折磨人的（对于新手父母而言）差异就是睡眠阶段的数量。与在工业化国家的成年人中观察到的单相睡眠模式相比，婴幼儿显示出多相睡眠：白天和晚上会有许多短的睡眠片段，中间被许多次唤醒（经常是声音）所打断。

没有什么能比亚当·曼斯巴赫（Adam Mansbach）所作的题为《快点滚去睡》（*Go the F**k to Sleep*）的一本短小摇篮曲集更好、更幽默地刻画这一现象了。显然，这是一本成人的书。在创作的时候，曼斯巴赫刚刚做了父亲。就像许多新手父母一样，他被孩子不断醒来搞得疲惫不堪。这就是婴儿的多相

① 尽管与睡眠数量或质量没有直接关系，但与不摄入酒精的人相比，母亲与新生儿共同入睡（睡在床上或沙发）前摄入酒精，会导致婴儿猝死综合征（SIDS）的风险增加7~9倍。[P·S·布莱尔（P. S. Blair），P·赛德博特姆（P. Sidebotham），C·爱梵森–库姆（C. Evason-Coombe）等：《危险的睡眠环境与可改变的危险因素：英格兰西南部的SIDS的病例对照研究》，2009，BMJ 339：b3666。]

睡眠现象。他需要不停地查看自己的小女儿，一次又一次地帮助她入睡，一夜又一夜，这让他感到十分恼火。曼斯巴赫已经到了必须发泄出所有压抑的怒火的地步了。他挥毫写下的是许许多多在想象中会为女儿朗读的有趣韵律，其主题会立即引起许多新手父母的共鸣。"我会再给你读最后一本书，/如果你发誓你会滚去睡觉。"[我强烈推荐你去收听这本书的有声读物版本，由著名演员萨缪尔·L·杰克逊（Samuel L. Jackson）完美演绎。]

幸运的是，对于所有新手父母（包括曼斯巴赫）来说，孩子的年龄越大，他们的睡眠段落就会越少，睡得也就越久越安稳。① 这种变化的产生是由于昼夜节律。虽然产生睡眠的大脑区域在出生前已经塑造妥当，但控制昼夜节律的"主导者"24小时生物钟——视交叉上核——需要相当长的时间来发育完善。到了三四个月以后，新生儿才会出现适度的日常节律。慢慢地，视交叉上核开始根据重复的信号，如日光、温度变化和喂食（只要喂食非常规律）等，来建立更有规律的24小时节律。

到了发育满一年的里程碑时，婴儿的视交叉上核生物钟已经能够抓住昼夜节律的操纵绳了。这意味着孩子现在每天都有更多的清醒时间，中间穿插几次小睡，并且，谢天谢地，晚间

---

① 婴幼儿能够在夜间独立自主睡眠的能力，是许多新手父母关注的焦点——或许更确切地说，是他们执着的事。无数书籍唯一的重点，就是对婴幼儿最佳睡眠习惯的概述。本书并不是要提出关于这个话题的观点。然而，一个关键的建议是，在你的孩子开始困了的时候就安置他入睡，而不是等他已经睡着的时候再把他抱上床。这样做的话，婴幼儿就更有可能发展出在夜间自我安睡的能力，这样他们就可以醒来之后自己重新入睡，而不需要父母在场。

睡得更多了。曾经不分昼夜任意的睡眠和清醒已经一去不复返。到了4岁时,昼夜节律成了睡眠行为的总指挥,孩子会在夜间进行一段长时间睡眠,通常加一次白天的小睡来补充。在这个阶段,孩子已经从多相睡眠模式转变为双相睡眠模式。现代的单相睡眠模式也终于可以在童年即将结束时实现了。

然而,这种渐进稳定节律的建立之下,隐藏着非快速眼动睡眠和快速眼动睡眠之间更为激烈的权力斗争。虽然总的睡眠量从出生开始逐渐下降,并趋于更加稳定和巩固,但非快速眼动睡眠和快速眼动睡眠的时间比率并没有以同样稳定的态势下降。

一个6个月大的婴儿每天总共14小时的睡眠过程中,非快速眼动睡眠和快速眼动睡眠的占有比例为50∶50。然而,一个5岁的孩子,在每天总的11小时睡眠时间内,非快速眼动睡眠和快速眼动睡眠之间的比例是70∶30。换句话说,在幼儿时期,总睡眠时间减少了,快速眼动睡眠比例也在**减少**,而非快速眼动睡眠比例实际上**增加**了。快速眼动睡眠比例的降低和非快速眼动睡眠比例的升高会贯穿整个儿童时期的前期和中期。这种平衡最终会在青少年后期,以80∶20的非快速眼动睡眠与快速眼动睡眠的比例稳定下来,并在整个中年的前期和中期都保持不变。

睡眠与青春期

为什么我们在子宫内和生命早期要经历这么多快速眼动睡

眠，却又在儿童时期的后期和青春期前期转而让深度非快速眼动睡眠占据主导地位了呢？如果我们量化深度睡眠脑电波的强度，会看到相同的模式：生命第一年的快速眼动睡眠强度下降，但是深度非快速眼动睡眠强度在儿童时期的中期和后期呈指数上升，在青春期之前达到顶峰，然后开始减弱。在这段过渡期，深度睡眠有什么特别之处呢？

出生之前和出生之后不久，发育面临着为新生大脑建立和增加大量神经通路和相互连接的挑战。正如我们前面所说，快速眼动睡眠在这种增长过程中起着至关重要的作用，它会帮助大脑在不同区域之间形成神经连接，然后用适量的信息带宽来激活这些通路。

但是，由于第一轮的大脑连接特地超额建造了许多，所以必须进行第二轮重塑。这发生在儿童时期后期和青春期。在这里，构筑的目标不是扩大规模，而是提高效率和效力。在快速眼动睡眠的帮助下增加大脑连接的时期已经结束。现在，对连接进行修剪成了这些天中的日常指令，或者我应该说，是这些夜晚的日常指令。因此，非快速眼动睡眠这一"雕刻之手"介入了。

用我们之前互联网服务供应商的比喻来介绍更有帮助。首次建立网络时，新建社区中的每户都获得了相等的连接带宽，因此具有同样的潜在使用量。然而，从长远来看，这是一个效率低下的解决方案，因为随着时间的推移，这些家庭中的一部分将成为高带宽用户，而其他家庭将相对消耗很少。有些家庭甚至可能保持空置状态，从不使用任何带宽。为了可靠地估计需求模式属于哪种,互联网服务供应商需要时间来收集使用量的统计数据。经过一段时间后,供应商才能就如何改善原有的网络结构,针对降低低使用率用户的连通性、提高其他高带宽需求家庭的连接性等问题,做出明智的决定。这不是彻底的网络重建,大部分原始结构将保持原样。毕竟,互联网服务供应商之前已经这样做过很多次了,他们对于如何建立第一轮网络有着合理的估计。[①] 但是,如果要实现最大化的网络效率,就必须基于使用量改造和缩小规模。

人类的大脑在儿童期和青春期后期经历了与之相似的调整过程。由于大自然经过数千年的进化、数十亿次的尝试后,现在已经学会了建立相当准确的第一轮大脑连接,因此早期原始构造中的许多部分会留存下去。但它明智地在普遍的大脑雕琢中留出了一些东西,那就是个性化的细化。一个孩子在成长期间独特的经历会转化为一套个人使用情形的统计数据。利用自然界留出的机会,这些经验或统计数据会为最后一轮大脑细化提供定制的蓝图。[②] 通过大脑主人的个性化使用,一个(多少有点)一般的大脑会变得更加个性化。

为了帮助完善和缩减连通规模,大脑采用了深度非快速眼动睡眠的服务。在深度非快速眼动睡眠所发挥的众多功能中——我们将在下一章中讨论它的全部功能——突触的修剪功能在青春期尤为显著。睡眠研究的先驱欧文·范伯格(Irwin

---

① 这里比喻基因中保留着基本结构的遗传信息。——译者注
② 尽管在发育过程中神经网络连通程度降低,但是我们脑细胞的物理尺寸增加了,并且大脑和头部的物理尺寸也因此增长了。

Feinberg）通过一系列非同寻常的实验发现了一个令人着迷的过程，那就是青春期的大脑是如何进行这种缩减操作的。他的研究成果有助于证明你也可能持有的观点的合理性：相较于成人，青少年拥有一个理性程度较差的大脑，它更容易去冒险，决策技能也相对较差。

范伯格使用了布满整个头部的电极 —— 前后左右都有 —— 开始记录一大批 6~8 岁孩子的睡眠。每隔 6 到 12 个月，他会把这些孩子带回他的实验室，进行一次睡眠测量。实验持续了 10 年，积累了超过 3500 次完整的夜间评估：令人难以置信的 32 万个小时的睡眠记录！范伯格创建了一系列快照，描述了在孩子们从青春期到成年期的过渡期间，深度睡眠的强度如何随着大脑发育阶段的变化而变化。这相当于在自然界的神经科学延时摄影：对一棵树反复拍照，首先在春季它刚刚发芽时（婴儿期），接着是夏天长出茂盛的树叶时（童年后期），然后在秋天呈现成熟的颜色时（青春期早期），最后是冬季落叶时（青春期后期和成年早期）。

在儿童时期的中后期，由于大脑内最后的神经发育正在完成，范伯格观察到了适中的深度睡眠量，类似于晚春和初夏。在这之后，范伯格开始在他的电信号记录中观察到深度睡眠强度的急剧上升，这正是大脑连接的发育需求从不断增加转为脱落的时期，就像秋天的树。正如深秋即将变为寒冬，而且脱落即将完成，范伯格的记录显示出了深度非快速眼动睡眠的强度再次降低。童年的周期结束了，随着最后一片叶子的落下，这些青少年继续成长的神经通道得到了稳定。深度非快速眼动睡眠帮助他们完成了成年早期的转变。

范伯格提出，深度睡眠强度的上升和下降有助于引导这段走向成熟的旅程安全度过青春期的不稳定高峰，随后进入成年期。最近的发现支持了他的理论。随着深度非快速眼动睡眠在青春期对大脑进行最后的检修和完善，认知技能、推理和批判性思维能力开始提升，并且提升程度与非快速眼动睡眠的改变成正比。仔细观察这段关系发生的时间，你会发现更有趣的事情。深度非快速眼动睡眠的变化总是发生在脑内的认知和发育标志出现之前的几周或几个月，这意味着一个方向性的影响：**深度睡眠也许才是大脑成熟的驱动力，而不是反过来。**

范伯格发布了第二个开创性的发现。当他检查受试者头部每个不同电极位置上深度睡眠强度变化的时间轴时，情况并不相同。相反，成熟过程的波动模式总是从大脑后部，也就是起着视觉和空间感知作用的部位开始，并随着青春期的推移，逐渐稳步向前推进。最引人注目的是，成熟之旅的最后一站是额叶前端，这正是理性思考和关键决策发生的位置。因此，在青春期发育期间的任何一个时刻，大脑后部都更像成年人，而大脑前部更像孩子。[1]

他的发现解释了为什么理性在青少年中最后才会出现，因

---

[1] 既然说到所有这些关于去除青春期大脑中的突触的内容，我应该指出，青少年（和成人）大脑中的那些现有的回路中仍然在发生大量的增强工作，这是通过我们将在下一章讨论的不同的睡眠脑电波来进行的。一言以蔽之，即使是在整个后期发育过程中一般连通性降低的背景下，学习、保存和记忆新事物的能力仍然存在。尽管如此，在青少年时期，大脑比婴儿期或幼儿时期的可塑性仍然要弱——例如较小的儿童比起年长些的青少年更容易接受第二语言。

为它是接受睡眠成熟改造的最后一个大脑区域。当然，睡眠不是大脑成熟的唯一因素，但它似乎是一个为成熟的思维和推理能力铺平道路的重要因素。范伯格的研究让我想起了曾经在一家大型保险公司看到的一块广告牌："为什么大多数16岁的人开车好像缺了一块脑子？　因为他们确实缺了。"要用神经成熟来填补额叶内的这个大脑"缺口"，需要深度睡眠和发育时间来共同完成。当你的孩子们终于长到了二十几岁，汽车保险费用就会随之下降，你终于可以感谢睡眠为你带来的节省好处了。

范伯格描述的深度睡眠强度与大脑成熟度之间的关系，如今已经在世界各地许多不同的儿童和青少年人群中观察到了。但是，我们怎样才能确定深度睡眠真的为大脑提供了成熟所必需的神经修剪服务呢？或许睡眠和大脑成熟的变化大致在同一时间发生，但彼此独立进行呢？

答案在对青春期阶段的幼年大鼠和猫的研究中被找到了。科学家们剥夺了这两种动物的深度睡眠。在这个过程中，它们的大脑连接成熟改造终止了，这证明了深度非快速眼动睡眠推动大脑进入健康成年期的因果关系。[1]值得关注的是，对幼年大鼠施用咖啡因也会干扰深度非快速眼动睡眠，由此引发大脑成熟的多种标志及主动学习标志（形成社交活动、独自梳理毛发、探索环境）的延迟形成。[2]

---

[1]　M·G·弗兰克（M. G. Frank），N·P·伊萨（N. P. Issa），M·P·斯特里克（M. P. Stryker）：《睡眠增强了视觉皮质的可塑性》，载《神经元》，2001，30（1），275–287页。

[2]　N·奥利尼（N. Olini），S·库尔特（S. Kurth），R·胡贝尔（R. Huber）：《咖啡因对大鼠睡眠和成熟标志的影响》，载《公共科学图书馆·综合》，2013，8（9），e72539。

认识到深度非快速眼动睡眠对于青少年的重要性，对我们理解健康发育起到了重要作用，也为在异常发育情况下出现的问题提供了线索。许多主要的精神障碍，如精神分裂症、抑郁狂躁型忧郁症、重度抑郁症和多动症，如今被认为是发育异常的疾病，因为它们通常出现在儿童时期和青春期。

在本书中，我们会多次回到睡眠与精神疾病的问题上，但此时值得特别提到的是精神分裂症。几项研究通过每隔几个月的脑部扫描，追踪了数百名处于青春期的青少年的神经发育。其中有一部分人在青少年后期和成年早期发展出了精神分裂症。那些精神分裂症患者发育异常的大脑成熟模式与突触的修剪有关，特别是在控制理性逻辑思维的额叶区域——无法控制这些思维正是精神分裂症的主要症状。我们也在另外一些研究中观察到，在那些很容易患上精神分裂症的年轻人，以及青少年和青年精神分裂症患者中，深度非快速眼动睡眠只有正常人的1/3至1/2。[1] 此外，他们非快速眼动睡眠的脑电波显示出了形状或数量上的异常。由睡眠异常导致精神分裂症患者的大脑连接修剪故障，是如今精神疾病中最活跃且令人振奋的研究领域之一。[2]

随着青少年的大脑继续发育，他们在争取充足睡眠的斗争

---

[1] S·萨卡尔（S. Sarkar），M·Z·卡楚（M. Z. Katshu），S·H·尼扎米（S. H. Nizamie），S·K·普拉哈拉杰（S. K. Praharaj）：《慢波睡眠不足作为精神分裂症患者的特征标记》，载《精神分裂研究》，2010，124（1），127–133页。

[2] M·F·普罗菲特（M. F. Profitt），S·多维勒（S. Deurveilher），G·S·罗伯森（G. S. Robertson），B·鲁萨克（B. Rusak），K·森巴（K. Semba）：《精神分裂症稳定性小管唯一多肽（STOP）零小鼠模型的睡眠/苏醒模式中断》：载《精神分裂症通报》，2016，42（5），1207–1215页。

中还面临着另外两个有害的挑战。首先是他们昼夜节律的变化，其次是学校很早的上课时间。我将在后面的章节讨论后者的害处和危及生命的后果。然而，学校上课时间过早的复杂性与第一个问题——昼夜节律的转变密不可分。作为年幼的孩子，我们常常喜欢熬夜，这样我们就可以收看电视节目，或者与父母和哥哥姐姐们一起进行他们晚上的各种活动。但是如果这样做了，睡眠通常会战胜我们，我们可以轻易在沙发上、椅子上，或者有时在地板上睡着。我们会被仍然保持清醒的哥哥姐姐或父母抬到床上去，自己却处于睡梦中毫无察觉。原因不仅是孩子们比他们的哥哥姐姐或父母需要更多的睡眠，还有就是孩子的昼夜节律运行在更早的时间点上。因此，儿童会比成年父母更早入睡、更早醒来。然而，青少年与他们的弟弟妹妹的昼夜节律不同。在青春期，视交叉上核的时间设置会逐步向后移动：这种变化无关文化或地理差异，在所有青少年中都很常见。事实上，他们的时间设置后退幅度非常大，甚至会超过成年父母。

作为一个9岁的孩子，昼夜节律会让他在晚上9点钟左右睡着，这一部分是由于褪黑激素在这个时候上升的势头驱使。当同一个人年龄达到16岁的时候，他的昼夜节律的循环阶段已经发生了重大转变，褪黑激素的增长、黑夜和睡眠的指示，还有好几个小时才会到来。因此，16岁的孩子通常不习惯晚上9点睡觉，那时他们仍然处于**清醒**的高峰期。当父母疲倦的时候，也就是昼夜节律进入下降阶段，褪黑激素的释放下达睡眠指令——大概在10点或11点，他们的青少年孩子仍然很清醒。在十几岁的大脑的昼夜节律开始降低清醒度，并允许舒适安逸的睡眠开始之前，还必须经过几个小时。

当然，睡眠快结束时，这对所有相关者来说都会带来大量的焦虑和沮丧。父母希望他们的孩子在早上"正常"时候醒来。但是，青少年在父母睡下几个小时以后才能够入睡，早上"正常"时间的他们可能仍然处于昼夜节律下降的低谷。这时的青少年就像一只过早地从冬眠中被吵醒的动物一样，大脑仍然需要更多睡眠和更多时间来完成昼夜节律的周期，之后才能有效地运作而不会出现问题。

如果这对父母来说仍然无法理解，那么用下面这种不同的方式来表达或许能让你理解这种失调：要求你十几岁的儿子或女儿在晚上10点钟入睡，在昼夜节律方面，就如同是要求作为父母的你在晚上7点或8点睡觉。无论你发出多大声的命令、无论那个孩子多么想遵守你的指示、无论双方都有多大的意志去努力，一个青少年的昼夜节律是不可能被奇迹般地诱导改变的。此外，要求孩子在第二天早晨7点醒来，并且要带着智慧、理性和好心情，就相当于要求作为父母的你在凌晨4点或5点醒来，并且同样得带着智慧、理性和好心情。

可悲的是，无论是社会还是我们父母的态度，都不能很好地理解或接受青少年比成年人需要更多的睡眠，以及他们从生物学角度注定要在与父母不同的时间获得睡眠的事实。父母对此感到沮丧是可以理解的，因为他们认为孩子的睡眠模式反映出的是一种有意识的选择，而不是生物指令。然而，这的确是非意志的、没有商量余地的、强有力的生物指令。我们做父母的应当明智地认同这个事实，欣然接受它，鼓励并赞扬它，以免我们的孩子患上发育性大脑异常，或给他们带来精神疾病的风险。

青少年并不会总是这样。随着年龄的增长，他们的昼夜节律将逐渐回到正轨。并不是回到儿童时期的时间设置，而是回到稍早的时间设置：讽刺的是，这会导致同一批（此时的）长大成人的成年人对他们自己的儿子或女儿产生同样的挫折感和烦恼。到了那个阶段，那些父母早已经忘记了（或者已经选择忘记了），他们也曾经是比他们的父母还要晚睡的青少年。

你可能会奇怪，为什么青春期的大脑首先要调晚昼夜节律，熬夜、晚起，最终又在成年后恢复到稍早些的睡眠—清醒节奏。尽管我们仍在继续研究这个问题，但我提出了一个社会进化方面的解释。

青少年发育的核心目标，是从依赖父母向自我独立的转变，始终在学习如何处理与同龄群体的关系和交流的复杂性。或许，大自然帮助青少年脱离父母的一种方式，就是把自己的昼夜节律向后推，超过他们的成年父母。这种巧妙的生物学解决方案有选择性地将青少年的时间向后推移几个小时，使他们可以独立地进行活动——也可以与同龄伙伴集体活动。这并不是永久或完全地脱离父母的照顾，而是一种安全的尝试，即把即将成年的人从父母的眼皮底下短暂地分离开。当然这也有风险，但这种转变是非常必要的。学会独立的青少年展开翅膀，从父母的巢中第一次单独飞出去的时候，其实并不是白天，而是夜间，这要归功于向后移动的昼夜节律。

我们仍然在了解睡眠在发育中扮演的更多角色。然而，我们已经有了充分的理由，可以拿出来捍卫青少年的睡眠时间，而不是把他们的晚睡当成一种懒惰的标志。作为父母，我们往往过于在意睡眠从青少年身上带走了什么，而没有停下来思考它可以增加什么。咖啡因也成了问题。美国曾经有一个名为"不让一个孩子落后"的教育政策。我的同事玛丽·卡斯卡登（Mary Carskadon）博士根据科学证据，恰当地提出了一个新的政策："不让一个孩子需要咖啡因。"

中年和老年的睡眠

正在阅读的你也许非常清楚：年纪渐长的人睡眠问题更加严重。年长者常有一些健康问题，加上较常服用的某些药物的影响，通常会导致他们得不到像年轻人那样多的，或是有效的睡眠。

老年人只**需要**较少的睡眠，这就是一个谣传。老年人似乎需要和中年人一样多的睡眠，只不过不能产生那么多（所需的）睡眠。一些大规模的调查确认了这一点，而且表明尽管睡眠较少，老年人仍然**有需要**，并且确实在**试图**获得与年轻人一样多的睡眠。

还有更多的科学发现支持这个事实：老年人像年轻人一样，仍然需要整夜的睡眠。我会简短地说明这个问题。而在说明之前，让我先解释一下随着年龄增长而发生的睡眠核心问题，以及为什么这些发现有助于证明"老年人不需要那么多睡眠"这种论点是错误的。这三个问题分别是：（1）睡眠量与睡眠质量下降；（2）睡眠效率下降；（3）睡眠时机出了差错。

深度非快速眼动睡眠在二十出头的壮年期的稳定并不会持续很久。很快——比你想象或希望得要快——就会发生很强的睡眠衰退，其中深度睡眠尤其受影响。快速眼动睡眠在整个中年时期都保持高度稳定，与之相比，深度非快速眼动睡眠的下降在二十几岁末尾和三十出头就会出现。

当你进入人生中的第四个十年时，深度非快速眼动睡眠的电波数量和质量会明显降低。你的深度睡眠时间会更少，那些深度非快速眼动睡眠脑电波幅度会变得更小、更弱，数量也更少了。进入四十多岁的后期，和青少年时期相比，老化将会剥夺你60%~70%的深度睡眠。到了七十岁的时候，你将会失去年轻时80%~90%的深度睡眠。

当然，在我们晚上睡觉，甚至早上醒来的时候，大多数人都不能很好地感受到自己睡眠电波的质量。这常常意味着，许多老年人在晚年还没有完全意识到他们的深度睡眠量和质量已经下降了。这一点很重要：意味着老年人无法将他们健康状况的恶化与睡眠的恶化联系起来，即使科学家们了解这两者的因果关系已有数十年了。因此，老年人常在看全科医生时抱怨他们的健康问题并寻求治疗，却很少为他们同样棘手的睡眠问题寻求帮助。因此，除了老年人复杂的健康问题以外，全科医生几乎不会去额外解决棘手的睡眠问题。

需要说明的是，并不是所有与衰老有关的健康问题都是由睡眠不好造成的。但是，与我们自己和许多医生真正认识到或认真对待的问题相比，很多与年龄相关的身心健康疾病都与睡眠障碍有关。我再次强调，担心睡眠状况的老年人不要寻求安眠药处方。相反，我建议您首先寻求一些经过睡眠医学委员会认证的医生所提供的有效的、经过科学证明的非药物干预措施。

随着年龄的增长，睡眠改变的第二个标志，同样也是老年人更清楚的一个特征，就是**碎片化**。我们的年纪越大，夜里醒得就越频繁。许多原因可以导致这种现象，包括药物和疾病的影响，但其中最主要的是膀胱衰弱，因此老年人夜间会更频繁地去卫生间。傍晚和夜间减少液体摄入量可以起到帮助作用，但这并不是万能的。

由于睡眠很分散，老年人的睡眠效率会下降。睡眠效率指的是，你的睡眠时间占躺在床上时间的百分比。如果你在床上待了8个小时，睡了8个小时，睡眠效率就会达到100%。如果你在8小时中只睡了4个小时，你的睡眠效率就是50%。

健康的青少年的睡眠效率约为95%。作为参考值，大多数睡眠医生认为的良好睡眠质量是睡眠效率达到90%以上。到了八十多岁，睡眠效率常常会下降到低于70%或80%；70%或80%听起来似乎还算合理，但当你意识到，这意味着在8小时的睡眠时间内将有1~1.5小时的清醒时间时，你可能就不这么想了。

多项评估了数以万计的老年人的研究说明，睡眠效率低下并不是小事。即使控制了身体质量指数（BMI）①、性别、种族、

---

① 用体重（单位：kg）除以身高（单位：m）的平方得出的数值，是目前国际上常用的衡量人体胖瘦程度及健康与否的一个标准。——译者注

吸烟史、运动频率和药物等因素，老年人睡眠效率评分越低，他们的死亡风险依然越高，身体健康也越差，越有可能患上抑郁症，对自身的活力感受也越少，认知功能越低（以健忘为代表）。[1] 任何个体，无论年龄多大，如果睡眠被长期打乱，都会表现出身体疾病、心理健康不稳定、警觉性降低，以及记忆力受损等症状。老年人的问题在于，家人会观察到这些白天的症状，然后立即得出痴呆症的判断，却忽略了睡眠不好的可能性。并非所有有睡眠问题的老年人都有痴呆症。我将在第7章中用证据来清楚地解释，睡眠中断是怎样成为，以及为什么成为中老年生活中引发痴呆症的一个因素。

老年人睡眠分散的一个更直接但同样危险的后果也值得简要讨论一下：夜里去卫生间带来的跌倒风险及其造成的骨折。我们在夜间醒来的时候往往还昏昏欲睡。再加上身处黑暗中的朦朦胧胧感知。而且，躺在床上意味着当你站起来并开始走动时，血液会受重力的作用从头部向腿部流。结果，你的脚会感到轻微不稳。后一种情况在血压控制本身就很差的老年人中尤其多见。所有这些问题都意味着，年纪较大的人在夜间去洗手间时，绊倒、跌倒和骨折的风险会很高。摔伤和骨折都会显

————————

[1] D·J·弗利（D. J. Foley），A·A·蒙言（A. A. Monjan），S·L·布朗（S. L. Brown），E·M·西蒙西克（E. M. Simonsick）等：《老年人对于睡眠的抱怨：三个社区的流行病学研究》，载《睡眠》，1995，18（6），425–432页。同样见于D·J·弗利（D. J. Foley），A·A·蒙言（A. A. Monjan），E·M·西蒙西克（E. M. Simonsick），R·B·华莱士（R. B. Wallace），D·G·布莱泽（D. G. Blazer）：《老年人失眠的发生与缓解：对6800人进行的三年流行病学研究》，载《睡眠》，1999，22（增刊2），S366–372页。

著提高患病率，并可能加速老年人的死亡。我在脚注中提供了一份老年人夜间睡眠的安全小贴士①。

老年的第三个睡眠变化是**昼夜节律的改变**。老年人通常与青少年形成鲜明对比，在睡眠时间方面会推前，导致睡得越来越早。其原因是随着年龄的增长，褪黑激素在傍晚会更早释放并达到高峰，从而发出较早的睡眠开始时间指示。退休人士社区的餐厅早就了解了这种年龄导致的就寝时间倾向转变，这从（供应）"早鸟特惠晚餐"就能看出。

随着年龄的增长，昼夜节律的改变看似无关紧要，却可能是引起老年人无数睡眠（和清醒）问题的原因。老年人往往想在晚上保持清醒，以便去剧院、看电影、社交、阅读，或看电视。但是当他们进行这些活动时，常会发现自己在沙发上、电影院的座位上、躺椅上醒来 —— 自己已经在傍晚时分不经意地睡着了。由于褪黑激素更早释放，昼夜节律提前，他们别无选择。

但是这些看似无害的瞌睡却有一个破坏性的后果。晚上过早的瞌睡会消除宝贵的睡眠压力，彻底清除一直在稳定累积的腺苷的睡眠压力。几个小时后，当老年人上床睡觉时，他们的睡眠压力可能不足以让他们快速入睡或保持睡眠状态。接着，他们就会得出一个错误的结论："我有失眠症。"但是，大多数老年人都没有意识到，傍晚的时候打瞌睡被归为小睡，它才

---

① 老年人安全睡眠小贴士：（1）有方便开关的床头照明灯；（2）在卫生间和走廊上使用较昏暗或运动感应的夜灯照亮路径；（3）清除通往卫生间路上的障碍物和地毯，以防绊倒；（4）在床边准备一部可以快速拨通紧急号码的电话。

应该是睡眠困难的根源，这种情况并不是真正的失眠。

随之而来的问题发生在第二天早上。除了前一晚入睡困难，已经欠了睡眠不足的债，许多老年人的昼夜节律——从第2章中可以了解到它与睡眠压力系统相互独立——也会在大约清晨4~5点的时候开始上升，开始典型的提前的老年时间表。因此，当昼夜节律的鼓点声越来越大时，老年人也就更容易在清晨醒来，相应地，继续入睡的希望也就随之破灭了。

更糟的是，随着我们年龄的增长，昼夜节律的强度和夜间释放的褪黑激素的量也减少了。把所有这些因素加起来，就形成了一个自动延续的循环：许多老年人都在为消除睡眠债而斗争，晚上试图熬得更晚，却不经意间打起瞌睡，于是发现夜间很难入睡或保持睡眠，却又由于昼夜节律的提前只能比希望的更早醒来。

有一些方法可以帮助老年人把昼夜节律向后推迟一些，并提高其强度。不过，我再一次遗憾地表示，这并不是一个整体或完美的解决方案。后面的章节将叙述人造光（夜晚明亮的光线）对24小时昼夜节律的破坏性影响。夜晚的光线抑制了褪黑激素的正常升高，将成年人的平均睡眠时间推向了凌晨，从而在合理的时间内阻碍了睡眠。但是，如果时间计算准确，这种睡眠延迟效应却可以在老年人中得到很好的应用。早上早早起床后，许多老年人在上午都很活跃，因此他们可以在上午获得很多强光照射。这样不是最理想的，因为它加强了体内24小时生物钟的早上升、早下降周期。相反，如果老年人想把入睡时间调得晚一点，应该在下午晚些时候接受强光照射。

然而，我并不是建议老年人在早上停止锻炼。锻炼可以帮助巩固良好的睡眠，特别是在老年人中。相反，我建议老年人进行两项改变。首先，在户外晨练时戴上太阳镜。这将减少上午的光线被传送到视交叉上核生物钟所产生的影响（这种影响会将生物钟向前拨）。其次，在下午晚些时候到户外进行阳光照射，但是这次不戴太阳镜。记得做好防晒措施，比如戴帽子，但是要把太阳镜留在家里。下午晚些时候的大量日光将有助于延迟褪黑激素在晚间的释放，帮助将睡眠时间推迟得更晚。

老年人也可能想要咨询医生的意见，在傍晚服用褪黑激素。对年轻人或中年人来说，褪黑激素在除时差以外的情况下并没有被证明能有效帮助睡眠，而与之不同的是，褪黑激素处方已被证明有助于增强老年人的昼夜节律和与之相关的褪黑激素节律，减少入睡所花费的时间，改善使用者感受到的睡眠质量，以及提升早上的清醒度等。[①]

随着年龄的增长，昼夜节律的变化及更频繁地出入卫生间的现象，有助于解释老年人三个关键睡眠问题中的两个：早睡早起和睡眠分散。然而，它们并没有解释睡眠随着年龄增长而出现的第一个关键变化：深度睡眠数量和质量的下降。尽管科学家们了解老化所致的深度睡眠缺失危害已经有数十年的时间了，但其原因仍然难以捉摸：衰老的过程到底是如何彻底地从

---

① A·G·韦德（A. G. Wade），I·福特（I. Ford），G·克劳福德（G. Crawford）等：《延迟释放褪黑素在55~80岁失眠患者中的疗效：睡眠质量和次日警觉性的结果》，载《现代医学研究与观点》，2007，23（10），2597–2605页。

大脑手中夺走了睡眠这个至关重要的状态？除了科学上的好奇心，深度睡眠对学习和记忆的重要性对于老年人来说也是一个紧迫的临床问题，更不用说对身体健康的分支（从心血管、呼吸系统，到新陈代谢、能量平衡，以及免疫功能等）的影响性。

我和由一群年轻研究人员组成的天才团队一同工作，在几年前就开始尝试回答这个问题。我想知道，这种睡眠衰退的原因是否可以在随着年龄增长而发生的大脑结构性退化的复杂模式中发现。你可以回想第3章中，深度非快速眼动睡眠的强大脑电波产生于大脑额叶中央区域，就在鼻梁上方几英寸处。我们已经知道，随着个体年龄的增长，大脑并不会均匀同步地退化。相反，大脑的某些部分比其他部分开始丢失神经元的时间要早得多，这个过程称为萎缩。在进行了数百次脑部扫描并收集了将近一千个小时的睡眠记录之后，我们发现了明确的答案，它可以展开为三个方面叙述。

首先，非常不幸，衰老程度最严重的大脑区域正是产生深度睡眠的区域——位于鼻梁上方的额叶中央区域。当我们在突出显示了年轻人深度睡眠区域的脑图上覆盖老年人的脑退化热点图时，二者几乎完美地重合了。其次，不出所料，与年轻人相比，老年人的深度睡眠减少了70%。最后，也是最关键的，我们发现这些变化并不是独立的，而是彼此相联系的：一个老年人的这个特定的大脑额叶中央区域退化得越严重，深度非快速眼动睡眠就会减少得越厉害。遗憾的是，这正证实了我的理论：我们大脑中产生夜间的健康深度睡眠的区域，就是随着年龄的增长退化或萎缩得最早、最严重的区域。

在为这些调查做准备的几年中，我的研究团队和世界各地的其他几个团队证明了深度睡眠对于年轻人巩固新记忆和保存新信息有多么重要。了解到这一点后，我们在实验中加入了一个转折。在睡前几个小时，让所有人都学习了一些新的信息（与文字相关），然后立即进行记忆测试，看看他们记住了多少信息。经过睡眠记录之后的第二天早上，我们再次对他们进行了测试。如此，我们就可以确定在整个睡眠过程中每一个人分别保存了多少记忆。

老年人在第二天早上比年轻人忘记了更多的信息——几乎相差了50%。此外，那些深度睡眠减少得最多的老年人表现出了最为严重的过夜遗忘。因此，老年人的记忆力差和睡眠不好不是巧合，而是相互关联的。这些发现帮助我们揭示了老年人常见的健忘问题，如难以记住人名或忘记医院预约。

值得注意的是，老年人大脑退化的程度可以解释他们为什么无法产生深度睡眠这一问题的60%。这是一个有益的发现。但是从这个发现中带出的一个更重要的课题是，老年人深度睡眠缺失问题的另外40%原因仍然没有得到解释。这正是我们现在正在努力寻找的。最近，我们确定了一个因素——一种在大脑中积累的黏稠的毒性蛋白质，称为 β - 淀粉样蛋白，这是导致阿尔茨海默病的一个关键因素：这一发现将在接下来的几章中继续讨论。

更普遍的是，这些研究以及类似的研究已经证实，睡眠差是导致老年人认知和健康问题的最受忽视的因素，这些问题包括糖尿病、抑郁症、慢性疼痛、中风、心血管疾病和阿尔茨海默病等。

因此，我们迫切需要开发新的方法来恢复老年人深层、稳定的睡眠质量。我们一直在开发的一个含有脑刺激方法在内的很有希望的例子，包括在夜间通过脉冲进入大脑的受控电刺激。我们的目标是让其与老年人衰弱的脑电波合拍（进行刺激），提高深度睡眠脑电波的质量，挽回睡眠促进健康和记忆的能力。

我们的早期成果看起来比较有前景，但有太多的工作要做。通过复制研究结果，我们可以进一步破解那个长久不变的传言：老年人需要更少的睡眠。对一些科学家来说，这个传言源于某些观察——八十岁的人比起五十岁的人只需要更少的睡眠。他们的论点如下：首先，如果你剥夺了老年人的睡眠时间，他们并不会像年轻人那样，在基本的反应时间任务上出现明显的表现障碍，因此，老年人需要的睡眠一定比年轻人少；其次，老年人产生的睡眠比年轻人少，所以根据推论，老年人只需要较少睡眠；最后，与年轻人相比，老年人在被剥夺睡眠一夜之后不会表现出很强烈的睡眠反弹，由此可得，如果老年人的恢复性反弹较少，那么老年人对睡眠的需求就比较少。

但是，其他解释也有可能。首先，在老年人中，用反应时间作为衡量睡眠需求的标准很冒险，因为老年人的反应时间本来就已经衰退了。说句不好听的，老年人已经没有什么进一步衰退的空间了，这有时被称为"地板效应"，它使得估测睡眠剥夺对实际反应的影响更加困难。

其次，仅仅因为年龄大的人睡眠不足或睡眠剥夺后没有获得尽可能多的恢复睡眠，并不一定意味着他们对睡眠的**需求**较少，而可能只是表明他们不能从生理上**产生**他们仍然需要的睡眠。以骨密度为例，与年轻人相比，老年人的骨密度较低。我们并不能因为年纪较大的人骨密度低，就认为他们只需要很小的骨密度。我们也不会仅仅因为老年人在骨折后不能像年轻人一样迅速恢复骨密度并愈合，就相信他们的骨骼更脆弱。相反，我们认识到，他们的骨头也会像产生睡眠的大脑中枢一样，随着年龄的增长而退化，我们承认这种退化源于众多的健康问题。因此，我们提供膳食补充剂、物理治疗和药物来弥补骨缺损。我相信我们应该以同样的尊重和同情心来认识和治疗老年人的睡眠障碍，因为他们确实需要和其他成年人一样多的睡眠。

最后，我们的脑刺激研究初步结果表明，老年人实际上可能需要比自己能够自然产生的更多的睡眠，因为即使是通过人为手段，他们也从睡眠质量的改善中受益了。如果年龄大的人不需要更多的深度睡眠，那么他们的睡眠量就应该已经饱和了，而不会从更多的睡眠（这里是人为干预的）中获益。然而，他们的睡眠改善后（或者准确地说是恢复正常了），他们还是得到了好处。也就是说，老年人，特别是那些患有不同形式的痴呆症的人，似乎睡眠需求没有得到满足，因而需要新的治疗方案：我们会很快回到这个话题上。

第二部分

你为什么需要
睡眠？

你的母亲和莎士比亚都知道

睡眠对大脑的益处

神奇的突破！

　　科学家们发现了一种让你更长寿的革命性的新疗法。它可以增强你的记忆力，让你充满创造力。它使你看起来更有吸引力，变得更苗条，降低对食物的渴望。它能保护你免受癌症和痴呆症的侵害。它可以预防感冒和流感。它会降低心脏病发作和中风的风险，更不用说糖尿病了。你甚至可以感到更快乐，不再忧郁，也不再焦虑。你有兴趣吗？

　　虽然听起来很夸张，但是这个虚构的广告没有任何失实之处。如果它是一种新药，很多人会不相信，而那些相信的人会愿意花一大笔钱去买哪怕是最小的剂量。如果临床试验支持这些说法，那么发明这种药物的制药公司的股价将会大幅上涨。

当然，这个广告并不是在描述什么神奇的新药或万灵药，而是在说整晚完整睡眠的明确好处。迄今为止，已经有超过17000份详细的科学报告记载了支持这些说法的证据。至于处方成本，好吧，一点儿都没有。它是免费的。然而太多时候，我们避开了夜晚接受这种纯天然疗法的邀请——这带来了可怕的后果。

由于公共教育的缺乏，我们大多数人都不知道睡眠是怎样神奇的灵丹妙药。以下3章旨在帮助纠正我们缺乏公共卫生信息而导致的无知。我们会了解到，睡眠**是**全球人们的健康保障：无论身体疾病还是精神疾病，睡眠总是会给出相应的处方。我希望在读完这些章节之后，即使最不愿意睡觉的人也会被动摇，并顺从地做出改变。

我在前面描述过睡眠的组成阶段。在这里，我将展示每个阶段相应的优点。具有讽刺意味的是，大多数关于睡眠的21世纪"新"发现，在1611年就已经在《麦克白斯》的第二幕第二景中都被欣然总结过了，在这里莎士比亚预言睡眠是"人生筵席上主要的滋补品"。① 你的母亲也许也用没那么浮夸的语言提出过类似的建议，颂扬睡眠帮助你学习和记忆、带来困难问题的解决方法、预防疾病和感染的好处。看来，科学只不过是

---

① "那织光一堆乱丝似的愁绪的睡眠，
　　它也是每天生命之告终，劳苦后得到沐浴，
　　伤痛的心神的镇痛膏，伟大的造化最丰盛的菜肴，
　　人生筵席上主要的滋补品……"（译文出自上海译文出版社孙大雨译本）
　　［英］威廉·莎士比亚（William Shakespeare），《麦克白斯》，第1版，福尔杰莎士比亚图书馆，纽约：西蒙与舒斯特出版公司，2003。

提出证据，证明了你的母亲，显然还有莎士比亚，都了解的睡眠的奇迹。

睡眠对于大脑

睡眠不是完全不清醒。其实远远不止于此。前面介绍过，我们的夜间睡眠是一系列精致复杂、代谢活跃、精密安排的独特阶段。

大脑的许多功能都是依赖睡眠来恢复的，并且不是单靠其中一种形式的睡眠就能完成。睡眠的每个阶段——浅度非快速眼动睡眠、深度非快速眼动睡眠和快速眼动睡眠——在夜间不同的时间为大脑提供不同的益处。因此，没有某种形式的睡眠比另一种更重要的说法。失去其中的任何一种睡眠，都会导致脑损伤。

在睡眠赋予大脑的众多优势中，记忆力尤其突出，并且特别容易理解。睡眠已经一次又一次地证明了自己是记忆的帮手：在学习之前让你的大脑做好准备开始创造新的记忆，并在学习之后巩固这些记忆，防止遗忘。

学习之前的一夜睡眠

学习**之前**的睡眠，可以刷新我们初步形成新记忆的能力。这每天晚上都会发生。当我们清醒时，大脑（有意或无意地）不断获取并吸收新的信息。这些传递记忆的机会会被大脑的特定部分捕捉到。对于以事实为基础的信息——或者我们大多数人认为的教科书式的学习，比如记住某个人的姓名、一个新的电话号码、把车停在了哪里——大脑中一个叫作"海马体"的区域会帮助理解这些传递的体验，并将它们的细节捆绑在一起。海马体是深藏在两侧大脑中的一个长长的手指形结构[1]，它提供了一个短期的存储库，或者叫临时信息库，用于积累新的记忆。不幸的是，海马体的存储容量有限，就像相机的胶卷，或者使用更现代化的类比，USB记忆棒一样。如果超过了它的容量，你就会有不能添加更多信息的风险，或者同样糟糕的是，用一个记忆覆盖另一个记忆，这就是被称为"干扰遗忘"的事故。

那么，大脑如何处理这种记忆能力的难题呢？几年前，我的研究小组想知道睡眠是否通过文件传输机制来帮助解决这个存储问题。我们研究了睡眠是否将最近获得的记忆转移到了大脑中一个更加永久的长期存储位置，从而释放了我们的短期记忆库，使我们醒来后恢复学习新事物的能力。

我们开始用白天的小睡来测试这个理论。我们招募了一批健康的年轻人，随机分为小睡组和不睡组。中午时分，所有的参与者都经历了一个严峻的学习阶段（记住一百张脸与名字配对），意在对他们的短期记忆储存位置海马体施加负担。正如预期的那样，这两个小组的表现水平相当。不久之后，小睡组在睡眠实验室里睡了90分钟，这期间我们在他们的头上放置

---

[1] 海马体有两个分支，分别深入左右脑的中心部分。——译者注

了电极对睡眠进行监测。不睡组在实验室中保持清醒状态，进行浏览网页或玩棋盘游戏等一些比较枯燥的活动。当天晚些时候，所有的参与者都在下午6点进行了另一轮高强度学习，试图在他们的短期存储库中再塞入一组新的信息（另外一百张脸与姓名的配对）。我们的问题很简单：人脑的学习能力是否会随着白天清醒时间的延续而逐渐下降呢？如果是这样的话，这种记忆体饱和效应会被睡眠逆转，从而恢复学习能力吗？

那些一整天都保持清醒的人，即使注意力集中的能力保持稳定（通过单独的注意力和反应时间测试来确定），他们的学习情况也会变得越来越糟糕。相比之下，那些小睡过的人显然成绩更好，而且他们记忆信息的能力也有所提高。在下午6点时，两个小组之间的差异并不小——那些睡觉的人成绩领先了20%。

在观察到睡眠恢复了大脑的学习能力、为新的记忆腾出空间之后，我们开始寻找睡眠实现了有益恢复的确切原因。小睡组的脑电波分析给我们带来了答案。记忆的恢复与较轻的非快速眼动睡眠阶段2相关，特别是在第3章中提到的称为睡眠纺锤波的短暂、强大的电活动激增。小睡期间获得的睡眠纺锤波越多，醒来时学习能力就恢复得越强。重要的是，睡眠纺锤波并不能预测某人的学习天赋。如果天生的学习能力只是简单地和睡眠纺锤波相辅相成，这样的结果可能就没那么有意思了。恰恰相反，纺锤波所预测的实际上是睡眠前后学习的**变化**，也就是学习能力的**补充**。

也许更不寻常的是，当我们分析睡眠纺锤波的激增时，我们观察到了一个规律得惊人的电脉冲循环，它遍及整个大脑，每隔100~200毫秒重复一次。脉冲不停地在海马体的短期、有限的存储空间和大脑皮层长期、更大的存储位置（类似于大容量内存硬盘①）之间来回移动。此时，我们才开始了解到一个睡眠的电信号交易正在暗中进行：将基于事实的记忆从临时存储仓库（海马体）转移到长期安全的保险库（皮层）。这个过程中，睡眠欣然清理了海马体，为这个短期信息库腾出了大量的空余空间。参与者醒来时，海马体内就有了经过更新的空间来吸收新的信息，昨天记住的经历则移动到了更长久的安全场所。新信息的学习可以在第二天重新开始。

我们和其他研究小组已经用整夜的睡眠重复了这项研究，并得到了同样的发现：一个人在晚上的睡眠纺锤波越多，第二天早上的学习能力就恢复得越多。

我们最近在这个话题上的工作已经回到了衰老的问题上。我们发现老年人（60~80岁）不能像年轻健康的成年人一样，产生那么多的睡眠纺锤波，他们要减少40%。据此我们得出了一个预测：老年人在某一晚产生的睡眠纺锤波越少，第二天他们能够塞进海马体中的新事物也就越少，因为他们没有得到那么多短期记忆容量的恢复。我们进行了这项研究，而这正是我们所发现的结果：老年人大脑在晚间产生的纺锤波数量越少，

---

① 缺乏想象力的读者请不要认为我用这个比喻就表明我相信人类的大脑，甚至是它学习和记忆的功能，会像电脑一样运作。二者确实存在抽象的相似之处，但也有很多明显的区别，有大有小。不能说大脑相当于一台电脑，反之亦然。只不过是某些概念上的相似之处提供了一个有用的类比，用来理解睡眠的生物过程是如何运转的。

第二天的学习能力就越低，也就更难以记住我们提供的信息清单。这种睡眠和学习的联系成了医学应当更重视老年人的睡眠问题的又一个原因，进一步迫使像我这样的研究人员寻找新的非药物学方法来改善全球老龄人口的睡眠。

　　具有更广泛的社会意义的是，非快速眼动睡眠纺锤波尤其在清晨时分特别集中，夹在较长时间的快速眼动睡眠之间。如果只睡 6 个小时或更少，你就会缩减通常由睡眠纺锤波为大脑带来的学习能力恢复的福利。我会在后面的章节中，回到这些发现在教育方面产生的衍生影响，解答学校较早的开学时间恰好妨碍了产生丰富睡眠纺锤波的睡眠阶段，这对于孩子们幼小心灵的教育是否适宜的问题。

学习之后的一夜睡眠

　　睡眠对于记忆的第二个好处是在学习**之后**，它可以有效地点击这些新创建的文件上的"保存"按钮。睡眠通过这样做来保护新获得的信息，以免遗忘，这是一道被称为巩固的工序。很久以前，人们就认识到了睡眠可以调动记忆巩固的过程，这可能是最早被提出的睡眠功能之一。人类有文字记载的第一个这样的主张，是由古罗马的雄辩家昆体良（Quintilian）提出的，他说：

　　　　仅仅一夜的间隔会大大增强记忆的力量，这是一个奇怪的事实，其中原因并不明确……不管是什么原因，当场无法记起的东西，第二天就很容易整合起来，时间本身一般是健忘的原因之一，实际上却增强了记忆力。[1]

直到1924年，两名德国研究人员约翰·詹金斯（John Jenkins）和卡尔·达伦巴赫（Karl Dallenbach）让睡眠与清醒相互比赛，看看谁对记忆存储的益处更大——经典的可口可乐与百事可乐竞争的记忆研究人员版本。他们的实验参与者首先学习了一系列的口头上的信息。此后，研究人员追踪了参与者们在八小时的时间间隔内忘记这些信息的速度有多快，其中一部分人始终保持清醒，另一部分人则是睡了一夜。结果是，睡着的时间帮助巩固了新学来的大量信息，防止它们消失。相比之下，清醒时间对于刚刚获得的记忆来说是非常危险的，它造成了遗忘的加速轨迹。[2]

詹金斯和达伦巴赫的实验结果如今已经被重复了一遍又一遍，与相同的清醒时间相比，睡眠提供的记忆保存效率要高出20%到40%。当你考虑到在例如学习或考试中的潜在优势，或者在进化上记住与生存相关的信息，比如食物和水的来源以及配偶和掠食者的位置时，这并不是一个无足轻重的小概念。

直到20世纪50年代，随着非快速眼动睡眠和快速眼动睡眠的发现，我们开始更多地了解睡眠是**如何**帮助巩固记忆，而

---

[1] 尼古拉斯·哈蒙德（Nicholas Hammond）：《零碎的声音：在皇家港口的记忆和教育》，德国图宾根：Narr Dr. Gunter出版社，2004。

[2] J·G·詹金斯（J. G. Jenkins），K·M·达伦巴哈（K. M. Dallenbach）：《睡眠与清醒时的遗忘》，载《美国心理学期刊》，1924，35，605–612页。

不是简单地说**是否**有助于巩固新的记忆。最初的努力方向主要集中在破译哪个（或哪些）睡眠阶段使我们白天装进大脑中的信息成为记忆，无论是课堂上的知识、住院医生实习期培训项目中的医学知识，还是研讨会上的商业计划。

你可以回忆一下第3章中提到的，我们会在夜间早些时候获得大部分的深度非快速眼动睡眠，并在深夜时获得大部分的快速眼动睡眠（以及浅度的非快速眼动睡眠）。研究人员了解了这一系列事实后，允许参与者只在前半夜或后半夜才睡觉。这样，两个实验组都获得了相同的睡眠总量（虽然很短），但是前一组的睡眠中富含深度非快速眼动睡眠，而后一组以快速眼动睡眠为主。这是为两种睡眠之间的混战而设定的。问题是：哪一个睡眠阶段会带来更大的记忆存储的好处呢？是深度非快速眼动睡眠阶段，还是充斥着大量快速眼动睡眠的阶段？对于基于事实的教科书式的记忆，结果很明显：在提供优越的记忆力存储方面，与后半夜丰富的快速眼动睡眠相比，前半夜充满深度非快速眼动的睡眠胜出了。

21世纪初的一些研究通过一个稍微不同的方法得出了类似的结论。实验参与者在睡觉前学习了一系列信息，然后被允许睡了整整8个小时，同时头上安装着电极进行记录。第二天早上，参与者们进行了记忆测试。当研究人员将相应的睡眠阶段与第二天早晨他们记住的信息数量相关联时，深度非快速眼动睡眠胜出了：深度非快速眼动睡眠越多，第二天记住的信息就越多。事实上，假如你是这样一项研究的参与者，而且我得到的唯一信息是当晚你获得了多少深度非快速眼动睡眠，那么我可以很准确地预测出，你在醒来后的记忆测试中能记住多少东西，甚至在你测试之前就可以。这就是睡眠和记忆巩固之间关系的明确性。

我们使用核磁共振成像扫描深入参与者的大脑，看看这些记忆在睡眠前后分别是从什么位置获取的。事实证明，这些信息数据包在这两个不同的时间中是分别从大脑内完全不同的位置被获取的。在睡觉之前，参与者从海马体的短期存储位置获取记忆——一个临时仓库，对于新的记忆来说，这个仓库是一个不易长期生存的地方。但是第二天早上，情况就大不一样了。记忆搬家了。经过整夜的睡眠之后，参与者此时会从位于大脑顶部的新皮层处获取同一信息——这是基于事实的记忆的长期存储位置，记忆可以在这里安全地生存，甚至可能是永久性地留存。

我们观察到了一项每晚睡觉时都会发生的不动产交易。深度非快速眼动睡眠的缓慢脑电波符合可以携带信息跨越很远距离的长波无线电信号的概念，它作为快递服务，将记忆信息包从临时的存储仓库（海马体）传送到更安全的永久居所（皮层）。睡眠通过这种传递过程来帮助记忆永远保持鲜活。

将这些发现与我之前描述的有关初始记忆的内容结合在一起，你就会意识到，在非快速眼动睡眠期间，海马体与皮层之间（使用睡眠纺锤波和慢波）建立的解剖学上的对话优雅地相互协调。通过将昨天的记忆从海马体的短期储存库转移到皮层内的长期住所，你醒来后，昨天的经历已经安全归档了，并且重新获得了第二天学习新信息的短期储存能力。这个循环每一个昼夜都在重复着，清除短暂记忆的缓存来为记忆新的信息创造空间，同时不断积累更新过去记忆的目录。睡眠在晚上不断修改大脑的信息架构。即使是只有20分钟的白天小睡，只要包含足够的非快速眼动睡眠，也可以提供记忆巩固的好处。[1]

研究婴儿、幼儿或青少年时，你会看到同样的非快速眼动睡眠对于过夜记忆的好处，有时效果甚至更强大。对于那些40~60岁的中年人来说，深度非快速眼动睡眠会继续以这种方式帮助大脑保留新信息。随着深度非快速眼动睡眠的减少，老年人学习和记忆储存能力的下降已经在前面讨论过了。

因此，在人类的每个生命阶段，都会观察到非快速眼动睡眠和记忆巩固之间的关系。不只是人类，对黑猩猩、倭黑猩猩和红毛猩猩的研究表明，这三种动物都能够在睡觉后更好地记住实验人员在环境中放置食物的位置。[2] 沿着系统进化链向距离我们更远的猫、老鼠甚至是昆虫看，非快速眼动睡眠对于记忆的保持仍然显示出强大的益处。

尽管我仍然对昆体良那与数千年后的科学家们相同的远见和直截了当的描述感到惊叹，但是我更喜欢两位在自己的时代中成就相当的"哲学家"[3] 保罗·西蒙（Paul Simon）和阿特·加芬克尔（Art Garfunkel）的话。1964年2月，他们在《寂静之声》（*The Sound of Silence*）这首歌中写下了现在仍然

---

[1]　这些发现可能会为日本文化中在公共场合无意间睡着的常见问题提供认知的理由，这被称为"居眠り"（inemuri，"现场打瞌睡"）。

[2]　G·马丁–奥尔达斯（G. Martin-Ordas），J·卡尔（J. Call）：《猿类的记忆处理：时间和睡眠的影响》，载《生物学报》，2011，7（6），829–832页。

[3]　这里是戏谑的说法，这两个人实际上是歌手、音乐家。——译者注

知名的歌词，也许你也知道这首歌和歌词。西蒙和加芬克尔在歌词中描述了对他们的老朋友——黑暗（睡眠）——的问候［他们提到，如果你愿意的话，可以用一种视觉的、悄悄潜入（一种温和的信息上传）的方式，把白天清醒时发生的事件传递给夜晚睡觉的大脑。他们富有洞见地将清醒时的经历描述为脆弱的种子，在白天播种，于睡眠中在大脑内生根发芽（"植入"）］。正是由于这一过程，第二天早上醒来的时候，这些经验仍然存在。睡眠将记忆变得永远鲜活，这一过程在这份完美的歌词中都为我们展现出来了。

根据最近的证据，我们有必要对西蒙和加芬克尔的歌词做一个微小但重要的修改。睡眠不仅能**保存**你在睡前成功学习到的记忆（"这影子根植于我的大脑里／留存至今"），甚至还能拯救那些在学习后不久就失去的记忆。换句话说，在一夜的睡眠之后，你可以重新获得睡前想不起来的记忆。就像电脑硬盘一样，一些文件已经损坏，无法访问，而睡眠会在晚上提供恢复服务。它可以修复这些记忆项目，把它们从忘记的魔掌中拯救出来，第二天早上醒来后，就能够轻松而准确地找到那些一度不可用的记忆文件。这就是那种可能在经过了一夜安眠后，突然感到"啊，对，现在我想起来了"的感觉。

知道了负责将基于事实的记忆永久化，并进一步恢复那些险些失去的记忆的睡眠类型是非快速眼动睡眠后，我们开始探索如何通过实验来提高睡眠对于记忆的益处。有两种方法获得了成功：睡眠刺激和有针对性的记忆重新激活。联系到包括痴呆症在内的精神疾病和神经障碍时，这两者的临床影响就很明确了。

由于睡眠是以脑电波活动的模式表达的，所以睡眠刺激方法也通过同样的形式——电流——展开。2006年，德国的一个研究小组招募了一群健康的年轻人进行一项开创性实验。他们将电极安置在参与者的头部，前后都有。科学家们并没有记录睡眠期间大脑发出的脑电波，而是采取了相反的措施——对大脑施加微弱的电压。他们耐心地等待，直到参与者进入非快速眼动睡眠的最深阶段，才在那一刻开启大脑刺激器，用慢波有节奏地施以脉冲。电脉冲非常微弱，参与者根本感觉不到，也没有醒来。① 然而，它们对睡眠产生了显著的影响。

相对于在睡眠期间没有接受刺激的对照组，这种刺激使缓慢脑电波的幅度大小和在深层脑电波之上的睡眠纺锤波的数量都增加了。所有参与者在上床睡觉之前都学习了一些新的信息。睡觉后的第二天早上，他们参与了测试。与那些没有受到刺激的参与者相比，研究人员通过提高深度睡眠脑电波活动的电波质量，使受到刺激的参与者第二天能够回忆起的事实数量几乎达到了两倍。但是，在快速眼动睡眠期间或在全天清醒期间施加刺激，并没有达到类似的记忆优势。只有在非快速眼动睡眠期间，施加与大脑本身缓慢如诵经般的节奏同步的刺激，才能实现记忆力的提高。

---

① 这种被称为经颅直流电刺激（tDCS）的技术不应该与电休克疗法相混淆，在这种疗法中对大脑施加电压的大小比电刺激要高成千上万倍［它令人震惊的后果在杰克·尼科尔森（Jack Nicholson）的电影《飞跃疯人院》（*One Flew Over the Cuckoo's Nest*）中有所体现］。

其他增强睡眠脑电波的方法也在迅速发展。有一种技术，是通过睡眠者旁边的扬声器播放平静的听觉音调。就像随着慢波节奏而发声的节拍器一样，这种嘀嗒声与个体的睡眠脑电波精确同步，这有助于控制慢波的节奏，产生更深的睡眠。与夜间睡觉时没有播放同步听觉音调的对照组相比，听觉刺激增加了缓慢脑电波的能量，并使第二天早晨的记忆力显著增强了40%。

在你放下这本书并开始在床头安置音箱，或者去购买脑电刺激器之前，我必须要劝阻你。对于这两种方法来说，"不要在家尝试"才是明智的。有些人自己制造，或者从网上购买了大脑刺激设备，这些都不符合安全规范。构造或电压应用错误，已经导致了不少皮肤烧伤和暂时性视力丧失的案例。在床边反复播放嘀嗒声听上去好像更安全，但是你受到的伤害可能会多于益处。当上述研究中的研究人员将听觉音调调整为正好打断每一个缓慢脑电波的自然峰值，而不是与每个脑电波完美协调时，它们就不再会提高睡眠质量了，而会破坏睡眠质量。

如果大脑刺激或听觉音调还不够不可思议，那么瑞士有一个研究小组最近在睡眠实验室中，从天花板上用绳子吊下了一个床架（听我继续说）。固定在悬浮床一侧的是一个旋转的滑轮，它使研究人员能够以控制好的速度左右晃动床。志愿者在床上进行小睡，研究人员同时记录下他们的睡眠脑电波。研究人员在其中一半的参与者进入非快速眼动睡眠后轻轻摇动床，而在另一半的受试者小睡时，令床保持静止，形成了一个控制条件。结果是，缓慢的摇动加深了深度睡眠，也提高了缓慢脑电波的质量，睡眠纺锤波的数量增加了一倍多。目前还不知道这些摇动引起的睡眠变化是否增加了记忆，因为研究人员没有对他们的参与者进行任何相应的测试。尽管如此，这些发现还是为古代人们把小孩放在怀里或婴儿床里来回晃动使其熟睡的做法，提供了一个科学的解释。

睡眠刺激方法很有前景，但是也确实存在着潜在的局限性：它们提供的记忆力益处是无差别的。也就是说，睡前学习的东西一般都会在第二天增强。就像餐厅的套餐菜单一样，你会得到所有列出的菜品，不管你喜不喜欢。大多数人不喜欢这种类型的餐饮服务，这就是为什么大多数餐馆会提供一个大菜单，让你可以只选择自己想要的菜品。

如果睡眠和记忆也可以有类似的机会呢？在睡觉之前，你可以回顾当天的学习经历，然后只从列表中选择你想要增强的记忆。下完订单就去睡觉，你知道你的订单将在一夜之间准备好。当你早晨醒来时，大脑只增强了你私人订制的当日精选项目。如此，你有选择地只增强了想要保留的个别记忆。这听起来像科幻小说里的事，但现在已成了科学事实：这种方法被称为目标记忆再激活（Targeted Memory Reactivation，简称TMR）。就像往常那样，现实的故事比虚构的更吸引人。

在睡觉之前，我们通过电脑屏幕向参与者展示了处于不同屏幕位置的物体图片，例如屏幕右下角的猫、上方中间的钟表，或是右上角的水壶。作为参与者，你不仅要记住显示的每样东西，还要记住它们在屏幕上的位置。你会看到一百个这样的物体。经过睡眠后，图像将再次出现在屏幕上，但这回是都在屏幕中央，其中一些物体你之前见过，另一些则没有。你要确定是否记得图片中的物体，如果记得，还要使用鼠标将该物体移动到它昨天在屏幕上的位置。通过这种方式，我们可以评估你是否记得这个对象，以及是否能够准确记住它的位置。

然而，出现了一个有趣的转折。你一开始在睡觉前记忆图像的时候，每次在屏幕上显示一个对象时，都会播放相应的声音。例如，当显示猫的照片时，你会听到"喵"的声音，或者显示铃铛时，你会听到"叮叮"的声音。所有的图片都伴随着其语义上相对应的声音，或者说是加上了"听觉标记"。当你睡着之后，特别是在非快速眼动睡眠中，一位实验员在床的两侧使用扬声器以很低的音量向熟睡的大脑重新播放之前的标记声音中的一半（100个中的50个）。这就像帮助指导大脑进行有针对性的搜索和恢复工作一样，我们可以有选择性地重新激活个别记忆，使它们相对于那些在非快速眼动睡眠期间没有被重新激活的记忆可以优先被睡眠强化。

当你在第二天早上进行测试时，你的记忆会有一个非常明显的偏差：在睡眠期间使用声音提示重新激活记忆的物体，被正确记住的数量要远多于没有声音提示的物体。请注意，所有物体的原始记忆都经历了睡眠。但是，使用声音提示的方法，我们可以避免无差别地增强你的记忆。这就相当于在晚上循环播放你最喜爱的歌曲，我们会择优挑选特定的自传式记忆片段，并在睡眠中使用个性化的声音提示优先强化它们。[①]

_____

① 这种夜间重新激活的方法只适用于非快速眼动睡眠期间，在快速眼动睡眠期间使用就没有效果。

你一定能够想象出这种方法的无数用途。即便如此，当你想到自己有能力决定和改变自己所记住的人生经历（或者更令人担忧的是，决定和改变别人记住的事），你也可能感到这个前景在道德上并不合适。这种道德困境目前看来依然很遥远，但是如果这种方法不断被完善，那么我们就可能面临这样的困境。

通过睡眠来遗忘？

到现在为止，我们已经讨论了学习之后的睡眠具有加强记忆和避免遗忘的力量。然而，在某些情况下，遗忘的能力在日常生活中（例如忘记上周的停车位而不是今天的）及在临床上（例如删除痛苦、有害的记忆，或者消除成瘾障碍中的渴求）与记忆需求同样重要。而且，遗忘不仅删除了我们不再需要的存储信息，也降低了检索我们想要保留的记忆所需的大脑资源，这样一来，检索信息就会像在整洁有序不杂乱的桌子上找到重要文件一样容易。通过这种方式，睡眠可以帮助你保留你所需要的一切，而不是保留不需要的东西，从而降低回忆时的难度。换句话说，忘记是我们为记住付出的代价。

1983年，发现DNA螺旋结构的诺贝尔奖获得者弗朗西斯·克里克（Francis Crick）决定把他的理论思维转向睡眠这一主题。他认为，快速眼动睡眠做梦的功能是消除大脑中不必要或重复的信息（也就是他所提出的"寄生记忆"）。这是一个有趣的想法，但它在将近三十年间只是一个概念——没有受到正式的验证。2009年，一名年轻的研究生跟我一起对这个假设进行了测试。结果带来了很多惊喜。

我们设计了一个再次利用白天小睡的实验。在正午时分，我们的研究对象在电脑屏幕上一次一个地学习了一大串单词。然而，在屏幕上出现每个单词后，会显示一个大大的绿色"R"或红色"F"，向参与者表示他们应该记住（R）先前的单词或忘记（F）先前的单词。这和在课堂上没有什么不同，就像学了一些东西之后，老师向你强调，有需要记住的、尤其重要的、考试会考到的知识，或者是有一条出了错误的不正确的知识，或者是某个知识考试不考，所以你不必为了考试去记住它。学习时，我们对每个单词都这样分类，并用"要记住"或"要忘掉"的标签来标记。

一半的参与者被允许午睡90分钟，另一半则保持清醒。下午6点，我们测试了大家对所有单词的记忆。我们告诉参与者，不管之前与某个词相关联的标签是什么——要被记住还是被忘掉——他们都要尝试回忆起尽可能多的单词。我们的问题是：参与者会通过睡眠提高对所有单词的记忆力，还是服从清醒时的命令，根据我们加到每个单词后标签，只记住其中一些单词而忘记其他的呢？

结果很清楚。睡眠非常有效地，但也非常有选择性地帮助保存了之前标记为"记住"的单词，而灵活地避免了对标记为"遗忘"的单词加强记忆。没有睡觉的参与者们则没有表现出如此明显的区分和差别记忆。①

我们学到了微妙而重要的一课：睡眠比我们想象的要聪明得多。与20世纪和21世纪先前提出的假设相反，睡眠不会提供一天中所有信息的普遍、非特定的（因而冗长的）保存服务。相反，睡眠能够提供一个更有辨识能力的辅助方法来改善记忆：优先挑出哪些信息需要或不需要最终加强。睡眠通过使用在最初学习时挂在这些记忆上的"有意义"的标签来完成挑选，或者可能在睡眠期间再对标签意义进行识别。许多研究也显示出了同样可以在白天的睡眠和整晚的睡眠中进行的、具有智能形式的、依赖睡眠的记忆选择。

当我们分析那些经过小睡的人的睡眠记录时，我们又洞悉了另一个真相。与弗朗西斯·克里克的预测相反，对先前的单词列表进行筛选，并将那些应该保存的和应该删除的单词区分开来的并不是快速眼动睡眠。恰恰相反，是非快速眼动睡眠，特别是那些最快的睡眠纺锤波，帮助将记忆和遗忘的曲线分离开。参与者在小睡过程中产生的这种纺锤波越多，他们记住被标记为"加强记忆"的事物，以及有效地清除被指定为"忘记"的事物的效率就会越高。

睡眠纺锤波究竟如何完成这个巧妙的记忆技巧，目前仍不清楚。不过，我们至少发现了一个相当明显的大脑循环活动模式，它与这些快速的睡眠纺锤波相吻合。这种活动在记忆存储位置（海马体）和那些形成意向性决定——例如"这很重要"

① 即使你试图为每个能回忆起来的单词向参与者们提供奖金，来消除可能产生的报告偏差，结果也不会改变。

或"这与我无关"——的区域（位于额叶）之间进行循环。这种活动在这两个区域（记忆和意向性）之间的递归循环，在纺锤波期间每秒钟发生10~15次，它可能有助于解释非快速眼动睡眠对区别记忆的影响。就像在互联网搜索或是在购物应用程序中选择意向过滤器一样，纺锤波通过允许存储站点海马体对机敏的额叶中的意向过滤器进行检查，从而提供了提炼记忆的优势，允许只选择你需要的记忆保存，而丢弃不需要的。

如今我们正在探索一项非常智能的服务，那就是如何利用这种选择性来记住想保留的记忆，或忘记痛苦、麻烦的记忆。这个想法可能调用了奥斯卡获奖影片《美丽心灵的永恒阳光》（*Eternal Sunshine of the Spotless Mind*）中的灵感，片中人们可以通过特殊的扫描机器删除不必要的记忆。相比之下，我的现实希望是，在有确切的临床需求时，比如创伤、吸毒或药物滥用，可以开发精确的方法来选择性地弱化或擦除个体记忆库中的某些记忆。

睡眠对于其他类型的记忆

到目前为止，我所描述的所有研究都涉及一种类型的记忆——基于事实信息的记忆，就像记住教科书内容或记住某人的名字一样。然而，大脑中还有许多其他类型的记忆，包括技能记忆，例如骑自行车。当你还是孩子时，你的父母并没有给你一本叫作《如何骑自行车》（*How to Ride a Bike*）的教科书，让你学习，然后期望你马上就能熟练地骑自行车。没人可以告诉你如何骑自行车。其实他们可以试试，但那对他们来说——更重要的是对你来说——一点好处都没有。你只能通过实际操作而不是阅读来学习如何骑自行车。也就是说，要通过练习。无论是学习乐器、体育运动、外科手术，还是驾驶飞机，所有的运动技能都是如此。

"肌肉记忆"这一术语其实用词很不恰当。肌肉本身没有这样的记忆：一块没有连接到大脑的肌肉不能执行任何熟练的操作，肌肉也不能存储熟练的例行程序。实际上，肌肉记忆就是大脑记忆。训练和强化肌肉可以帮助你更好地**执行**熟练的记忆程序。但是**程序**本身——记忆程序——完全保留在大脑中。

我在探索睡眠对基于事实的教科书式学习的影响的那几年中，对运动技能记忆进行了研究。促使我下定决心做这些研究的是我的两次经历。第一次经历发生时，我还是女王医疗中心——英国诺丁汉的一家大型教学医院——的一个年轻学生。我在这里进行了关于运动障碍的研究，特别是脊髓损伤。我试图找到已经切断的脊髓的重新连接方法，最终目的是让大脑与身体重新连接起来。很不幸，我的研究失败了。但是在那段时间里，我接触了各种形式的运动障碍病患，包括中风病人。让我震惊的是，那么多的病人在中风后逐步递进地恢复了运动功能，无论是腿部、手臂、手指，还是语言。这种恢复很难完成，但是随着时间一天接一天、一月接一月地过去，他们都取得了一些进步。

第二次经历是在我获得博士学位的几年后。那是 2000 年，科学界宣称未来十年将是"大脑的十年"，预测神经科学领域将取得显著进展（事实证明是准确的）。我受邀在庆祝活动上就睡眠的话题发表公开演讲。当时，尽管我简要地提到了当时尚在雏形的一些发现，我们对于睡眠对记忆的影响仍然知之甚少。

演讲结束后，一位气质十分高贵的绅士穿着一件我至今还记忆犹新的淡黄绿色花呢西装外套向我走来。我们只进行了简短的交谈，但那是我人生中对科学很重要的谈话之一。他对我的演讲表示了感谢，并告诉我他是一位钢琴家。他说，他对我将睡眠描述为一个活跃的大脑状态、我们在睡眠中还可以回顾甚至加强之前学过的东西很感兴趣。接着他说出了一个让我思索良久的事情，这也成了我未来几年研究的重点。"作为一名钢琴家，"他说，"我有一种经历，它出现得似乎太频繁，因此不大可能是侥幸。当我练习一首曲子的时候，有时直到深夜都似乎无法掌握它。我通常会在同一处的某个动作中犯同样的错误。然后，只好失落地上床睡觉。但是第二天早上醒来坐在钢琴前，我竟然就这么弹出来了，弹得非常完美。"

"我竟然就这么弹出来了。" 当我试着做出回应时，这句话始终在我的脑海中回荡。我告诉这位先生，这是一个很有意思的想法，而且睡眠很有可能可以提高音乐技巧并带来无差错的演奏，但是据我所知，还没有任何科学证据支持这种说法。他微笑着，看起来并没有失落，再次感谢了我的演讲之后，走向了接待大厅。而我留在礼堂里，意识到这位先生刚刚告诉我的事违反了反复强调得最多，也是最受信任的公理：熟能生巧。看起来似乎不是这样。也许应该是熟练，**加上睡眠**，才能生巧？

经过了接下来3年的研究后，我发表了一篇相似题目的论文，并在随后的研究中收集了证据，最终证实了那位钢琴家对睡眠的所有绝妙直觉。这些发现还揭示了大脑在受伤或中风受损后，如何日复一日地逐渐恢复一些引导技能动作的能力——或者我应该说，夜复一夜地恢复。

当时，我在哈佛医学院任职，和一位导师，如今是长期的合作者和朋友的罗伯特·斯塔克戈德（Robert Stickgold），一同试图确定在没有任何进一步练习的情况下，大脑是否会继续学习，以及如何继续学习。时间显然会起到一些作用。但实际上，有三种不同的可能性必须区分清楚。促使技能记忆臻于完美的，到底是时间？清醒的时间？还是睡着的时间？

我挑选了一大批惯用右手的人，让他们学会用左手尽可能快速、准确地在键盘上打出一串数字序列，比如4-1-3-2-4。就像学习钢琴音阶一样，参与者在整整12分钟内一遍又一遍地练习动作技巧，并经过了几次短暂的休息。不出所料，参与者在整个训练过程中的表现有所提高；毕竟，熟能生巧。然后，我们在12个小时后对参与者进行了测试。其中一半的参与者是早上学习了这个序列，并且整天保持清醒后在晚上进行了测试。另外一半的参与者是晚上学习了这个序列，在经过了同样的12小时间隔后的第二天早上接受测试，但是他们整整睡了8个小时的觉。

那些全天保持清醒的人，没有证据表现出明显的进步。然而，与钢琴家最初的描述相吻合的是，那些在同样间隔12小时进行测试，但睡了一夜觉的人表现惊人，他们的打字速度提升了20%，准确性提高了近35%。重要的是，那些在早上学习运动技能的参与者，即使当天晚上测试时没有任何改善，在又经过12个小时之后，再次测试时也表现出了相同的进步，就在他们也睡了整晚之后。

换句话说，在没有任何更多练习的情况下，你的大脑会继续提高技能记忆。这真的很神奇。然而，间隔后的"离线"①学习只发生在睡眠的整个过程中，而不会发生在同一时间保持清醒的时候，不管清醒在先还是睡眠在先。光是熟练，并不能生巧。而是练习后，再加上一夜的睡眠，才能通向完美。我们继续证明了，无论你学习短的还是很长的动作序列（例如4-3-1-2，或是4-2-3-4-2-3-1-4-3-4-1-4），或者用一只手（单手）还是两只手（双手，像钢琴家那样），这些记忆加强的益处都会发生。

我通过分析动作序列（如4-1-3-2-4）的各个元素，发现了睡眠究竟是如何完善技能的。即使在经过长时间的初步训练后，这个序列中的一些特定的转折也会让参与者为难。当我观察按键的速度时，这些有问题的地方会显得特别突兀。在特定的转折过程中会有更长的停顿或常差②出现。例如，正常应连贯地输入4-1-3-2-4，4-1-3-2-4，而他们会输入：4-1-3 [**停顿**] 2-4，4-1-3 [**停顿**] 2-4。他们把动作序列分成几部分，似乎一口气地完成序列太复杂了。不同的人在序列的不同地方有不同的停顿问题，但几乎所有的人都有一两个这样的困难。我评估了这么多的参与者，可以只通过听他们打字的声音，就确切地

---

① 指在无意识的情况下，即睡眠中，下文同。——译者注
② 常差是测量误差的种类之一，它是指数值和正负号均保持不变的误差，是系统误差中的一种。——译者注

说出他们在训练过程中，动作序列的独特困难出现在哪里。

　　然而，当我在参与者们经过一晚睡眠之后对他们进行测试时，听到了非常不同的声音。我甚至在分析数据之前就知道发生了什么：精通。他们经过睡眠后，现在打字流畅且不间断。断断续续的表现不复存在了，取而代之的是毫无间断的自动性输入，这是运动技能学习的终极目标：4-1-3-2-4，4-1-3-2-4，4-1-3-2-4，速度很快，近乎完美。睡眠系统地确定了运动记忆中有困难转折的地方，并将其修正。这个发现让我重新回忆起了那位钢琴家的话："但是第二天早上醒来坐在钢琴前，我竟然就这么弹出来了，**弹得非常完美**。"

　　我继续用大脑扫描仪测试睡过觉的参与者，并且看到了这个令人愉快的技能进步是如何实现的。睡眠再次转移了记忆，但结果与教科书式记忆的情形不同。运动记忆被转移到了在意识层面以下运作的大脑回路中，而不是像保存事实信息所需的那样从短期储存处到长期储存处的记忆转移。结果，那些技能行为成了本能一般的习惯，很容易从身体里流露出来，而不会感到费力和刻意。也就是说，睡眠帮助大脑实现了动作序列的自动化，使其成为第二天性，这正是许多奥运会教练在提升精英运动员的技能时的目标。

　　我最终的发现跨越了近十年的研究，确定了提高夜间运动技能的睡眠类型，也带来了社会和医学上的相关反思。速度和准确性的提高，是通过有效的自动化来巩固的，与非快速眼动睡眠阶段2的量直接相关，尤其是在8小时睡眠中的最后两个小时（例如，假设你在晚上11点睡下，那么就是从早上5点到

7点）。事实上，正是在早晨的最后两个小时——即睡眠中脑电波活动最为丰富的时间——中产生的那些美妙的睡眠纺锤波的数量与"离线"记忆的提升有关。

更惊人的是，学习过后这些纺锤波的增加只能在位于运动皮层上方的头皮区域（正好在你的头顶）被探测到，而其他区域都没有。在我们被迫努力学习运动技能的大脑区域中，自发产生的睡眠纺锤波增加得越多，醒来后的表现就越好。其他许多研究小组也发现了类似的"局部睡眠"与学习相关的效果。当涉及运动技能的记忆时，睡眠的脑电波就像一个优秀的按摩师——你仍然会得到全面的身体按摩，但他们会特别注重身体问题最多的部位。睡眠纺锤波会以同样的方式覆盖大脑的所有部分，但会着重强调那些白天学习时最困难的部分。

也许与现代生活联系更密切的，是我们发现的夜晚时间效应。睡眠的最后两个小时恰恰是我们许多人认为可以节省下来，从而早早开始新的一天的时间。结果，我们错过了早上这场睡眠纺锤波的盛宴。这也让人想起了典型的奥运教练，坚持让运动员训练到很晚，却还让他们早上很早醒来继续训练。教练这样做可能出于好意，实际上却抹消了脑内运动记忆发展的一个重要阶段——一个能够调整技能运动表现的阶段。当考虑到职业体育竞赛中，金牌和倒数第一之间的差异往往很小时，你能够得到的任何竞争优势，比如睡眠自然提供的优势，都会决定你能否让自己国家的国歌响彻体育场。如果你睡得不够，你就输了。

一百米短跑超级巨星尤塞恩·博尔特（Usain Bolt）曾多

次在打破世界纪录之前的几个小时内，以及在赢得奥运金牌的决赛之前，进行过小睡。我们的研究正好符合他的智慧：包含足够数量睡眠纺锤波的白天小睡也能带来运动技能记忆的显著改善，同时有利于能量爆发后的恢复和减少肌肉疲劳。

在我们有所发现之后，大量研究表明，睡眠可以提高运动员的运动技能，例如网球、篮球、橄榄球、足球和赛艇等。2015年，国际奥委会发表了一份共识声明，强调了运动员在所有体育运动发展中对于睡眠的重要需求。[1]

职业运动团队正在越来越多地关注睡眠，这有充分的理由。我最近为美国的一些国家篮球、足球队，以及英国的一些国家足球队发表了演讲。我站在主教练、工作人员和队员们面前，告诉他们一个最先进、最有效、最强大的——更不用说是合法的——提升表现的方法，这种方法具有真正赢得比赛的潜力，这就是睡眠。

我用了750多项研究睡眠与人类表现之间关系的科学项目例子来补充我的主张，其中许多项目专门研究了专业的精英运动员。每晚睡眠时间少于8小时，特别是少于6小时的时候，会发生以下情况：达到体力耗尽状态的时间缩短了10%至30%，有氧输出显著降低。在肢体伸展力和垂直跳跃高度方面也观察到了类似的衰退，伴随着肌力强度的峰值和持久力的下降。除此之外，睡眠不足导致的心血管、代谢和呼吸功能弱化

---

① M·F·伯杰龙（M. F. Bergeron），M·蒙乔伊（M. Mountjoy），N·阿姆斯特朗（N. Armstrong），M·奇亚（M. Chia）等：《国际奥林匹克委员会关于青年运动发展的共识声明》，载《英国运动医学杂志》，2015，49（13），843–851页。

也对身体造成了阻碍,包括乳酸积聚速率加快、血氧饱和度降低和血液二氧化碳浓度增加,这在某种程度上是由于肺部排气量的减少所导致的。即使是身体在高强度的体力消耗过程中通过出汗来降低体温的能力(这也是达到最佳状态的重要部分),也会因睡眠不足而减弱。

除此之外,受伤的风险也同样存在。这是所有竞技运动员和他们的教练最大的恐惧。这一担忧在专业团队的总经理中同样存在,因为他们认为运动员是珍贵的金融投资。考虑到受伤的情况,没有比睡眠更好的投资保险政策了。从2014年一份针对年轻竞技运动员的研究报告[①]的描述中可以看出,整个赛季长期缺乏睡眠,意味着受伤的风险会大大增加(图10)。

运动队为身价昂贵的运动员付出了数百万美元,提供各种各样的医疗和营养护理,以增强他们的才能。然而,这些专业

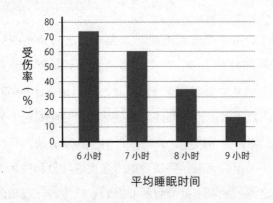

图10　睡眠缺失与运动损伤

① M·D·米莱夫斯基(M. D. Milewski)等:《慢性睡眠不足与青少年运动员运动损伤增加有关》,载《小儿骨科杂志》,2014,34(2),129–133页。

优势被一项很少有团队优先考虑的因素削弱了好几倍，这项因素就是运动员的睡眠。

当我指出对睡眠的基本需求在比赛之后的几天里也同样非常重要时，即使是那些意识到赛前睡眠重要性的球队也感到了惊讶。运动后的睡眠会加速常见炎症的物理恢复，刺激肌肉的修复，并有助于以葡萄糖和糖原的形式补充细胞能量。

在给这些团队提供可以付诸实践的结构化睡眠建议，以帮助运动员充分发挥潜力之前，我展示了来自美国国家篮球协会（NBA）的概念验证数据，使用了目前效力于我的主队"金州勇士队"的安德烈·伊戈达拉（Andre Iguodala）经过测量的睡眠数据。根据睡眠追踪数据，图11是伊戈达拉每晚睡眠超过8小时与每晚睡眠少于8小时的表现差异[①]：

睡眠多于 8 小时 vs. 睡眠少于 8 小时

⬆ 上场时间增加 12%

⬆ 平均每分钟得分增加 29%

⬆ 三分球命中率增加 2%

⬆ 罚球命中率增加 9%

―――――――――

⬇ 失误增加 37%

⬇ 犯规增加 45%

图11 NBA 球员表现

―――――――――

① 肯·伯杰（Ken Berger）：《在 NBA 价值数十亿美元的业务中，睡眠是最大的债务》，2016年6月7日，详情见于 http://www.cbssports.com/nba/news/in-multi-billion-dollar-business -of-nba-sleep-is-the-biggest-debt/。

当然，我们大多数人并不会为职业运动队打比赛。但是，我们中的许多人一生中都在保持运动，不断地学习新的技能。运动技能的学习和常规的身体活动仍然是我们生活中的一部分，从简单的活动（在较新的笔记本电脑或不同型号的智能手机上学习打字）到基本的活动（比如经验丰富的外科医生学习新的内窥镜操作，或飞行员学习驾驶不同的或新型的飞机）都是。因此，我们仍然需要依靠非快速眼动睡眠来改善和维持这些活动。父母们最感兴趣，也是任何人的生命中最激动人心的阶段，就是出生之后的第一年，开始学习站立和行走的运动技能。在婴儿从爬行过渡到行走的时间跨度中，我们观察到了非快速眼动睡眠阶段2，包含睡眠纺锤波的高峰，这并不意外。

回想起我多年前在女王医疗中心所学到的关于脑损伤的知识，我们如今发现，中风病人的运动功能日复一日缓慢恢复，从某种程度上说可以归因于睡眠日复一日的辛勤工作。中风后，大脑开始重新配置那些剩下的神经连接，并在受损区域周围生出新的连接。这种重塑和连接一定程度上是运动功能恢复的基础。我们现在有初步的证据表明，睡眠是帮助神经恢复工作的关键因素之一。持续提高的睡眠质量预示着运动功能的逐渐恢复，并进一步影响着对多种运动技能的重新学习。[①] 如果

---

① K·赫伦（K. Herron），D·戴克（D. Dijk），J·埃利斯（J. Ellis），J·桑德斯（J. Sanders），A. M·施特尔（A. M. Sterr）:《睡眠与慢性中风的运动恢复相关：一项利用睡眠日记和活动记录的初步研究》，载《睡眠研究期刊》，2008，17，103页；C·先苏空（C. Siengsukon），L·A·博伊德（L. A. Boyd）:《睡眠增强中风后的离线空间、时间的运动学习》，载《神经康复与神经修复》，2009，4（23），327–335页。

有更多这样的发现出现，那么优先考虑将睡眠作为脑损伤患者的治疗辅助手段，或者甚至实施之前描述的睡眠刺激方法，这些更协调的尝试可能就会得到批准。睡眠可以做到许多我们当今医学做不到的事。只要经过科学证据证实，我们就应该利用睡眠这个强大的健康手段为病人带来健康。

睡眠对于创造力

睡眠对于记忆的最终好处可以说是其中最了不起的：创造力。睡眠为你的大脑提供了一个"午夜剧场"，这里储存的大量信息可以在相互之间进行试验和建立联系。这个任务是使用一种奇怪的法则来完成的，它倾向于找出最遥远的而非显而易见的关联，不是像谷歌那种落后的搜索过程。熟睡的大脑通过清醒时大脑永远不会尝试的方式，将不同的知识集合起来，形成非常了不起的问题解决能力。如果你仔细思考这种古怪的记忆混合所产生的意识经验类型，你可能不会对于它发生在梦境状态（也就是快速眼动睡眠期间）感到惊讶。我们将在后面的章节中充分探讨快速眼动睡眠的所有优点。此刻，我只是简单地告诉你，这种由快速眼动睡眠做梦所召唤的信息炼化术，已经在人类历史上带来了许多革命性思维的伟大功绩。

比《吉尼斯世界纪录》更夸张

睡眠剥夺与大脑

　　受到了确凿科学证据影响的冲击，《吉尼斯世界纪录》（*Guinness Book of World Records*，以下简称《吉尼斯》）已经停止了对试图打破睡眠剥夺世界纪录的认证。回想一下，一个人（Felix Baumgartner，费利克斯·鲍姆加特纳）穿着宇航服，利用热气球上升至12.8万英尺的高空，到达大气层的外层，他打开舱门，站在悬挂于地球上空的梯子顶端，然后以最高843英里/小时的速度自由落体回到地面，冲破音障①，仅仅用自己的身体制造出音爆②，《吉尼斯》认为这是可以接受的。

---

① 当物体飞行速度接近音速（340米/秒）时，空气阻力剧增，会导致飞行不受控以及速度难以提高的问题，因此人们曾以为音速是飞行器无法逾越的障碍，故称音障。——译者注

② 当物体以超音速前进，由于空气阻力，其前方会产生稳定的压力波。物体朝观察者前进时，观察者听不到声音；当物体通过后，压力波会朝地面传来，波间压力差形成人耳可接收的声音，即音爆。——译者注

但与睡眠剥夺有关的风险被认为比这还要高得多。事实上，证据显示，高得令人难以接受。

确凿的证据是什么呢？在接下来的两章中，我们将了解睡眠为什么及如何对大脑造成毁灭性的影响，它与许多神经精神疾病有关（如阿尔茨海默病、焦虑、抑郁症、双相情感障碍、自杀、中风和慢性疼痛），也与身体的每个生理系统都有联系，会进一步造成无数疾病和症状（如癌症、糖尿病、心脏病、不孕不育、体重增加、肥胖和免疫缺陷）。人体的任何一个方面都不能幸免于睡眠不足的严重伤害。你会看到，我们在社会上、团体上、身体上、行为上、营养上、语言上、认知上和情感上都依赖于睡眠。

本章讲述大脑睡眠不足的可怕后果，有时甚至是致命后果。下一章将阐述睡眠不足对身体导致的各种影响，它们同样具有破坏性和致命性。

请注意

缺乏足够的睡眠可以通过很多途径害死你。有些途径需要时间，另外一些则更直接。大脑有一个功能，即使是在最轻微的睡眠剥夺之下也会受到影响，那就是专注力。在无法专注的致命社会后果中，疲劳驾驶最为严重。在美国，每个小时都有人死于疲劳失误引发的交通事故。

疲劳驾驶事故有两个主要的罪魁祸首。第一个是人们在开车时完全睡着了。然而，这种情况很少发生，而且通常需要很严重的睡眠不足（持续20小时以上没有休息）。第二个更常见的原因，是在专心开车时的一时松懈，这称为微睡眠。微睡眠仅仅持续几秒钟，在此期间眼睑会部分或全部闭合。这通常发生在长期睡眠不足（定义为每晚睡眠时间少于7小时）的个体中。

在微睡眠期间，你的大脑在短时间内对外部世界完全没有知觉——不仅是视觉，所有的知觉渠道都是如此。大多数时候你意识不到这种情况。更麻烦的是，你对于运动动作的决定性控制会暂时停止，例如操作方向盘或踩下刹车踏板所必需的动作。因此，你在驾驶时用不着睡上10~15秒，2秒钟就可能致死。在30英里每小时的速度下，2秒钟的微睡眠加上一个适当的偏移角度就可能让你的车完全从一个车道转入另一个车道，而且可能是对向车道。如果是在60英里每小时的速度下，那么这可能是你人生的最后一个微睡眠。

宾夕法尼亚大学的戴维·丁格斯（David Dinges）是睡眠研究领域的泰斗，也是我的偶像。为了解答下面的基本问题，他所做的比历史上任何一位科学家都要多：人类的循环利用周期是多长？也就是说，一个人的行为在客观上出现受损之前，能够保持多久不睡觉呢？在大脑的关键进程出问题之前，人类每晚最多可以损失多少睡眠，以及可以连续撑多少个夜晚呢？他们是否能够感觉到睡眠不足时自己受到了多大的伤害？睡眠损失后，需要几晚的睡眠才能恢复人类正常的稳定表现呢？

丁格斯的研究采用简单的注意力测试来衡量注意力。当按钮框或电脑屏幕上的指示灯亮起时，你需要在给定的时间段内点击一个按钮。你的反应及反应时间都会被测量出来。然后，再一个灯会亮起来，你要像之前一样做。指示灯会以随机的方式亮起，有时甚至连续亮，有时会间隔几秒钟。

听起来很简单，对吧？试试连续14天，每天做10分钟。丁格斯和他的研究小组就是在这样的严格实验条件下对大量受试者进行监测的。所有的实验对象都在测试的前一天晚上睡足了8个小时，让他们在得到充分休息的情况下开始测试。然后，参与者被分成四个不同的实验组。与药物研究类似，每个组被施加不同"剂量"的睡眠剥夺。第一组对象持续保持清醒72小时，也就是连续三晚不睡觉；第二组每晚允许4小时的睡眠；第三组每晚睡6个小时；幸运的第四组每晚可以保证8小时睡眠。

这个实验产生了三个关键的发现。首先，虽然所有这些不等量的睡眠剥夺都导致了反应时间减慢，但还要额外说明的是：参与者会很短暂地完全停止反应。反应迟缓并不是困倦最敏感的标志，完全没有反应才是。丁格斯记录下了失神，也就是所谓的微睡眠：这就相当于现实生活中，你对一个追着球跑到你的车前面的孩子没能及时做出反应。

丁格斯对于调查结果的描述常常会让你联想到医院的心脏监护仪发出的重复的哔哔声：哔，哔，哔。你可以想象一下电视剧中，当病人的情况开始急转直下，医生紧张地试图挽救他的生命时可以听到的那种戏剧性音效。起初，心跳是连续的——哔，哔，哔——就如同你充分休息后在视觉注意力测试中的应答一样：稳定且规律。后来转变成你在睡眠不足的情况下的表现，听觉上的效果就如同医院中发生心脏骤停的患者：哔，哔，哔，哔——你的表现与心电图上的平线一样。没有意识反应，也没有运动反应，一次微睡眠发生了。然后心跳又回来了——哔，哔，哔，你的表现也恢复正常，但只是一小会儿，很快，你就又一次停止反应了：哔，哔，哔——更多的微睡眠发生了。

通过日复一日地比较四个不同实验组中的失神次数，或者说微睡眠的次数，丁格斯获得了第二个重要发现。那些每晚睡8个小时的人在两周内都保持着稳定、近乎完美的表现。而三晚连续的完全睡眠剥夺小组遭受了灾难性的损害，这并不意外。在第1晚完全没有睡觉之后，他们精力不集中导致的失神（错过应答）增加了400%以上。令人惊讶的是，在睡眠剥夺的第2天和第3天，这些损伤继续以相同的速率飞速升高，看起来，如果睡眠剥夺持续下去，损伤将会继续恶化，没有任何趋于平稳的迹象。

不过，最受关注的是另外两个睡眠剥夺组带来的信息。每晚睡4个小时的小组经过6晚之后，参与者的表现与那些连续24小时不睡的人一样糟糕——即微睡眠次数增加了400%。到了第11天，每天睡4个小时的小组中，参与者的表现进一步退化，甚至赶上了一个持续48个小时不睡觉的人。

从社会角度来看，最令人担忧的是那些晚上睡6个小时的人——这个时长对于很多人来说可能听起来很熟悉。连续10天每晚只睡6个小时，就足以受到与连续24个小时不睡觉相等的表现损害。与完全睡眠剥夺组一样，4小时和6小时睡眠组逐渐累积起来的表现损害也没有出现持平的迹象。所有的迹象都表明，如果实验继续下去，表现恶化的趋势将持续数周或数月。

另一项由沃尔特·里德陆军研究所的格雷戈里·贝伦基博士（Dr. Gregory Belenky）领导的研究项目，在同一时间发表了几乎相同的结果。他们也测试了四组参与者，但在7天的时间里分别给予了9小时、7小时、5小时和3小时的睡眠。

当你睡眠不足时，你意识不到自己的睡眠有多么不足

第三个重要发现在这两项研究中都有提及，我个人认为其害处是最大的。当参与者被问及对受损状况的主观感受时，他们总是低估了自己表现的不佳程度。自己的表现实际上、客观上有多糟糕，对于这一点，他们的自我估测简直惨不忍睹。这就相当于酒吧里有人喝了太多的酒，然后拿起车钥匙，自信地告诉你："我能开车回家。"

同样有问题的是底线的重置。随着长达数月或数年的长期睡眠不足，个体实际上将会适应自己表现受损、警觉性降低和能量水平降低的状况。这种低水平的损耗成了他们认定的规范或基准。个体无法意识到长期的睡眠缺乏状态是如何影响他们的智力和身体活力，包括慢性积累的健康问题。他们几乎不会将这两者联系起来。对平均睡眠时间的流行病学研究显示，数以百万计的人由于盲目坚持太少睡眠，多年中不知不觉地处于心理和生理功能的亚健康状态，从未最大限度地发挥过身心潜能。六十年的科学研究使我无法认同任何一个人告诉我，自己

"完全能够适应每晚只睡4~5个小时"。

回到丁格斯的研究结果，你可能以为，所有的参与者在经过长时间的恢复睡眠之后，会恢复到最佳的表现，类似于许多人用周末"补觉"，来偿还一周睡眠债务的想法。然而，即使经过三个晚上的自我恢复睡眠，他们的表现也没能恢复到最初在规律地睡满8小时的基准下评估时所观察到的水平。而且，没有任何一组补回了他们前几天失去的所有睡眠时间。正如我们已经了解的，大脑对此无能为力。

在后来的一个令人担忧的研究中，澳大利亚的研究人员对两组健康的成年人进行实验，其中一组喝酒至法定的驾驶限度（血液内酒精浓度为0.08%），另一组人剥夺一晚的睡眠。两组均进行注意力测试以评估注意力的表现，特别是失神次数。清醒19个小时之后，睡眠不足的人和那些达到法定醉驾标准的人认知受损程度一样。换句话说，如果你早上7点起床，一整天都保持清醒，晚上和朋友们一起去社交，但是不喝任何酒，到了凌晨2点开车回家的时候，你在驾驶时的认知受损状态就会和一个醉酒的司机一样。事实上，上述研究的参与者坚持清醒了15个小时（到上述情景中的10点）之后，表现就开始急剧下降。

在大多数第一世界国家，车祸都是主要死因之一。2016年，华盛顿特区的美国汽车协会交通安全基金会发布了对美国7000多名司机在两年内进行详细追踪的大规模调查结果[①]。图12所示的重要发现揭示了当涉及车祸时，疲劳驾驶有多么危

① 美国汽车协会交通安全基金会：《严重睡眠不足和车祸风险》，详情见于 https://www.aaafoundation.org/acute-sleep-deprivation-and-crash-risk。

险。不到5个小时的睡眠时间会让你发生车祸的风险增加3倍。如果前一天晚上只睡了4个小时或更少的时间，驾驶时发生车祸的可能性就是正常时的11.5倍。请注意，睡眠时间的减少与事故死亡风险的增加之间并不是线性关系，而是呈指数增长。每减少1个小时的睡眠，都会极大地增加车祸发生的可能性，而不是逐渐递增。

酒驾和疲劳驾驶本身都是致命的命题，如果将他们结合起来会发生什么呢？这是一个互相关联的问题，因为大多数人都会在凌晨而不是中午时醉酒，这意味着大多数醉酒的司机同时处于睡眠不足状态。

我们现在可以用驾驶模拟器以真实但安全的方式监视驾驶员的失误。一组研究人员通过这种虚拟仪器检查了四种不同实验条件下，参与者完全偏离公路的次数，这四种实验条件是：

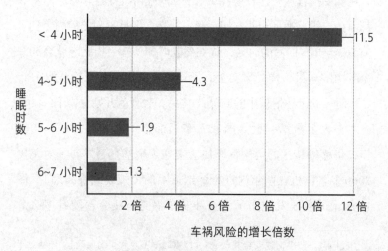

图12　睡眠缺失与车祸

（1）8小时睡眠；（2）4小时睡眠；（3）8小时睡眠加上刚好达到醉驾标准的饮酒量；（4）4小时睡眠加上刚好达到醉驾标准的饮酒量。

8小时睡眠组的人几乎没有出现驶离公路的失误。而4小时睡眠条件下（第2组）驶离公路的次数比不喝酒且充分休息的人增加了6倍。第3组的睡眠时间长达8个小时，但从法律上说属于醉酒，他们与第2组的失误程度相同。醉酒驾驶或疲劳驾驶都很危险，而且是同样危险。

根据合理的推断，第4组参与者的表现应该反映出这两组情况相叠加的影响：4小时的睡眠再加上酒精的影响，使驶离公路的次数增加了12倍。然而实际情况要糟得多。这一组参与者驶离公路的次数比充分休息、不喝酒的小组高出了近30倍。睡眠损失和酒精的这种使人晕头转向的混合，效果不是**叠加**，而是**相乘**。它们相互增效，就好像服下本身就有害的两种药物，当它们相互作用时会产生真正可怕的后果。

经过了三十年的深入研究，我们如今可以回答许多前面提出的问题。人类的循环利用周期是16个小时左右。清醒16个小时之后，大脑会开始失灵。人类每晚需要7小时以上的睡眠来维持认知能力。如果连续10天每晚只睡7个小时，大脑的功能就会像连续24小时没睡一样。三晚的恢复睡眠（比正常周末更多）并不能使睡眠不足一周后的表现恢复到正常水平。最后，睡眠不足时，人类的思维不能准确地感知到自己的睡眠有多么不足。

我们将在后面的章节中回顾这些结果所导致的后果，但疲劳驾驶的现实后果值得特别提及。每周，美国都有200多万人在驾驶机动车时睡着，也就是每天超过25万人，由于显而易见的原因，工作日会比周末更常发生这种情况。每个月有超过5600万的美国人承认，他们很难在驾驶汽车时保持清醒。

结果是，美国每年有120万起事故是由困意引起的。换句话说，就在你读这本书的同时，每过30秒，在美国就有一场车祸是因睡眠不足而发生的。很可能就在你阅读这一章的过程中，有人在一场因疲劳而引发的车祸中失去了生命。

你也许会感到惊讶，由疲劳驾驶引起的交通事故数量，超过了由酒精和毒品引发的车祸的总和。疲劳驾驶比醉酒驾驶更糟糕。这看似是一个有争议或不负责任的言论，我也不希望以任何方式为酒后驾驶这种可悲行为辩护。然而，我所说的是事实，原因很简单：醉酒的司机通常是刹车**太迟**、躲避**太迟**。但是当你睡着了，或者进入微睡眠的时候，**你完完全全停止了反应**。一个在开车时进入微睡眠或已经睡着的人根本不会刹车，也不会试图避免事故的发生。因此，由困倦引起的车祸比由酒精或毒品引起的车祸更为致命。说句不好听的，当你在高速公路上开车时睡着，就相当于一枚1吨重的导弹以每小时65英里的速度行驶，没有人能控制得了。

小型汽车司机并不是唯一的威胁。更加危险的是困倦的卡车司机。美国约有80%的卡车司机超重，50%属于临床上的肥胖症。这使得卡车司机容易患有一种叫作睡眠呼吸暂停的疾病，并且患病风险非常高，这种疾病通常伴有严重的打鼾，会导致长期的严重睡眠剥夺。结果是，这些卡车司机发生交通事故的可能性是普通人的2~5倍。当一名卡车司机在一场疲劳驾驶所致的车祸中丧生时，平均还会连带造成另外4.5人死亡。

实际上，我想说因疲劳、微睡眠或睡着而引起的车祸并不是意外。它们根本不是意外，而是毁灭性冲撞。《牛津英语词典》（*Oxford English Dictionary*）将意外（accident）定义为偶然发生，无明显原因的不可预期事件。而疲劳驾驶导致的死亡既不是偶然的，也不是没有原因的。它们是可预测的，是没有获得充足睡眠的直接结果。因此，它们是不应该出现的，也是可以预防的。可悲的是，大多数发达国家政府在教育公众疲劳驾驶的危害方面的花费，还不到他们打击酒驾而投入的预算的1%。

即使是出于好意的公共健康信息，也有可能被一大堆的统计数据淹没。通常，悲惨地叙述个人故事，才能使信息更加真实可信。我能讲出成千上万个这样的真实事件。让我来讲一个案例吧，希望能帮助你远离疲劳驾驶的危害。

2006年1月，在佛罗里达州尤宁县，一辆载有九名儿童的校车在停车标志前停了下来。一辆载着七名乘客的庞蒂克·博纳维尔（Pontiac Bonneville）汽车也在校车后面停了下来。此时，一辆十八轮卡车沿着道路从后方快速驶近这两辆车。然而它并没有停下来。卡车撞上了庞蒂克，并压在它上面，将这辆车压成皱褶状，然后撞上了校车。三辆车沿着路旁的排水沟继续向前滑行，此时庞蒂克发生爆炸，瞬间被火焰吞没了。校车以逆时针方向旋转，前后颠倒着冲进对向车道。它滑行了328英尺，直到离开道路，撞进一片茂密的树林。校车上的九名儿童中，有三人在撞击时被弹出车窗。庞蒂克上的七名乘客和校车司机遇难。卡车司机和九名儿童都受了重伤。

卡车司机是有驾照的合法驾驶者，对他的血液进行的所有毒理学测试结果也都为阴性。然而，事后发现他已经连续34小时没睡觉了，所以在行驶时睡着了。庞蒂克上的七名死者都是儿童或青少年，其中的五人是同一个家庭中的孩子。年龄最大的乘客是一名十几岁的少年，他已经可以合法驾驶这辆车了。最小的乘客是个仅有20个月大的婴儿。

我希望读者能从这本书中得到很多东西，其中最重要的是：如果你开车时昏昏欲睡，**求求你一定要**停下来。这是生死攸关的事。肩负着别人生死的担子是件可怕的事情。人们可能会告诉你各种在驾驶时抵抗困倦的方法，但请不要被这些无效的方法所误导[①]。我们中有许多人觉得自己可以通过纯粹的意志力克服困倦，但可悲的是，这并不是真的。如果坚持相信，那么你可能会危及自己的生命、与你同车的家人或朋友的生命，以及其他道路使用者的生命。有些人只需要在驾驶时睡着一次，就会永远地失去生命。

如果你发现自己在开车时感到昏昏欲睡，或者实际上在驾驶时睡着了，那么请停下来休息一晚。如果你真的必须得继续赶路——并且是在知道这样做真的会威胁生命的情况下做出了这个判断——那么就尽快在路边的安全处停一小会儿，小睡

---

① 在驾驶时帮助克服困倦的常见传言包括：打开广播、放下车窗、吹冷风、往脸上泼冷水、打电话、嚼口香糖、打自己耳光、自己掐自己、给自己几拳，以及承诺给自己保持清醒的奖励等。

一下（20~30分钟）。当你醒来后，**不要**马上开车，因为这时你会出现睡眠惯性——睡眠对清醒的持续影响。再等20~30分钟，或许如果你真的需要的话，喝一杯咖啡，之后才能再次开车上路。然而，这只会支持你眼下的旅程，你很快又会需要另一次这样的补给，而且效果会逐渐减弱。这终究不值得付出生命的代价。

小睡有用吗？

二十世纪八九十年代，戴维·丁格斯和他思维敏捷的合作者马克·罗斯金德（Mark Rosekind，曾任美国国家高速公路交通安全管理局局长）一起进行了一系列开创性的研究，主题是当面对不可避免的睡眠剥夺情况时，小睡所带来的优缺点。他们由此创造了"充电小睡"（power nap）一词，或者我应该说，是向这个词妥协了。他们的主要工作是与航空业合作，对长途飞行的飞行员进行考察。

飞行时最危险的阶段是着陆，发生在旅程结束时，也是飞行员的睡眠剥夺量通常累积到最大的时候。回想一下，在横跨大西洋的航班上经过一夜的飞行，结束时，已经24个小时没休息的你有多么疲惫不堪。你会觉得自己的表现处于最佳状态，完全有能力让一架载有467名乘客的波音747飞机准备着陆吗？68%的完全舱体损伤——灾难性坠机的委婉说法——正是发生在这个飞行的最后阶段中，航空业界称之为"着陆下降极限"[1]。

研究人员从解答美国联邦航空管理局（FAA）提出的以下问题开始着手：如果飞行员在36小时中只能获得一次短暂小睡的机会（40~120分钟），那么为了使认知疲劳和注意力失误降至最低，应该将小睡安排在什么时间？是第一天傍晚、午夜，还是第二天上午的晚些时候呢？

丁格斯和罗斯金德做出了一个乍看上去似乎违背直觉，但非常巧妙的基于生物学的预测。他们相信，通过在一段睡眠剥夺即将开始的前端插入一次小睡，你可以有一个保护大脑免受灾难性注意力缺失的缓冲，即使这只是暂时且不完全的。他们的预测很准确。如果飞行员较早地在前一天傍晚进行小睡，那么与午夜或者第二天上午进行同样长时间的小睡相比——这时睡眠剥夺的影响已经比较深了——他们在飞行的最后阶段的微睡眠次数就会减少。

他们已经发现了睡眠版的"预防 vs.治疗"的医学模式。预防试图在事件发生之前避免问题，治疗则是试图在事件发生后予以补救。小睡也是这样。事实上，这些短暂的早期睡眠也减少了飞行员在飞行最后的关键90分钟中发生微睡眠的次数。通过头部的脑电图也测得，这些睡眠侵扰发生的次数较少。

当丁格斯和罗斯金德将他们的发现报告给美国联邦航空管理局时，他们建议在长途飞行中尽早采取"预防性小睡"——在长途飞行的前期进行小睡——作为飞行员的飞行策略之一，

---

① 指飞行中的飞机开始下降。——译者注

就像世界上许多其他的航空当局都已允许的那样。美国联邦航空管理局虽然相信研究结果，却对这个叫法并不信服。他们相信"预防性"这个词在许多飞行员中是一个挖苦的笑话。丁格斯提出了"计划小睡"的选择。美国联邦航空管理局同样不喜欢这个名字，感觉它太"管理化"了。他们提出了"充电小睡"，认为它更符合领导性或有主导权的工作岗位，而其他的名字更适合CEO或军事高管。"充电小睡"就这样诞生了。

然而问题在于，人们，特别是那些处于这种岗位的人，总是会错误地认为，20分钟的小睡足以让人生存下来，甚至可以完全适应并完美地发挥聪明才智。短暂的充电小睡已经成了使人们放弃充足睡眠的错误想法的代名词，尤其是在咖啡因不受限制的情况下。

不管你在流行媒体上听到过或读到过什么，没有任何科学证据表明存在一种药物、装置或任何强度的心理意志力可以代替睡眠。在睡眠剥夺的情况下，充电小睡也许会暂时地增强专注力，就像一定剂量的咖啡因能达到的效果一样。但在丁格斯及许多其他研究人员（包括我自己）所进行的后续研究中，小睡和咖啡因都不能挽救大脑较复杂的功能，包括学习、记忆、情绪稳定、复杂的推理或决策等。

有一天，我们也许会发现一种可以抵消睡眠的方法。然而，目前还没有哪种药物能够取代整夜的睡眠带给大脑和身体的好处。戴维·丁格斯向任何认为自己可以仅通过短暂睡眠生存下来的人发出了公开的邀请，请他们到他的实验室待上10天。他会让这些人进行他们自己所宣称的大量的短暂睡眠，并监测他们的认知功能。丁格斯坚信自己会明确地观察到大脑和身体功能的退化。他是对的，迄今为止，没有任何志愿者能够达到他们自己所宣称的状态。

不过，我们发现了一些非常罕见的个体，他们似乎能够适应 6 个小时的睡眠时间，并且表现出极小的损伤——可以说是少睡精英了。在实验室里给他们足够多的睡眠时间，没有闹钟或电话吵醒，他们仍然自然而然地只睡这么短的时间。部分解释似乎存在于他们的遗传因素中，特别是一个叫作 BHLHE41[①]的基因的子变体。科学家现在正在试图了解这个基因的作用，以及它是如何用如此少的睡眠赋予我们恢复力的。

了解了这一点后，我想现在一定有读者认为自己就是他们中的一员。事实上这种概率非常小。这个基因极其罕见，估计世界上只有寥寥无几的人会天赋异禀地携带这种基因。为了进一步印证这一事实，我引用了我的一位研究同事，底特律亨利·福特医院的托马斯·罗斯（Thomas Roth）博士的话：“能够以每天五小时的睡眠或更短的时间毫无障碍地生活的人占总人口数的百分比，四舍五入得到的整数是零。”

只有远远少于 1% 的人真正具有恢复长期睡眠不足对大脑各层级功能造成的影响的能力。由于这种基因确实罕见，相比之下，你要远远更容易被闪电击中（一生中出现这件事的概率是 1/12000），而不是从睡眠不足中幸存。

---

① 也叫作 DEC2。

情绪反常

"我刚刚情绪失控了，所以……"这种话通常会演变成一场灾难，比如一名士兵不理智地对待一位挑衅的平民，一位医生面对强势的病人，或是父母面对一个调皮的孩子所做出的反应。在所有这些情况中，疲惫的睡眠不足者都表现出了一些不适当的愤怒与敌意。

许多人都知道，睡眠不足会对我们的情绪造成严重的影响。我们甚至能在其他人身上看出来这一点。想象一下一个常见的场景，家长抱着一个正在尖叫或哭闹的幼儿，在混乱中转过身来对你说："其实，史蒂文（Steven）只是昨天晚上没睡够。"通常家长都有这样的经验，孩子前一天晚上睡得不好，会导致第二天糟糕的心情和情绪反应。

虽然睡眠不足后发生的情绪反常现象在人们的印象和经验中很常见，但直到最近我们才了解，除了在职业上、精神上和社会上的影响以外，睡眠剥夺是如何在神经层面上影响大脑的情绪部分的。几年前，我和我的团队进行了一项研究，应用核磁共振成像（MRI）脑部扫描来解决这个问题。

我们对两组健康的年轻人进行了实验。其中一个小组在我实验室中处于全面的监控下，整晚都保持清醒，而另一个小组会在当晚正常睡觉。在第二天的脑部扫描期间，我们向两组参与者分别展示了一百张相同的图片，内容范围从情绪上的中性（例如篮子、漂流木片等）到消极（例如燃烧的房屋、准备进攻的毒蛇等）。通过使用这种有情绪梯度的图片，我们能够比较大脑对越来越消极的情绪刺激所产生的增强反应。

脑部扫描分析揭示了迄今为止在我的研究中所测得的最大的效应。一个位于大脑左右两侧的叫作杏仁核的结构，是引发气愤和狂怒等强烈情绪的关键位点，也与战斗或逃跑反应①有关。受到睡眠剥夺的参与者，其杏仁核显示出的情绪反应明显增强了60%以上。相比之下，那些睡了整夜的参与者尽管看到的图片完全相同，但大脑扫描显示出杏仁核中产生的是处于控制之中的适度反应。没有了睡眠，我们的大脑仿佛恢复到了一种不受控制的原始反应模式。我们会产生不加思考、不适当的情绪反应，并且不能把事情放到更广阔或更加深思熟虑的背景下去分析。

这个答案引出了另一个问题：为什么大脑的情绪中心在没有睡眠的情况下会过度反应呢？进一步运用更精密分析的核磁共振成像实验为我们找到了根本原因。经过一整夜的睡眠之后，前额叶皮质（恰好位于眼球正上方的大脑区域，与理性、逻辑思维和决策相关联；与其他灵长类动物相比，人类的这一部位是极度发达的）会与杏仁核产生强烈的连接，发挥抑制作用，对这个大脑深层的情绪中心进行调控。在夜间充足的睡眠中，我们情绪的油门（杏仁核）和刹车（前额叶皮质）之间得到了恰到好处的平衡。而没有了睡眠，这两个大脑区域之间的强烈连接就不存在了。我们无法控制自己的原始冲动——情绪的油门（杏仁核）使用得太多却没有足够的刹车（前额叶皮

① 心理学、生理学名词，指人类身体经过一系列的神经和腺体反应，引发应激反应，使身体做好防御、挣扎或逃跑的准备。——译者注

质）。如果没有每天晚上通过睡眠得到的理性控制，我们就无法处于神经上——乃至情绪上——的稳定状态。

日本的一个研究小组最近的研究已经复制了我们的研究结果，但他们是将参与者的睡眠时间限制在五个晚上，每晚分别5个小时。无论你如何从大脑中剥夺睡眠——从头到尾整个剥夺，还是慢性地几个晚上只让睡很短的时间——对大脑在情绪上产生的后果都是一样的。

在我们进行最初的实验时，我被参与者们像钟摆一样起伏不定的情绪和情感震惊了。睡眠不足的实验对象们可以在一瞬间从急躁、焦虑转变为反应迟钝、呆滞，然后又回到剧烈的消极状态。他们的情感在很短的时间内发生了巨大的变化，从消极到中性，再到积极，然后又变了回去。很显然，我忽略了一些事。我需要再做一个上述研究的同类研究，但这次要探索睡眠不足的大脑如何对积极和有益的经历做出反应，比如观看令人兴奋的极限运动图像，或者是通过完成任务来积累金钱。

我们发现，在杏仁核上方和后方，有一个不同的深层情绪中心——纹状体（与冲动和奖励有关，并且浸浴在化学物质多巴胺中），它在睡眠不足的个体中会对有回报的、愉快的体验表现出过度活跃的反应。与杏仁核一样，这些愉悦区域的高度敏感性与来自前额叶皮质的理性控制的丧失有关。

因此，睡眠不足并不会使大脑陷入负面情绪状态，并使其保持这种状态。相反，睡眠不足的大脑会过度地在情绪效价的两个极端——正的和负的——之间来回摆动。

你也许会认为正面情绪和负面情绪可以相互抵消，从而把问题中和掉。但不幸的是，情绪和它做出最佳决策和行动的指示并不是这样工作的。极端状态常常是危险的。例如，抑郁和极度消极的情绪可以向一个有价值感的个体注入对生命价值的质疑。如今有更清楚的证据证明这种担忧。面向青少年的研究发现了睡眠障碍与自杀的念头、企图，以及在接下来的日子里不幸实施自杀行为之间存在着联系。这是另一个足以使社会和家长重视青少年睡眠，而不是对其进行打压的原因，特别是考虑到自杀在发达国家的青壮年人群中，是仅次于车祸的第二大致死因素。

睡眠不足也与各年龄段儿童的侵略性、欺凌、行为问题有关。在成人监狱中也观察到了睡眠不足和暴力之间的类似关系。我要补充的是，这些地方在保证良好睡眠以减少侵略性、暴力、精神紊乱和自杀方面做得非常糟糕，这不仅不符合人道主义，还会增加纳税人的成本。

积极情绪的剧烈波动也会产生同样的问题，尽管后果不同。对愉悦体验超极敏感的反应，可能会导致对兴奋、冒险和成瘾的追求。睡眠障碍是公认的与成瘾物质使用有关的标志。[1]

---

① K·J·布劳尔（K. J. Brower），B·E·佩龙（B. E. Perron）：《睡眠障碍是对精神活性物质成瘾复发的普遍危险因素》，载《医学假说》，2010，74（5），928–933页；D·A·奇劳洛（D. A. Ciraulo），J·皮耶克尼切克－布切克（J. Piechniczek-Buczek），E·N·伊斯坎（E. N. Iscan）：《物质使用障碍的结果预测》，载《北美精神病临床》，2003，26（2），381–409；J·E·蒂姆斯代尔（J. E. Dimsdale），D·诺曼（D. Norman），D·德雅尔丹（D. DeJardin），M·S·华莱士（M. S. Wallace）：《阿片类药物对睡眠结构的影响》，载《临床睡眠医学杂志》，2007，3（1），33–36页；E·F·佩斯萧特（E. F. Pace-Schott），R·斯塔克戈德（R. Stickgold），A·穆祖尔（A. Muzur），P·E·维格伦（P. E. Wigren）等：《长期吸食可卡因人群的睡眠质量在过量－节制循环期间的恶化》，载《精神药理学杂志（Berl）》，2005，179（4），873–883页；J·T·阿内德特（J. T. Arnedt）D·A·康罗伊（D. A. Conroy），K·J·布劳尔（K. J. Brower）：《酒精恢复期间睡眠障碍的治疗方法》，载《成瘾性疾病杂志》，2007，26（4），41–54页。

睡眠不足也决定了许多成瘾症的复发率，与无法计量的、缺乏大脑前额叶皮质的理性总部所控制的奖励欲望有关。[①] 从预防的角度来看，童年时期睡眠不足显著预示着这个孩子在青春期后期药物和酒精较早摄入的情况，即使排除了其他的高风险特征，如焦虑、注意力缺陷和父母的吸毒史等情况，也是如此。[②] 你现在可以理解，为什么由睡眠剥夺引起的双向、钟摆式的情感负担如此令人担忧，而不是正负相互平衡了。

我们针对健康人的脑部扫描实验提供了对睡眠和精神疾病之间关系的思考。任何一种严重的精神疾病，都伴随着不正常的睡眠状况。抑郁症、焦虑症、创伤后应激障碍（PTSD）、精神分裂症和双相情感障碍（一度被称为躁狂抑郁症）都是如此。

精神病学界早就意识到了睡眠障碍和精神疾病之间的巧合。然而，他们普遍认为，精神障碍导致了睡眠障碍——一种单向的影响。事实恰恰相反，我们已经证明，仅仅通过破坏或阻断睡眠，就可以使健康的人经历类似许多精神疾病中观察到的大脑活动神经模式。事实上，许多受精神心理障碍影响的大脑区域，正是那些涉及睡眠调节和被睡眠不足影响的区域。此外，许多在精神疾病中显示异常的基因，也都是辅助控制睡眠和昼夜节律的基因。

---

① K·J·布劳尔（K. J. Brower），B·E·佩龙（B. E. Perron）:《睡眠障碍是对精神活性物质成瘾复发的普遍危险因素》，载《医学假说》，2010，74（5），928–933页。

② N·D·沃尔科夫（N. D. Volkow），D·托马西（D. Tomasi），G·J·王（G. J. Wang），F·特朗（F. Telang）等:《过度刺激睡眠剥夺的纹状体D2感受器：对认知障碍的影响》，载《神经影像》，2009，45（4），1232–1240页。

如果是精神病学界把因果关系的方向搞错了呢？是不是因为睡眠障碍引发了精神疾病，而不是相反呢？不，我认为这同样是不准确的，这样的假设过于简单化了。相反，我坚信，最好将睡眠不足和精神疾病形容为相互作用的双行道，根据个体的问题随着交通的流动向一个方向或另一个方向发展。

我并不是说所有的精神疾病都是由于睡眠不足造成的。然而，我认为睡眠障碍仍然是促成或维持许多精神疾病的一个被忽视的因素，并且具有我们尚未完全理解或投入使用的强大的诊断与治疗潜力。

初步的（但强有力的）证据已经开始支持这一说法了。双相情感障碍就是一个涉及的例子，大多数人是通过躁狂抑郁症这个名称来认识它的。躁郁症不应该与重性抑郁症混淆，在重性抑郁症中，个体在情绪频谱上只会向负面情绪一端发展。双相情感障碍患者则相反，他们会在情绪频谱的两个极端之间摇摆不定，经历狂躁的危险时期（表现出过激的、奖励驱动的情绪行为）及深度抑郁时期（充满负面情绪和感情）。这两个极端之间往往会隔着病人的稳定情绪状态，这时病人既不狂躁也不抑郁。

意大利的一个研究小组对处于稳定间期的躁郁症病人进行了监测。接下来，他们在严密的临床监测下对这些人进行了一晚的睡眠剥夺。大部分的病人几乎立刻发病，要么躁狂发作，要么变得严重抑郁。我认为这个实验从道德上很难接受，但是科学家们证明了，睡眠不足是躁狂症或抑郁症精神病的发作诱因。这个结果支持了一种机制，即睡眠障碍——几乎总是发生在躁郁症患者从病情稳定转变为不稳定的躁狂或抑郁状态之前——可能是这种紊乱的触发器，而不是简单的附属品。

谢天谢地，这一结论反过来也成立。如果使用一种我们稍后会讨论到的叫作认知行为疗法（CBT-I）的技术来改善患有几种精神疾病的患者的睡眠质量，就可以改善症状的严重程度并提升缓解率[①]。我在加州大学伯克利分校的同事艾利森·哈维（Allison Harvey）博士一直是这方面的先驱。

哈维和她的团队通过改善睡眠数量、质量和规律，系统地展示了睡眠对于许多精神病人的治愈能力。她利用睡眠作为治疗工具，对抑郁症、双相情感障碍、焦虑和自杀等多种情况进行干预，效果很好。哈维通过规范和加强睡眠，将这些病人从严重精神疾病的边缘拉了回来。在我看来，这是一种真正卓越的为人类服务。

我们在睡眠不足的健康个体中观察到的大脑情绪活动的波动，也有可能解释困扰了精神病学界几十年的一项发现。被完全困在情绪频谱的负面一端的重性抑郁症患者，在被剥夺了一晚睡眠之后，显示出了一种乍看起来似乎违反常理的反应。这些患者大约有30%~40%在一夜没睡之后感觉**好了一些**。他们的睡眠缺乏似乎是一种抗抑郁的药。

然而，睡眠剥夺并不是一种常用的治疗方法，原因有两点。首先，一旦这些人睡觉，抗抑郁的效果就消失了。其次，有60%~70%对睡眠剥夺无响应的患者实际上会感觉更糟糕，加重抑郁。因此，睡眠剥夺并不是现实的或综合的治疗选择。

① 指病情好转或减轻的比例，一般用百分比表示。——译者注

然而，它提出了一个有趣的问题：如何证明睡眠剥夺对一些人有帮助，但对于其他人有害呢？

我相信这个答案存在于我们观察到的大脑情感活动的双向变化中。抑郁症并不是如你所想，只是消极情绪过多。重性抑郁症与正面情绪的**缺乏**有关，这是一种被描述为快感缺乏的特征：无法从正常的愉悦体验（如食物、社交或性）中获得快乐。

因此，对睡眠抑制有正向响应的那三分之一抑郁症患者，可能正是那些在睡眠剥夺后大脑的奖励回路增强得更多的人，这导致他们对触发积极奖励的敏感度和体验感要强得多。他们的快感缺乏症状因而减弱了，可以开始从愉快的人生经历中获得更多的快乐。相比之下，另外三分之二的抑郁症患者则可能更主要地遭受睡眠剥夺的负面情绪后果：抑郁症状会恶化，而不是缓解。如果我们能够确定哪些人会成为有正向响应的人，哪些人不会，那么就有希望创造出更好的、更有针对性的睡眠干预方法来消除抑郁症。

我们将在后面的章节中重新探讨睡眠不足对情绪稳定性和其他大脑功能的影响，也会讨论睡眠不足在社会、教育和工作场所中的真实后果。研究的发现会证明我们的质疑：睡眠不足的医生是否可以做出合情合理的决定和判断？睡眠不足的士兵是否有能力合理使用武器？疲劳过度的银行家和股票交易者在利用百姓辛苦挣来的退休金投资时是否可以做出理智的、不冒险的财务决策？以及青少年是否应该在生长发育阶段（也是他们最容易出现精神疾病的阶段），去适应过早的时间表？不过，此时我要引用美国企业家 E·约瑟夫·科斯曼（E.Joseph

Cossman）关于睡眠和情感的独到见解对这一部分进行总结："绝望和希望之间的最佳桥梁是一场良好的睡眠。"[①]

疲惫又健忘？

你有没有过"开夜车"，故意整夜保持清醒的经历？我最喜欢的经历之一，是在加州大学伯克利分校教一个本科大班的睡眠科学课程。我在哈佛大学时曾教授过类似的睡眠课程。在课程开始的时候，我进行了一次睡眠调查，询问学生们的睡眠习惯，比如他们平时和周末的上床睡觉和起床时间，他们都睡多少觉，他们是否认为学习上的表现与自己的睡眠有关等。

由于他们的答案都是真实的（他们在网上匿名填写调查问卷，而不是在课堂上），我得到的答案常常令人痛心。超过85%的人会"开夜车"。特别值得注意的是，那些对"开夜车"选"是"的人中，几乎三分之一的人会每月、每周，甚至一周数次这样做。随着整个学期课程的继续，我重新谈到了睡眠调查的结果，并将他们自己的睡眠习惯与我们正在学习的科学知识联系起来。我尝试通过这种方式指出他们个人由于睡眠不足而面临的身心健康危害，以及由此引发的他们自身对社会所构成的危害。

我的学生们会"开夜车"，最常见的原因是应付考试。2006年，我决定进行核磁共振成像研究，以调查这样做是对

---

① 科斯曼还有其他的金玉良言，例如"记住你妻子生日的最好方法就是忘记一次"。

还是错。"开夜车"真的是一个更明智的学习思路吗？我们召集了一大群人，把他们分为睡眠组和睡眠剥夺组。两组人在第一天白天都正常保持清醒。但在接下来的一个晚上，睡眠组的人睡了一整夜，而睡眠剥夺组的人在我实验室中训练有素的工作人员的监督下整晚都保持清醒。两个小组在第二天上午都保持清醒。大约中午的时候，我们在让实验参与者们尝试一次一个地学习一系列信息的同时，用核磁共振成像扫描仪对他们进行扫描，拍摄了他们的大脑活动快照。然后我们对他们进行了测试，看看学习的效果如何。然而，我们不是在学习之后立即进行测试，而是一直等到他们得到了两晚恢复性睡眠之后。这样做，是为了确保我们在睡眠剥夺组中观察到的任何削弱结果，都不会是因为他们太困倦或注意力不集中，难以回忆起已经学到的知识而造成的。因此，睡眠剥夺的操作只影响到学习的过程，而不会影响后来的回忆过程。

当我们比较两个小组的学习效果时，结果很明显：睡眠剥夺组与睡了整晚的小组相比，向大脑灌输新信息（即创造新记忆）的能力有40%的缺少。从这个角度来看，这可能就是考高分与不及格之间的区别！

大脑内部产生的这些衰退是怎么回事呢？我们比较了两个小组学习期间大脑活动的模式，并将我们的分析集中在第6章中提到的大脑区域——海马体上，即大脑获取新知识的信息"收件箱"。经过了一晚睡眠的参与者，其海马体内有很多健康的关于学习的活动。然而，当我们在睡眠剥夺的参与者身上观察海马体时，却无法找到任何明显的学习活动。睡眠不足似乎关闭了他们的记忆"收件箱"，任何新信息的传入都只会被反弹出去。你甚至不需要剥夺整晚睡眠这么严重的伤害。仅仅是通过偶尔发出几次声音来简单地扰乱一个人的非快速眼动睡眠深度，防止深度睡眠的产生，让大脑只保持浅睡而不吵醒这个人，就可以使他产生类似的大脑缺陷和学习障碍。

你也许看过一部名为《记忆碎片》（*Memento*）的电影，主角脑部受到了伤害，并且从那时起再也没有产生任何新的记忆。在神经病学领域，他的情况就是我们所说的"密集失忆症"。他的脑部受损的部分是海马体。这正是睡眠剥夺所攻击的结构，阻止着你的大脑进行新的学习。

我无法告诉你，在我讲述这些研究的那堂课结束时，有多少学生来找我并对我说："我了解这种感觉。就像我盯着摊开的教科书，但什么都看不进去一样。第二天我可能会记住一些考试的知识，但如果你要求我一个月后参加同样的考试，我想我几乎一条知识都不记得了。"

后面的描述是有科学依据的。你在睡眠不足的情况下能够学习到的那些少数记忆在此后的几个小时和几天内将会被遗忘得更快。睡眠缺乏时形成的记忆是较弱的记忆，会迅速消散。对大鼠的研究发现，在睡眠剥夺的动物身上，各个神经元之间的突触联系几乎是不可能加强的，而通常正是这些突触联系形成新的记忆回路。因而，将永久记忆刻入到大脑的结构中几乎是不可能的。不管研究人员是让大鼠整整休息了24小时，还是仅仅一两个小时，都是这样的。即使是学习过程中最基本的元素——在这些突触内形成记忆构建基础材料的蛋白质的产生——也会因睡眠缺失的状态而受阻。

这一领域的最新研究表明,睡眠剥夺甚至会影响海马体本身的脑细胞中的 DNA 和与学习相关的基因。因此,睡眠缺乏是一种深入渗透、腐蚀的力量,会使你大脑中制造记忆的器官逐渐衰弱,从而妨碍你建立持久的记忆印迹。这就好像堆一座太靠近潮水线的沙堡一样,后果可想而知。

在哈佛大学时,我受邀为他们的报纸《深红报》(*Crimson*)创作我的第一篇专栏文章,主题是失眠、学习和记忆。这也是我受邀创作的最后一篇文章。

我在这篇文章中讲述了上述研究和它们之间的关联,并一次又一次地回顾了席卷全体学生的睡眠不足大流行。但是,我并没有责怪学生们的这些做法,而是把矛头指向了全体教师,包括我自己在内。我提出建议,如果我们作为教师想要努力达到这个目的——教学——那么在学期末最后几天进行期末考试就是一个真正愚蠢的决定。它迫使我们的学生采取特定的方式——在考前少睡或“开夜车”,这正好与培养年轻学术头脑的目标相违背。我认为,以科学事实为依据的逻辑一定会胜出,而且我们早就该重新思考我们的评估方法、它反作用于教育的影响,以及它迫使我们的学生采取的不健康行为了。

如果说教师们对此的反应是冷冰冰的,那已经算是过于热情的赞美了。“那是学生们自己的选择”,我收到的一封坚定回应的电子邮件中这样说。“不负责任的本科生缺乏有计划的学习”,这是教授和管理者们试图回避责任的另一种常见辩驳。事实上,我从来不相信一篇专栏文章会使这个学校或其他任何高等院校不完善的教育考试制度发生180度大转变。许多人如此评价这类顽固的机构：理论、信仰和实践会随着世代更迭而消亡。但是对话与斗争必须得从某个地方开始。

你也许会问我是否改变了我自己的教学实践和评估。我的确改了。在我的课程结束时，没有"期末"的考试。相反，我把课程分成了三部分，这样学生一次只需要学习一小部分的课堂内容。此外，没有任何考试是累积性的。在记忆心理学中，这是一种经过实践验证有效的效应，它被描述为集中式学习与分散式学习①的对比。与在正式餐厅进餐的体验一样，将教育大餐分成较小的课程是更可取的，其间的休息可以让你消化，而不是试图一次性将所有的知识热量都塞进肚子里。

在第6章中，我讲述了学习之后的睡眠对于新近学到的记忆的离线巩固或强化的关键作用。我在哈佛医学院的朋友和长期合作者罗伯特·斯塔克戈德博士进行了一项具有广泛影响的独创性研究。他让133名大学生通过重复来学习一项视觉记忆任务。参与者随后回到他的实验室并且接受测试，看看他们记住了多少。其中一些人在睡了一整夜之后回来，另一些人在经过了两晚睡眠的两天后返回，还有一些人在睡了三晚的三天后返回。

正如你此时预测的那样，一夜的睡眠加强了新学到的记忆，提高了他们的记忆力。另外，参与者在被测试前经历的完整睡眠越多，他们的记忆就越好。而所有这些都排除了一

---

① 指将学习的时间分散开，在不同的时间段进行学习，中间穿插或长或短的休息。——译者注

组参与者。与其他小组一样，这组人在第一天就学习了这个任务，并且学得一样好。然后，他们像前面的第三组一样，在三晚过后参与测试。不同之处在于，他们在学习后的第一个晚上就被剥夺了睡眠，并且第二天没有接受测试。但是，斯塔克戈德在测试之前又给了他们两晚完整的睡眠时间。他们没有显示出任何记忆巩固改善的迹象。换句话说，如果你在学习之后的第一个晚上没有睡觉，那么即使你之后得到了很多的"补充"睡眠，你也没有机会巩固这些记忆了。对于记忆来说，睡眠并不像银行。你不能把债务累积起来，并希望在之后的日子里还清。睡眠记忆巩固是一种孤注一掷的事件。这对我们全天候、快节奏、不等人的社会来说，实在是一个令人忧心的结论。我感到另外一篇专栏文章将要出现了……

睡眠与阿尔茨海默病

发达国家最令人担忧的两种疾病是痴呆症和癌症。两者都与睡眠不足有关。我们将在下一章谈到睡眠剥夺和身体的关系。对于以大脑为中心的痴呆症来说，睡眠不足正在迅速成为决定你是否会患上阿尔茨海默病的关键生活方式因素。

这种疾病最初于 1901 年由德国医生阿洛伊修斯·阿尔茨海默（Aloysius Alzheimer）博士发现，目前已成为 21 世纪重大的公共卫生和经济挑战。已有超过 4000 万人患上了这种衰竭性疾病。随着人类寿命的延长，而且重要的是，随着总睡眠时间的减少，这个数字已经开始飞速增长。65 岁以上的成年人中，每十人就有一人患有阿尔茨海默病。诊断、预防和治疗方面尚没有任何进展，这种上升趋势将会持续下去。

睡眠代表了诊断、预防和治疗三个方面的新希望。在讨论为什么之前，让我先说明睡眠障碍与阿尔茨海默病之间有何联系。

正如我们在第5章中所了解到的，随着年龄的增长，睡眠质量——尤其是深度非快速眼动睡眠的质量——会逐渐恶化。这与记忆力下降有关。但是，如果你对阿尔茨海默病的患者进行评估，就会发现他们深度睡眠的损坏更加夸张。也许更有说服力的是，睡眠障碍在阿尔茨海默病发病的几年前就已经存在了，这表明它有可能是病情的早期预警信号，甚至是发病的起因。经过诊断后，随着阿尔茨海默病患者症状的严重程度增加，睡眠障碍的程度将进一步上升，这进一步表明了两者之间的联系。更糟糕的是，超过60%的阿尔茨海默病患者至少存在一种临床睡眠障碍。失眠症尤其常见，照顾过阿尔茨海默病患者的人一定知道这种情况。

然而，直到最近，睡眠障碍和阿尔茨海默病之间的关联才被发现不仅是一种简单的关系。虽然还有许多事情需要了解，但我们现在认识到，睡眠障碍和阿尔茨海默病以一种自我实现的负螺旋形式相互作用，可以引发、加重病情。

阿尔茨海默病与一种叫作 β-淀粉样蛋白的毒性蛋白质的积聚有关，它们会在脑中聚集成黏性团块或斑块。淀粉样斑块对神经元具有毒性，会杀死周围的脑细胞。然而，奇怪的是，淀粉样蛋白斑块只影响大脑的某些部分而不影响其他部分，其原因尚不清楚。

这种无法解释的模式让我感到震惊的是，淀粉样蛋白在阿尔茨海默病早期和病情尤其严重的后期时在大脑中积累的位置。这个位置就是额叶的中间部分，就像你记得的那样，这一区域是健康的年轻人产生深度非快速眼动睡眠脑电波所必需的。当时，我们还不了解阿尔茨海默病是否或为什么导致睡眠障碍，只知道它们总是同时发生。我不禁怀疑，阿尔茨海默病患者之所以深度非快速眼动睡眠受损，是否部分原因是这种疾病侵蚀了大脑中正常产生这一关键睡眠阶段的区域。

我与加州大学伯克利分校研究阿尔茨海默病的权威威廉·贾格斯（William Jagust）博士合作，带领研究团队一起着手证明这个假设。几年间，我们利用特殊类型的 PET 扫描（即正电子发射计算机断层扫描的简称）量化了大脑中不同程度的淀粉样蛋白的累积，评估了许多老年人的睡眠，从而得出了答案。额叶中部区域的淀粉样蛋白沉积物越多，老年人的深度睡眠质量就越差。普通的深度睡眠丧失随着我们年龄的增长会很常见，但不仅是普通的深度睡眠丧失，非快速眼动睡眠强大而缓慢的脑电波中最深的部分也会被这种疾病无情地侵蚀。这种区别很重要，因为这意味着由淀粉样蛋白在大脑中累积而引起的睡眠障碍不仅是"正常衰老"。它是独特的，与随着我们年龄增长而出现的睡眠衰退特征截然不同。

我们现在正在研究睡眠脑电波活动中的这个非常特殊的"减少"是否可以用于提前几年识别出那些最有可能发展为阿尔茨海默病的人。如果睡眠确实被证明为一种早期诊断措施——特别是它相对便宜、无创，并且可以很容易地从大量个体中获得数据，不像昂贵的核磁共振成像或PET扫描那样——那么早期干预就会成为可能。

根据这些发现，我们最近的工作为阿尔茨海默病的研究拼图添加了一个关键的部分。我们发现了一种新的途径，淀粉样蛋白斑块可能会通过这种途径引发生命后期的记忆衰退：在我们理解阿尔茨海默病如何发生时，有一些东西被严重忽略了。我提到了有毒的淀粉样蛋白沉积物只积聚在大脑的某些部分而不是其他部分。尽管阿尔茨海默病以记忆力减退而闻名，但海马体——大脑中的关键记忆库——神奇地不受淀粉样蛋白影响。迄今为止，这个问题让科学家们困惑不解：淀粉样蛋白本身不影响大脑的记忆区域，那么它又是如何导致阿尔茨海默病患者记忆丧失的呢？虽然这种疾病的其他方面有可能也在发挥作用，但在我看来，似乎有理由认为存在着缺失的中间因素——一个在大脑某一区域中对淀粉样蛋白的影响进行记忆处理的因素，而这些记忆来自大脑的另一区域。那么，睡眠障碍是这个缺失的因素吗？

为了验证这一理论，我们找到一些大脑中淀粉样蛋白沉积水平不同——由低到高——的老年患者，让他们在晚上学习了一系列新的信息。当晚在实验室记录了他们的睡眠之后，我们在第二天早上对他们进行了测试，看看他们的睡眠对于这些新记忆的巩固效果如何。我们发现了一种连锁反应。那些脑部淀粉样蛋白沉积水平最高的人，深度睡眠损失也最严重，并且由此连锁导致了这些新的记忆未能成功地巩固。一夜之间遗忘，而不是记住，就这样发生了。因此，深度非快速眼动睡眠障碍就是隐藏的中间人，介导了淀粉样蛋白和阿尔茨海默病记忆障碍之间的肮脏交易。这就是缺少的一环。

然而，这些研究结果仅仅是故事的一半，而且可以肯定是不太重要的一半。我们的研究表明，阿尔茨海默病的淀粉样蛋白斑块可能与深度睡眠的丧失有关，但这种关联是否有可能是双向作用？睡眠不足是否真的会导致淀粉样蛋白在你的大脑中积聚？如果是的话，一个人一生中的睡眠不足累积起来，会大大增加其患上阿尔茨海默病的风险。

大约在我们进行研究的同时，罗切斯特大学的麦肯·尼德加德（Maiken Nedergaard）博士的发现成了近几十年来睡眠研究领域最引人注目的发现之一。尼德加德通过对小鼠的研究发现，大脑中存在一种叫作"类淋巴系统"的排污网络。它的名字来源于身体中与之相似的淋巴系统，但它是由名为胶质细胞的细胞组成的。

胶质细胞分布在整个大脑中，与那些产生大脑电脉冲的神经元排列在一起。就像淋巴系统会排出体内的垃圾一样，类淋巴系统会收集并清除由大脑中努力工作的神经元所产生的危险的代谢垃圾，就好像一个围绕着精英运动员的后勤团队。

尼德加德和她的团队发现，尽管类淋巴系统——后勤团队——在白天有几分活跃，但在睡眠期间，这种神经消毒工作才会加足马力。随着深度非快速眼动睡眠的脉冲搏动节奏，排出物从脑中排出的量会增加10~20倍。在这场可以被描述为夜间强力清洁的过程中，类淋巴系统的净化工作是通过充满大脑的脑脊液来完成的。

尼德加德还得出了第二个惊人的发现，解释了为什么脑脊液在晚上能如此高效地冲洗掉代谢废物。在非快速眼动睡眠期间，大脑的神经胶质细胞的大小会缩小至 60%，扩大了神经元周围的空间，并使脑脊液能够精确地清除由白天的神经活动产生的代谢废物。想象一下一个大都会的建筑物在夜间缩小，让市政清洁人员可以方便地拾起散落在街道上的垃圾，然后用高压水枪对每个角落和缝隙进行清洗。当我们每天早晨醒来时，由于得到了深度清理，我们的大脑可以再次有效地运行。

那么，这和阿尔茨海默病有什么关系呢？在睡眠期间，由类淋巴系统排出的毒性废物中的一部分就是淀粉样蛋白——与阿尔茨海默氏病有关的毒性物质。其他与阿尔茨海默病有关的危险代谢废物元素也会被睡眠期间的清洁过程所清除，其中包括 τ 蛋白[①]，以及白天消耗能量和氧气时由神经元产生的应激分子。如果在实验中阻止小鼠获得非快速眼动睡眠，让它保持清醒，那么小鼠大脑中的淀粉样蛋白沉积就会立即增加。在没有睡眠的情况下，小鼠大脑中积累的与阿尔茨海默病相关的毒性蛋白与其他几种毒性代谢物含量会一同升高。换句话说，或者更简单地说，清醒是低级的脑损伤，而睡眠是神经系统的卫生保障。

尼德加德的研究结果完善了我们的发现没能解答的知识领域。睡眠不足与阿尔茨海默病的病状会相互作用，形成恶性循

---

① 一种主要存在于神经细胞轴突中的与微管相关的蛋白质。——译者注

环。如果没有足够的睡眠，淀粉样蛋白斑块就会在大脑中，特别是在深度睡眠区域积聚，攻击这些区域并使其退化。因此，这种攻击所导致的深度非快速眼动睡眠丧失，使夜间大脑清除淀粉样蛋白的能力大大减弱，由此导致了更多的淀粉样蛋白沉积。淀粉样蛋白越多，深度睡眠就越少；深度睡眠越少，淀粉样蛋白就越多，循环往复。

从这一连串反应中，我们可以得出一个预测：成年阶段睡得太少会显著增加患上阿尔茨海默病的风险。这种关联如今已经在许多流行病学研究中得到报道，包括那些患有失眠和睡眠呼吸暂停等睡眠障碍的人。[1] 然而，我仍然非常遗憾地发现，玛格丽特·撒切尔（Margaret Thatcher）和罗纳德·里根（Ronald Reagan）——这两位国家元首对于每晚只睡4~5个小时即使不算引以为豪，也是直言不讳的——都无情地患上了阿尔茨海默病。现任美国总统唐纳德·特朗普（Donald Trump）也是一位大力宣扬每晚只睡几个小时的支持者——也许应该小心了。

从这些发现中可以反过来得出一个更重大的预测，那就是我们通过改善一个人的睡眠，应该能够减少他们患上阿尔茨海

---

① 《睡眠碎片化与阿尔茨海默病的风险以及老年人的认知能力下降》，载《睡眠》，2013，36，1027–1032页；A·S·利姆（A. S. Lim）等：《睡眠对于对载脂蛋白E epsilon4的等位基因对患阿尔茨海默病的风险和神经原纤维结构关系的影响的改变》，载《JAMA神经病学》，2013，70，1544–1551页；R·S·奥索里奥（R. S. Osorio）等：《失眠症患者患阿尔茨海默病的风险更大》，载《美国老年协会杂志》，2011，59，559–562页；K·亚夫（K. Yaffe）等：《睡眠障碍性呼吸、缺氧，以及老年女性轻度认知障碍和阿尔茨海默病的风险》，载《JAMA》，2011，306，613–619页。

默病的风险，或者至少可以延缓他们的发病。初步的支持来源于临床研究，一些中年人和老年人成功治愈了他们的睡眠障碍。结果是，他们的认知能力下降的速度明显减慢了，并且推迟了阿尔茨海默病的发病时间5~10年。①

我自己的研究小组正在尝试开发一些人为增加深度非快速眼动睡眠的可行方法，用以恢复一定程度的记忆巩固功能，这种功能在大脑中淀粉样蛋白含量较高的老年人中是缺失的。我的目标是预防阿尔茨海默病——如果我们能够找到一种符合成本收益，并且可以在全体人口水平上重复使用的方法。我们是否可以在阿尔茨海默病来临之前的几十年，就开始补充脆弱的社会成员中年时期衰退的深度睡眠，以避免之后患上痴呆症的风险？这是一个无可否认的崇高目标，有人会把它与一个登月计划的研究目标相提并论。但值得回顾的是，我们已经将这种概念方法用于医学，即为四五十岁高风险人群开他汀类药物（一类主要用于降低胆固醇的药物），以帮助预防心血管疾病，而不是在数十年后才治疗疾病。

睡眠不足只是与阿尔茨海默病相关的危险因素之一。睡眠的一己之力不可能成为消除痴呆症的灵丹妙药。尽管如此，在整个生命中优先考虑睡眠，显然成了降低阿尔茨海默病风险的重要因素。

---

① S·安克里－伊斯雷尔（S. Ancoli-Israel）等：《治疗阻塞性睡眠呼吸暂停在阿尔茨海默病中的认知效果：一项随机对照研究》，载《美国老年协会杂志》，2008，56，2076–2081页；W·d·S·莫赖斯（W.d.S. Moraes）等：《多奈哌齐对阿尔茨海默病患者的睡眠和快速眼动睡眠脑电图的影响：双盲安慰剂对照研究》，载《睡眠》，2006，29，199–205页。

癌症、心脏病和更短的寿命

睡眠剥夺与身体

　　我曾经很喜欢说："睡眠是除饮食和锻炼之外的第三大健康支柱。"我如今改变了自己的说法。睡眠不仅是一个支柱，更是另外两个健康堡垒的基础。我们将会看到，如果把睡眠的基础拿掉，或者稍微削弱一下，严格的饮食或者体育锻炼就会变得不那么有效了。

　　然而，睡眠不足对健康的潜在影响要深刻得多。睡眠不足时，身体的每一个主要系统、组织和器官都会受到影响。你的健康没有任何一方面可以摆脱睡眠不足的干扰并不受任何损害。就像水从你家爆裂的水管喷出一样，睡眠不足的影响将会渗透到生理上的每一个角落，进入你的细胞，甚至改变你最基本的自我 —— DNA。

　　将镜头拉远来看，有二十多项大型的流行病学研究在数十年之内追踪了数百万人，所有这些都得出了同样清晰的关系：

睡眠越短，生命越短。发达国家疾病和死亡的主要原因，也就是损害卫生保健系统的疾病，诸如心脏病、肥胖症、痴呆症、糖尿病和癌症等，都被发现与睡眠不足有着千丝万缕的联系。

本章描述了睡眠不足对人体所有主要的生理系统（包括心血管、代谢、免疫和生殖）产生损害的各种方式，这些描述或许会引起不适。

睡眠不足与心血管系统

睡眠质量差，心脏就不健康。这个道理简单而真实。以2011年的一项研究结果为例，这项研究追踪了8个不同国家的50多万名不同年龄、民族和种族的男性和女性。在研究开始之后的7~25年内，睡眠的逐渐缩短，与患上或死于冠心病的风险增长了45%有关。日本对4000多名男性劳动者的研究中也观察到了类似的关系。14年间，睡眠时间少于6小时的人比睡眠时间超过6小时的人患一次或多次心脏骤停的可能性高出400%至500%。我应该提到，这些研究中，有许多即使控制了其他已知的威胁心脏健康的危险因素，如吸烟、体力活动和体重，睡眠过少与心力衰竭之间的联系仍然很强。仅是睡眠缺乏，就能对心脏造成打击。

随着我们接近中年，身体开始变差，健康的恢复能力开始下降，睡眠不足对心血管系统的影响也就逐渐增加。45岁以上、每晚睡眠时间少于6小时的成年人，与每天晚上睡眠7~8小时的人相比，其一生中心脏病发作或中风的可能性要高出200%。这一发现使人铭记注重中年时期的睡眠有多么重要——不幸的是，这恰恰是家庭和职业状况双双拖我们后腿的时期。

心脏在睡眠剥夺的重压下遭受如此巨大的痛苦的部分原因在于血压。看一下你的右前臂，找出几条静脉。如果你用左手环握住右前臂的上端，就在手肘下方，并像止血带一样勒紧，你会看到那些血管开始膨胀。有点吓人是不是？轻微的睡眠不足很容易增加全身的静脉压力，拉伸并压迫血管壁，这与勒住血管同样吓人。当今的高血压现象非常普遍，以致我们已经忘记了它所造成的死亡人数。仅在2017年，高血压就通过心力衰竭、缺血性心脏病、中风或肾功能衰竭等形式夺走700多万人的生命。睡眠缺乏成了这些父亲、母亲、祖父母和挚友逝去的原因。

与我们遇到的睡眠缺乏的其他后果一样，不需要整夜的睡眠剥夺就可以对你的心血管系统产生可观测到的影响。一晚睡眠的适度减少——即使只有一两个小时——也能迅速加快一个人心脏的收缩速度，并且显著增加血管内的收缩压。[1] 当你了解到这些实验是在年轻健康的个体中进行的，而且几个小时前他们的心血管系统还很健康时，你一定不会感到安心。就连如此健康的身体素质，也被证明不适合过少的睡眠；面对睡眠不足，人类完全无法抵抗。

---

[1] O·枥洼（O. Tochikubo），A·池田（A. Ikeda），E·宫岛（E. Miyajima），M·石井（M. Ishii）:《由新型多项生物医学记录仪监测到的睡眠不足对血压的影响》，载《高血压病》，1996，27（6），1318–1324页。

　　除了心率过快和血压增高之外，睡眠缺乏会进一步侵蚀那些紧张的血管，尤其是那些本身用于为心脏供血的血管，它们叫作冠状动脉。这些生命通道需要保持清洁和通畅，以便随时为你的心脏提供血液。当那些通道变得狭窄或阻塞时，你的心脏就可能遭受由血氧不足导致的全面且通常是致命的攻击，俗称"严重冠状动脉血栓"。

　　造成冠状动脉阻塞的一个原因是动脉粥样硬化，即含有钙沉积物的硬化斑块在冠状动脉中积聚。芝加哥大学的研究人员对近五百名健康的中年人进行了研究，其中没有一人存在心脏病或动脉粥样硬化的迹象。他们在多年间对这些参与者的冠状动脉健康状况进行了追踪，同时对他们的睡眠状况进行了评估。如果你是每晚只睡5~6个小时的人，那么与那些每晚睡7~8个小时的人相比，在未来5年内你的冠状动脉钙化（即硬化）的可能性会增加200%到300%。这些人的睡眠不足与关键的冠状动脉堵塞有关，这些关键通道本应该是通畅的，为心脏供血，而睡眠不足使心脏供血不足，显著增加了冠心病发作的风险。

　　虽然睡眠剥夺损害心血管健康的机制有很多种，但它们似乎都围绕着一个常见的罪魁祸首，即交感神经系统。请摒弃根据这个名称得出的任何爱意或宁静悲悯的错误联想。交感神经系统是个具有强烈活性化、刺激性，甚至煽动性的系统。必要的话，它会在几秒钟内在全身发动原始的战斗或逃跑压力反应。就像一个有实力的大将军指挥千军万马一样，交感神经系统可以在身体的各种生理分工——从呼吸、免疫功能、应激化学物质到血压和心率——中激发活动。

交感神经系统的急性应激反应通常只能持续短短的数分钟至数小时，在真实的威胁条件下（例如可能受到真正的物理攻击时），可以产生高度适应性。生存是首要目标，而这些反应会促使你立即行动来实现这一目标。但是如果让这个系统的开关长时间停留在"开"的位置上，交感神经兴奋会表现出强烈的不良反应。事实上，这是一个会致死的因素。

在过去的半个世纪里，除了少数例外，每个研究睡眠不足对人体影响的实验中，都观察到了交感神经系统的过度活跃。这种状态会随着睡眠不足状态持续下去，并且在接下来的一段时间内，身体会一直处于某种程度的战斗或逃跑反应状态。对于那些不加以治疗睡眠障碍、在限制睡眠时间或质量的情况下工作过度，或单纯忽略睡眠的人来说，这种状态可以持续数年。就像一个在一段时间内持续转动而发出极度尖锐声音的汽车发动机一样，你的交感神经系统会由于缺乏睡眠而陷入永久的超速传动。由于交感神经激活的持续作用力而对身体造成的紧张应力会以各种健康问题表露出来，就像过度使用的汽车发动机上失效的活塞、垫圈、密封件和齿轮一样。

通过过度活跃的交感神经系统中枢通路，睡眠剥夺会引发多米诺骨牌效应，就像一波健康损害一样蔓延至全身。这一效应从消除通常可以防止心脏收缩速度加快的默认静止制动开始，一旦这个制动器被松开，你将会经历持续的心跳加速。

当你睡眠不足时，心脏加速跳动，通过脉管系统泵送的血液体积流率就会增加，出现高血压状态。同时，一种名为皮质醇的应激激素会缓慢增加,这是由过度活跃的交感神经系统引起的。持续的皮质醇泛滥造成的一个不良后果,就是血管收缩,从而使血压增长得更高。

更糟糕的是,生长激素——一种通常在夜间激增的伟大身体治疗者——会被睡眠剥夺状态所切断。没有生长激素来修补叫作内皮的血管内覆组织,血管就会逐渐磨损,失去完整性。雪上加霜的是,睡眠剥夺对血管系统造成的高血压意味着,你不能再有效地修复这些压裂的血管。此时,整个身体的血管管道因受损而衰弱,更容易发生动脉粥样硬化(动脉发生堵塞)。血管也会破裂。这就像个导火索,会导致随后的诸如心脏病发作和中风等爆炸性后果。

相比于这一连串的伤害,正常情况下,整晚睡眠在心血管系统方面会带来良好的治疗效果。具体而言,在深度非快速眼动睡眠期间,大脑会将镇静的信号传达给人体神经系统中负责战斗或逃跑反应的交感神经分支,并在夜晚长时间持续进行。因此,深度睡眠可以防止生理压力升高,从而避免血压升高、心脏病发作、心脏衰竭和中风。这其中也包括对心脏收缩速度的镇静作用。你可以把深度非快速眼动睡眠想象成一种自然的夜间血压管理形式——一种避免高血压和中风的管理形式。

我在通过讲课或写作向大众传播科学知识时,总是试图避免用没完没了的死亡率和发病率统计数字来进行连续轰击,以免大家在我面前丧失自己活下去的意愿。然而在睡眠剥夺领域,具有说服力的研究如此之多,我很难不这么做。不过,要让人们理解重点,往往只需要一个惊人的发现。对于心血管健康，我相信这个发现来自一个"全球性实验"，这个实验中，每年有15亿人都会在一天晚上被迫少睡一个小时或更少的时间。你很可能已经参与过这个实验，它也叫作"夏令时"。

在北半球，3月份转换为夏令时，会导致大多数人失去一个小时的睡眠机会。如果按照研究人员的做法，列出数百万条医院的每日记录，你就会发现这种看似微不足道的睡眠减少通常伴随着次日可怕的心脏病发作高峰。让人惊奇的是，这种作用是双向的。在北半球的秋季，当夏令时结束，我们把时钟向前调整，因而多得一小时的睡眠机会时，心脏病发作的概率会在第二天下降。从交通事故的数量也可以看出类似的升降关系，这就是通过注意力失误和微睡眠，证明了大脑和心脏一样，对于非常小的睡眠波动十分敏感。大多数人认为一晚上少睡一个小时没什么，觉得这是微不足道、无关紧要的，但它其实至关重要。

睡眠不足和代谢：糖尿病与体重增加

睡得越少，你就越容易吃东西。此外，你的身体还会变得无法有效地管理这些卡路里，尤其是血液中糖的浓度。通过这两种途径，每晚睡眠时间少于7个小时，就会增加你体重增长、超重或肥胖的概率，并会显著增加患2型糖尿病的可能性。

糖尿病的全球医疗成本是每年3750亿美元，肥胖的全球医疗成本则超过20000亿美元。然而，对于睡眠不足的人来说，健康成本、生活质量和死亡的加速到来更加重要。至于睡

眠不足是如何导致你走上糖尿病和肥胖的道路的，如今我们已
经全面了解了，而且没有异议。

糖尿病

糖是一种危险的东西。在你的饮食中糖自然很危险，然而
我在这里指的是正在你血液中循环的糖。数周或数年保持过高
水平的血糖（即葡萄糖），会对你的身体组织和器官造成惊人的
伤害，使你的健康状况恶化，并缩短你的寿命。可能以失明告
终的眼病、通常导致截肢的神经疾病，以及需要透析或移植的
肾功能衰竭，都是长期高血糖的后果，高血压和心脏病也是。
不过，2型糖尿病是最常见、最直接的与血糖失控有关的疾病。

一个健康的人进食之后，他体内的胰岛素会刺激身体的细
胞迅速地从血液中吸收葡萄糖。根据胰岛素的指示，身体细胞
会打开它们表面的特殊通道，就好像在倾盆大雨中高效地控制
路边的排水沟一样。这些体细胞会使葡萄糖顺利地从运输过程
中流出，从而避免血液中糖分泛滥的危险。

然而，如果体细胞停止对胰岛素做出反应，它们就不能有
效地从血液中吸收葡萄糖。这就相当于路边的排水沟被堵塞或
错误关闭，血糖的上升无法再回落到安全水平。此时，身体已
经转变为高血糖状态。如果这种情况持续存在，并且你的体细
胞一直无法处理高水平的葡萄糖，你就会转为糖尿病前期的状
态，并最终发展成为2型糖尿病。

睡眠不足与血糖异常相关联的早期预警信号，出现在横跨

几大洲的一系列大型流行病学研究中。相互独立的研究小组们发现，在夜晚常规睡眠时间少于6小时的个体中发现2型糖尿病的比例更高。即使在控制了体重、饮酒、吸烟、年龄、性别、种族和咖啡因摄取等其他因素时，这种关联仍然很显著。尽管这些研究很有说服力，但它们并未得出因果关系的方向。是糖尿病状态影响你的睡眠状况，还是睡眠太少会损害身体调节血糖的能力，从而导致糖尿病呢？

为了回答这个问题，科学家们必须对没有糖尿病或者血糖问题的健康成年人进行详细的对照实验。在第一个研究项目中，参与者们被限制六个晚上每晚只能睡4小时。到一星期结束时，这些（原本是健康的）参与者们吸收标准剂量的葡萄糖的效率比充分休息时降低了40%。

这意味着什么？那就是，如果研究人员将这些血糖读数展示给不知情的家庭医生，他们会立即将这些人诊断为糖尿病前期患者。他们会开始一个快速干预程序，以防止这种不可逆转的2型糖尿病发展。世界各地许多科学实验室已经通过重复实验，证实了睡眠过短的这一惊人后果，其中一些实验的睡眠量甚至没有减少那么多。

那么，睡眠缺乏又是如何干扰人体对血糖的有效控制的呢？它会阻断胰岛素的释放，从而消除细胞吸收葡萄糖的指令吗？还是细胞本身对正常存在的胰岛素信息不能做出反应呢？

根据我们的发现，尽管最有说服力的证据指向了后者，但两种情况都存在。通过在上述实验结束时从参与者身上取下的小块组织样本或活体组织检验样本，我们可以检测出身体细胞是如何运作的。在参与者被限制一星期每晚只睡4~5个小时之后，这些疲劳的人体内的细胞对胰岛素的接受程度要低得多。在这种睡眠不足的状态下，细胞顽固地抵抗胰岛素发出的信息，拒绝打开表面的通道。细胞会排斥而不是吸收危险的高水平的葡萄糖。路边的排水管被封闭了，这就导致了血糖上升和糖尿病前期高血糖状态。

虽然大众大多都知道糖尿病很严重，但他们可能并不了解它真正的负担。除了每名患者平均超过8.5万美元的治疗费用（这会导致额外的医疗保险费用的提高）之外，糖尿病还会让病患的个人预期寿命降低10年。长期睡眠不足如今被认定是造成第一世界国家2型糖尿病患者数量逐步上升的主要原因之一，而这是一个可以预防的因素。

体重增加与肥胖

当你的睡眠时间变短时，你的体重也会增加。有多种力量会串通起来扩大你的腰围。其中第一种涉及控制食欲的两种激素：瘦素和胃饥饿素①。瘦素会传递出饱腹感。当瘦素在体内循环的浓度水平很高时，你的食欲就会变迟钝，不想吃东西。与此相反，胃饥饿素会引发强烈的饥饿感。当胃饥饿素水平增高时，你的食欲也会增加。这两种激素中有任何一种不平衡，就

---

① 虽然瘦素（leptin）和胃饥饿素（ghrelin）听起来可能像两个霍比特人的名字，但前者来源于希腊语单词leptos，意思是"苗条"，后者来源于ghre，即原始印欧语中的"增长"一词。

可能引发进食量和体重的增加。如果两种都受到相反方向的扰乱，体重增加就更有可能了。

在过去的三十年里，我的同行、芝加哥大学的伊芙·范考特（Eve Van Cauter）博士对睡眠和食欲之间的联系进行了不懈的研究，她的努力与这一研究的影响力同样出色。范考特没有剥夺人们整夜的睡眠，而是采取了更明确的方法。她了解到，工业化社会中有超过三分之一的人在工作日中每晚睡眠时间要少于5~6小时。因此，在一项针对体重完全正常的健康年轻人的系列研究中，她开始研究持续一周的这种社会典型的睡眠时间过短，是否足以破坏瘦素或胃饥饿素水平。

如果你是范考特研究的参与者之一，那么你会感觉更像是在酒店住一个星期。你会得到你自己的房间、床、干净的床单、电视机、网络等——除了免费的茶和咖啡，因为咖啡因是被禁止的。在实验的一种安排中，参与者每晚将会获得8.5小时的睡眠时间，连续五个晚上，头上放置记录电极。在实验的另一种安排中，参与者连续五个晚上只能睡4~5小时，也用电极记录监测。两个实验组将会得到数量和类型完全相同的食物，并且体力活动程度也保持恒定。每天，他们的饥饿感和食物摄入量都要受到监测，瘦素和胃饥饿素的循环水平也是。

范考特在一群健康而瘦削的参与者身上实施了这个实验设计，发现每晚只睡4~5小时时，人会格外贪吃。尽管获得了相同数量的食物，身体活动量也相似，但在睡眠时间达到8小时或更长时间时，这些人的饥饿水平都会处于平稳的控制之下。仅仅在睡眠过短的第二天，饥饿感就发生了剧增，食欲也迅速增加。

瘦素和胃饥饿素这两者都有责任。睡眠不足会降低释放饱腹感信号的激素瘦素的浓度，升高诱发饥饿感的激素胃饥饿素的浓度。这是一个生理上典型的双重危险事件：参与者因为睡眠时间过短而受到两次惩罚，一次是从身体中消除“我已经饱了”的信号，一次是把“我还饿”的感觉放大。结果，参与者在时间睡眠过短时就会对食物感到不满足。

从代谢的角度看，睡眠被限制了的参与者失去了对饥饿的控制。范考特通过将这些人限制在我们社会中有些人认为“充足”的睡眠量（每晚 5 个小时），造成了激素作用下对食物的渴望比例严重失调的结果。当你的睡眠不充足时，身体就会通过消除表示“停止进食”（瘦素）的化学信息，增大呼喊“请继续吃”（胃饥饿素）的激素声音，使你即使在吃饱饭后，食欲仍然不能满足。就像范考特向我描述的，一个睡眠不足的身体会在大量的食物中哭着喊饿。

但是，感觉饥饿，与实际上吃得更多不是一回事。你睡得少的时候真的吃得更多吗？你的腰围真的会由于食欲上升而增长吗？

通过另一项具有里程碑意义的研究，范考特证明了事实确实如此。这个实验中的参与者再次经历了两种不同的状况，作为他们自己的控制基准：四个晚上分别睡 8.5 小时，与四个晚上分别睡 4.5 小时。每一天，两种条件下的参与者都被限制进行同等水平的身体活动。每一天，他们都可以获得任意量的食物，研究人员会仔细计算两种实验操作之间卡路里消耗的差异。

比起睡一整夜的时候，在睡眠时间很短时，同一个人每天

会多摄入300卡路里，等于在实验结束前总共多摄入1000卡
路里以上。如果你在十天的时间内限制人们每天只能睡5~6个
小时，也会发生类似的变化。如果把每晚睡4.5小时的情形延
伸到工作的一年时间中，并假设有一个月的假期，假期中睡眠
时间奇迹般地变得很充足，你仍然会额外摄入超过70000卡路
里的热量。根据卡路里计算，这种摄入每年都会导致体重增加
10~15磅[①]（这听起来可能让我们中的很多人感到熟悉又心痛）。

范考特的下一个实验是所有实验中最惊人的（也是最邪恶
的）。身体健康的参与者经历了和以前一样的两个不同的条件：
四个晚上每晚睡8.5小时，四个晚上每晚睡4.5小时。但是，这
两种实验条件在最后一天都发生了一些不一样的事情。参与者
会得到一个4小时任意获取食物的机会。在他们面前摆放着各
种各样的食物，从肉类、蔬菜、面包、土豆、沙拉，到水果和
冰激凌。然而，在另一边设置了一个装满了饼干、巧克力棒、
薯条和椒盐脆饼的零食柜。参与者可以在4小时内尽情地享受
这些食物（食物会不断被补充满）。重要的是，受试者是单独
进食，这样就限制了社交互动，防止他人责备的影响改变他们
自然的进食欲望。

自助餐后，范考特和她的团队再次对参与者们吃什么、吃
了多少进行量化评估。睡眠不足的参与者尽管在自助午餐时
间摄入了将近2000卡路里的热量，却依然转向了快餐柜。与
每晚获得充足睡眠的时候相比，他们在吃完饭后又**额外**吃掉了

---

① 1磅约等于0.45千克。——译者注

330卡路里的零食。

与这种行为有关的是最近的一项发现，即睡眠不足会升高血液循环中内源性大麻素的水平，这是一种身体产生的化学物质，就像你可以根据名字推测出的那样，它与药物大麻非常相似。就像吸食大麻一样，它也会刺激食欲并增加你对零食的欲望，产生"强烈食欲"。

将内源性大麻素的增加与睡眠剥夺引起的瘦素和胃饥饿素的变化结合起来，就会产生一种强烈的化学信息冲击，驱使你朝同一个方向进发：暴饮暴食。

有些人认为，我们睡眠不足时会吃更多的东西，是因为保持清醒时需要消耗额外的卡路里。可悲的是，这并不是事实。在上述睡眠限制实验中，两种条件之下的卡路里消耗并没有差异。最极端的情况下，与包含完整8小时睡眠的正常24小时生命活动相比，剥夺一个人连续24小时中的所有睡眠，他只能额外多消耗147卡路里的热量。事实证明，睡眠对于大脑和身体来说，是一个强烈的代谢活跃状态。出于这个原因，那些认为我们睡觉是为了保存大量能量的理论不再被接纳。微不足道的卡路里储备并不足以抵消睡眠带来的生存危险和不利因素。

更重要的是，在睡眠不足的情况下，你摄入的额外卡路里远远超过了你在清醒过程中额外消耗的能量。更糟糕的是，一个人睡得越少，就会觉得自己醒来后越没有精力，因此会久坐不动，也不愿意进行锻炼。睡眠不足是肥胖的完美配方：更多的卡路里摄入、更低的卡路里消耗。

由睡眠时间过短引起的体重增加不仅与多吃东西有关，还与你放纵自己吃进去的东西的变化有关系。纵观不同的研究，范考特注意到，当每晚睡眠减少几个小时，人们对甜食（例如饼干、巧克力和冰激凌等）、含丰富碳水化合物的食物（例如面包和面食等）及咸味零食（例如薯片和椒盐脆饼等）的渴望全部增加了30%至40%。受影响较小的是富含蛋白质的食物（如肉和鱼）、乳制品（如酸奶和奶酪）和高脂肪食物，困倦的参与者们的偏好只增加了10%至15%。

为什么当睡眠不足时，我们会渴望可以快速补充能量的糖类和复合碳水化合物呢？我和我的研究小组决定进行一项研究，在人们观察、选择食物的同时扫描他们的大脑，然后评估每个人对每种食物的渴望程度。我们设想，大脑内的变化可能有助于解释由于缺乏睡眠而导致的食物偏好的不健康转变。脑中通常用来保持我们产生基本食物欲望的脉冲控制区域是否出现了故障，从而导致我们去寻求甜甜圈或披萨饼，而不是全麦食品或绿色蔬菜呢？

健康的、体重均衡的参与者们进行了两次实验：一次是睡了一整晚后，另一次是睡眠被剥夺一晚后。在这两种情况下，他们都观看了80个相似的食物图像，从草莓、苹果、胡萝卜等水果和蔬菜，到冰激凌、意大利面、甜甜圈等高热量食物。为了确保参与者能够做出反映他们真正欲望的选择，而不是简单地选择他们认为正确的或最合适的选项，我们加入了一个激励因素：在他们从核磁共振仪中出来之后，我们会向他们提供一份他们在任务中选择的最渴望的食物，并客气地请他们吃！

通过比较相同个体在两种情况之下的大脑活动模式，我们发现，由于缺乏睡眠，做出深思熟虑的判断和克制的决定所要用到的前额叶皮质管理区域已经不再活跃了。相反，驱动动机和欲望的更原始的大脑深层结构对食物图像做出的反应被增强了。这种不再审慎自制而转向更原始的大脑活动模式的转变，和参与者对食物选择的改变一起发生。在睡眠剥夺的情况下，参与者眼中的高卡路里食物变得明显更有吸引力。当我们计算参与者在睡眠不足时需要的额外食物时，发现总共要多出600卡路里的热量。

有一个振奋人心的消息是，充足的睡眠将会帮助你控制体重。我们发现，整晚的睡眠修复了释放享乐欲望的大脑深层区域与控制这些欲望的高阶大脑区域之间的沟通途径。因此，充足的睡眠可以修复你大脑内的冲动控制系统，在出现过度进食倾向时进行适当的控制。

我们也发现，在大脑下方的身体中，充足的睡眠还会让你的肠道更加健康。睡眠扮演着调节人体神经系统平衡的角色，尤其是安抚做出战斗或逃跑反应的交感神经分支，而这可以改善位于你的肠道（也就是肠道神经系统）中的细菌群落（微生物群落）。正如我们前面了解到的，当你没有得到足够的睡眠，并且身体中与压力相关的战斗或逃跑反应神经系统开始兴奋时，会触发过量的皮质醇进入血液循环中，它会培养"坏细菌"，使你的整个肠道菌群发生腐化。因此，睡眠不足会阻碍所有食物中营养物质的有效吸收，并导致肠胃问题。①

---

① 我怀疑我们会发现一种双向关系，即睡眠不仅会影响肠道菌群，肠道菌群也可以通过许多不同的生物通道与睡眠相通并对其做出改变。

当然，席卷世界大部分地区的肥胖流行问题并不是由睡眠不足造成的。加工食品消费量的增加，食物分量的增大及人类更常久坐的习性，都是触发因素。然而，这些变化还不足以解释肥胖率的急剧上升。必然有其他因素也发挥了作用。

根据过去三十年间收集的证据，睡眠不足的流行很可能是肥胖流行的关键因素。流行病学研究已经证实，睡眠较少的人更有可能超重或肥胖。事实上，如果你把过去五十年间睡眠时间的减少（虚线）和同一时间段内肥胖率的上升（实线）简单地绘制在同一图表上（如图13所示）就能看到，数据可以清晰地推断出这种关系。

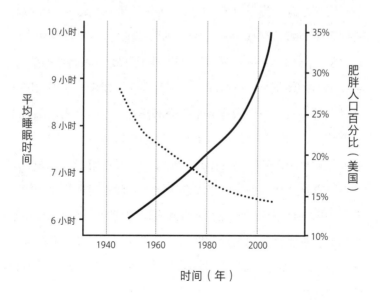

图13 睡眠不足与肥胖

我们现在从生命的初期就能观察到这些影响。一个3岁的孩子一个晚上的睡眠时间如果少于10.5小时，比起睡12个小时的孩子，他在7岁时肥胖的风险就增加了45%。让我们的孩子在人生初期就因为忽视睡眠而走上不健康的道路，这真是莫大的讽刺。

最后是关于减肥的评论。比方说，你想要减去脂肪，让自己看起来更加健康紧致，而选择执行两周严格的低热量饮食。这正是研究人员对在医疗中心待了整整两周的一群体重超重男女所做的。然而，其中一组人只有5.5小时的睡眠时间，另一组则有8.5小时。

尽管两组人的体重都减轻了，但减掉的体重**类型**却来自完全不同的来源。当只有5.5小时的睡眠时间时，超过70%减轻的体重来自瘦肉组织 —— 肌肉，而不是脂肪。而每晚睡眠时间为8.5小时的小组中，研究人员观察到了更令人满意的结果，超过50%的体重减轻来自脂肪，同时保存了肌肉。当你睡眠不足时，身体对于舍弃脂肪会变得特别吝啬。取而代之，肌肉质量会减少，而脂肪会被保留下来。当你缩短睡眠时间时，节食不太可能得到苗条紧致的体态，而会产生反作用。

所有这些研究的结果可以总结如下：睡眠时间短（即第一世界国家的许多成年人普遍和常规报道的情形）会增加饥饿感和食欲，损害大脑内的冲动控制，增加食物消耗（尤其是高热量食物），减少进食后的食物满足感，并且在节食时阻止有效的体重减轻。

睡眠不足与生殖系统

如果你希望成功繁育后代、身强体壮、具有威力，那么每天晚上你都应该好好睡一觉。查尔斯·达尔文（Charles Darwin）如果看到我现在提出的证据的话，肯定会同意这个建议。

芝加哥大学的一个研究小组对一群24~25岁的健康年轻男性进行了研究，把他们的睡眠时间限制在5个小时内。之后对这些疲劳的参与者抽血采样，测试血液中循环的激素水平，你会发现睾酮含量与他们获得充分睡眠时的基准睾酮水平相比，有明显的下降。这种激素削弱的影响力如此之大，以至于睾酮生殖力实际上"衰老"了10~15年。实验结果也支持以下发现：患有睡眠障碍，特别是与打鼾有关的睡眠呼吸暂停的人，睾酮水平显著低于年龄和背景相似，但是没有睡眠疾病的人。

我在发表公开演说时，讲述这些研究的结果往往可以让偶尔会遇到的强势男人（大男子主义者）闭上嘴巴。正如你所想象的那样，当了解到这样的信息后，他们热切反对睡眠的态度就会变得有点儿摇摆不定。出于善意，我会继续告诉他们，声称自己睡眠过少或睡眠质量差的男性，其精子数量比那些夜晚获得完整安宁睡眠的男性精子数量要低29%，且精子本身会有更多的畸形问题。我通常会加上一个卑鄙的打击来结束我的回答——指出这些睡眠不足的男人的睾丸要明显小于休息好的男人。

抛开演讲中偶尔的吵闹不谈，低睾酮是一个临床关注议题，也是一件影响生活的事。低睾酮的男性常常整天都会感到疲劳乏力。他们会觉得很难专注于工作任务，因为睾酮对大脑的专注能力有着强烈的影响。当然，他们的性欲也会很沉闷，很难有积极、充实和健康的性生活。事实上，上述研究中的年轻男性，随着睡眠不足状态的增加和睾酮水平的下降，都会自己感到情绪和活力逐渐低落。除此之外，睾酮还能维持骨密度，并帮助增加肌肉质量和肌肉力量，因此你就能开始理解为什么整晚的睡眠——以及它所提供的天然激素替代疗法——对于所有年龄段男性的生殖健康和积极生活来说都是必不可少的。

男性并不是唯一因缺乏睡眠而在生殖方面受到损害的。每晚睡眠时间通常少于6小时，会导致女性的卵泡释放激素下降20%。这是一种重要的女性生殖因子，在排卵前会达到高峰，并且是受孕所必需的。在一份汇集了过去四十年来针对10万名职业女性的研究结果的报告中，那些由于工作时间不规律导致睡眠质量差的人，比如从事轮班工作的护士（在这些早期研究中，这种职业几乎完全由女性从事），月经周期异常的比例比正常白天工作的人高出了33%。此外，工作时间不稳定的女性，出现生育能力低下问题的可能性要多出80%。相对于那些每晚睡眠时间长达8小时以上的女性而言，每晚睡眠时间经常少于8小时的怀孕女性在妊娠的头三个月更容易发生流产。

如果把这些对生殖健康的有害影响与一对双方都缺乏睡眠的夫妇相联系，就很容易理解为什么睡眠不足的流行与不孕或生育能力低下有关了，也就能理解为什么达尔文会发现这些结果对于未来进化的成功有着深远意义了。

顺便提一下，如果你问我在斯德哥尔摩大学的朋友兼同事蒂娜·桑德林（Tina Sundelin）博士，当你睡眠不足时，你的吸引力有多大——一种生物学上潜在的身体表达形式，会改变配对结合的机会，从而改变繁衍后代的机会——她会告诉你一个丑陋的真相。桑德林并不是在这个科学的选美比赛中做出判断的人。相反，她进行了一项简洁的实验，让公众做出了判断。

桑德林召集了一批年龄在18岁到31岁之间的健康男女。他们在同一时间（下午2：30）相同的室内照明条件下，都被拍摄了两次照片，头发自然梳下来，女性不化妆，男性刮掉胡子。然而，这些人在拍摄每张照片之前获得的睡眠量有所不同。其中一次，参与者在拍照之前只睡了5个小时，而另一次，同一批人获得了整整8个小时的睡眠。至于先进行哪一次拍照，每个人都是在不知情的情况下被随机告知顺序。

她还把另一组参与者带入实验室，担任独立裁判。这些人对这个实验的真正目的和照片上的人们所经历的两种不同睡眠操作一无所知。裁判们观看了打乱顺序的两组照片，并被要求对三个特征进行评分：健康状况、疲倦程度和吸引力。

尽管对研究的基本前提和不同的睡眠条件操作一无所知，但裁判们打起分数来毫不含糊。那些经历了一晚短睡眠之后的面孔看起来更疲劳、更不健康，吸引力也明显减少，而睡了整整8个小时之后，这个人的吸引力就变得更大了。桑德林揭露了睡眠不足的真实面目，并且认可了一直以来的"美容觉"这一概念。

我们从这个正在蓬勃发展的研究领域中可以学到的是，人类生殖系统的关键方面，不论是男性还是女性，都会受到睡眠的影响。生殖激素、生殖器官，以及会影响生殖机会的身体吸引力的本质，所有这些都会因睡眠时间过短而退化。我们可以想象纳西索斯[①]每天要固定睡8~9个小时，也许下午还会在有自己倒影的池塘边额外睡个午觉呢。

睡眠不足与免疫系统

回想一下你上次得流感的时候。很痛苦，不是吗？流鼻涕、骨头酸痛、喉咙痛、严重咳嗽、全身无力。你可能只想蜷缩在床上睡觉。你也应该这么做。你的身体正试图把病睡好。在睡眠和免疫系统之间，存在着密切的双向联系。

睡眠通过在你的免疫库中部署各种武器来与感染和疾病做斗争，为你提供保护。当你生病时，免疫系统会强烈刺激睡眠系统，这样就需要更多的卧床休息来帮助提高战斗力。即使只是减少一个晚上的睡眠，这件带有免疫抵抗力的隐形披风就会被粗暴地从你的身体上剥离下来。

我的好同行、加州大学旧金山分校的艾瑞克·普拉瑟（Aric Prather）博士做了一个据我所知最恶心的睡眠实验，就差像某些睡眠研究那样插入直肠探针来测量核心体温了。他

[①] 古希腊神话中的美少年，因为爱上了自己在池塘中的倒影，最终求之不得而死。英文中自恋一词即来源于他的名字。此处为作者开玩笑指纳西索斯因为睡得多而容貌俊美。——译者注

使用手表装置对超过150名健康男女进行了为期一周的睡眠测量。然后将他们隔离开，往每个人的鼻子里喷了一剂适量的鼻病毒或普通感冒病毒的活性培养物。我应该声明，所有的参与者都提前了解这一步骤，并且出人意料地完全同意这种虐待鼻子的行为。

流感病毒令人满意地开始在参与者的鼻孔里面向上推进，普拉瑟随后在接下来的一周里将他们留在实验室中，对他们进行密切监测。他不仅通过频繁采集血液和唾液来评估免疫反应程度，还收集了参与者产生的几乎全部的鼻黏液。普拉瑟对参与者们的擤鼻涕行为进行严格的军事化管理，每一滴都被他的研究团队装袋、贴标签、称重和分析。通过测量血液和唾液中的免疫抗体，以及参与者平均产生鼻涕的多少，普拉瑟可以确定是否有人真的感染了感冒。

根据回顾参与者们在接触普通感冒病毒前一周获得了多少睡眠，普拉瑟将他们分成了四个小组：睡眠少于5小时、睡眠5~6小时、睡眠6~7小时，以及睡眠7小时以上。这与感染率呈现出明显的线性关系。面对活跃的普通感冒病毒，一个人在一周之前得到的睡眠越少，就越有可能感染感冒。平均睡5个小时的人，感染率几乎达到50%。而在一周前每晚睡7个小时以上的人，感染率仅为18%。

考虑到普通感冒、流感和肺炎等传染性疾病已是发达国家的主要死亡因素，医生和政府应该强调在流感季节充足睡眠的重要性。

也许你是那些对自己负责的人之一，每年都会打流感疫苗，增强自身的抵抗能力，同时增强自己所在社区的整体免疫力。但是，只有当你的身体产生抗体时，流感疫苗才有效。

2002年的一项不同凡响的发现表明，睡眠会对标准流感疫苗的人体反应产生深远的影响。在这项研究中，健康的年轻人被分为两组：一组每晚睡眠时间被限制为4小时，另一组每晚睡7.5~8.5小时。在六天结束后，每个人都被注射了流感疫苗。接下来的日子里，研究人员抽取了血液样本来确定这些个体在产生抗体反应方面的有效程度，从而确定疫苗接种是否成功。

那些在注射流感疫苗之前的一周内每晚睡7.5~8.5小时的参与者都产生了强大的抗体反应，反映出了健康可靠的免疫系统。相比之下，那些睡眠限制组的人产生的反应是微不足道的，不到睡眠良好的小组成员免疫反应的50%。甲型和乙型肝炎疫苗也曾经报道了睡眠过少导致的类似后果。

也许睡眠不足的人只要事后补足睡眠时间，就可以继续产生更强的免疫反应呢？这是一个很好的想法，却是错误的。即使允许一个人得到两周甚至三周的恢复性睡眠来缓解一周睡眠过少的打击，他们也无法继续对流感疫苗产生全面的免疫反应。事实上，只经过少量的睡眠限制之后，即使过了一年，我们仍然可以观察到参与者身体中某些免疫细胞的减少。就像睡眠剥夺对记忆的影响一样，一旦你当下错过了睡眠的益处（这里指的是对这种季节性流感的免疫反应），就无法仅仅通过补偿睡眠来重新获得益处了。损害已经形成了，而且一年之后仍然可以测量到一些损害。

无论你发现自己处于什么样的免疫状况中——准备接种疫苗来帮助提高免疫力，还是调动强大的适应性免疫反应来打败病毒的攻击——睡眠，尤其是整夜的睡眠，都是神圣不可侵犯的。

一个人不需要经历多夜的睡眠缺乏，其身体免疫力就会减弱，而这就与癌症问题有关了。自然杀伤细胞是免疫系统中强大的精英中队。如果你愿意的话，可以把自然杀伤细胞想象成你身体中的特工，它们的工作就是识别危险的外来因素，并加以消除——像007那样。

自然杀伤细胞所针对的其中一种异常物就是恶性肿瘤（癌）细胞。自然杀伤细胞实际上会在这些癌细胞的外表面上打出一个洞，注入可破坏恶性肿瘤细胞的蛋白质。因此，你所需要的是随时随地处于这些像詹姆斯·邦德（James Bond，007系列电影中的主角特工）一样的免疫细胞组合的保护之下。而这正是你睡得太少时会缺乏的东西。

加州大学洛杉矶分校的迈克尔·欧文（Michael Irwin）博士进行了具有里程碑意义的研究，揭示了仅仅一次短暂睡眠对你的抗癌免疫细胞会产生怎样快速而广泛的影响。欧文通过对健康的年轻人进行实验证明，比起8个小时的晚间睡眠，一个晚上只睡4个小时——例如早上3点睡觉，早上7点醒来——会清除70%在免疫系统中循环的自然杀伤细胞。你会发现自己面临着这样一种剧烈的免疫缺陷状态，而且发生速度之快，仅仅一晚的"糟糕"睡眠之后很快就会发生。你可以想象一下在睡眠不足的一个星期后，你的抗癌免疫库的衰弱状态，更不用说数月甚至数年了。

不过，我们用不着想象。许多著名的流行病学研究报告已经指出，夜间轮班工作，以及它所引起的对昼夜节律和睡眠的破坏，大大增加了你患上各种癌症的概率。迄今为止，这已经包括了与乳腺癌、前列腺癌、子宫内膜癌及结肠癌等疾病的关联。

受到越来越多证据的支持，丹麦最近成了第一个向在政府资助的工作（例如护士和机舱工作人员）中进行多年夜班工作后患乳腺癌的妇女支付工伤赔偿金的国家。然而，尽管存在着科学证据，其他政府——例如英国——至今依然反对类似的法律诉求，拒绝支付赔偿。

随着每一年研究的深入，更多类型的恶性肿瘤被证明与睡眠不足有关。欧洲的一项涉及近2.5万人的大型研究表明，睡眠时间不超过6小时的人比起睡眠时间超过7小时的人，患癌症的风险增加了40%。在一项为期11年对超过7.5万名女性的跟踪调查中，也发现了类似的联系。

睡眠太少导致癌症的方式和原因，现在也逐渐明朗。部分问题涉及交感神经系统扰乱的影响，因为睡眠不足会迫使交感神经系统过度运行。身体交感神经活动水平增加，将会引起免疫系统不必要的持续炎症反应。当面对真正的威胁时，交感神经系统活动的短暂高峰往往会引发同样短暂的对炎症活动的反应——这对于预测潜在的身体伤害是有用的（想想与野生动物或原始敌对部落发生身体上的打斗）。然而，炎症也有不好的一面。慢性炎症一直开启着而没有自然恢复到平静状态，它的非特异性状态就会引起多种健康问题，包括与癌症有关的问题。

我们了解到，癌症会利用炎症反应。例如，一些癌细胞会将炎症因子吸引到肿瘤中，以帮助血管增生，为肿瘤供应更多营养和氧气。肿瘤还可以使用炎症因子来帮助进一步破坏其癌细胞中的DNA并使其突变，从而增强肿瘤的效力。与睡眠不足有关的炎症因子也可以用来从肿瘤所处的位置切下一部分，使癌症起锚，开始扩散到身体的其他区域。这个状态称为转移，是癌症破坏原始组织最初的边界（这里指肿瘤发生的部位）并开始出现在身体其他区域时的医学术语。

芝加哥大学的戴维·格扎尔（David Gozal）博士最近的研究显示，我们现在所了解的这些肿瘤扩大和扩散的过程，恰恰是睡眠不足导致的。在他的研究中，首先给小鼠注射恶性肿瘤细胞，然后在四周内追踪肿瘤的发展状况。在此期间，一半的小鼠被允许正常睡眠；另一半的部分睡眠则受到干扰，降低整体睡眠质量。

相对于休息良好的小鼠，睡眠不足的小鼠的肿瘤生长速度和大小增加了200%。我个人认为很痛苦的是，在我的公开演讲期间，我经常会展示这两个实验组中小鼠肿瘤大小的对比图片——正常睡眠组与睡眠限制组。这些图像毫无意外地引起了明显的倒吸凉气的声音，有些人条件反射地用手捂住嘴，还有一些人试图转过头，不去看从睡眠受限的小鼠身上长出巨大肿瘤的图片。

接下来，我不得不讲述一个可能在任何癌症故事中都更糟的消息。当格扎尔在小鼠死后进行尸检时，他发现缺乏睡眠的个体中的肿瘤更具攻击性。它们的癌症已经转移，扩散到了周围的器官、组织和骨骼。现代医学越来越擅长治疗位置固定的癌症，但当癌症转移时（由睡眠剥夺状态强烈激发），医学干预往往无能为力，死亡率逐步上升。

这个实验之后的几年间，格扎尔进一步揭开了睡眠剥夺的面纱，揭示了造成这种恶性发展的机制。他表明，在许多研究中，一种叫作肿瘤相关巨噬细胞的免疫细胞，是睡眠缺乏造成癌症性影响的一个根本原因。他发现，睡眠剥夺会使一种名为M1细胞的巨噬细胞数量减少，而M1细胞有助于与癌症做斗争。然而，睡眠剥夺反而增加了促进癌症生长的另一种巨噬细胞（称为M2细胞）的数量。这种组合有助于解释睡眠受到干扰时，从小鼠身上显示出的破坏性的致癌影响。

因此，睡眠质量差会增加癌症发展的风险，如果癌症已经发生，也会为其迅速且更加猖獗的增生提供致命的肥料。在抗击癌症的战斗中，得不到充足的睡眠可以被视为火上浇油。这听起来可能危言耸听，但睡眠不足与癌症的关联如今在科学上已经证据确凿，以至于世界卫生组织已经将夜间轮班工作正式归类为"可能的致癌因素"。

睡眠不足、基因与DNA

如果患阿尔茨海默病、癌症、糖尿病、抑郁症、肥胖症、高血压和心血管疾病的风险增加还不足以引起你的重视，那么长期睡眠缺失还将侵蚀生物生命的本质：你的遗传密码和承载它的结构。

你体内的每个细胞都有一个内核，即细胞核。在这个细胞核中，大部分遗传物质都以脱氧核糖核酸（DNA）分子的形式存在。脱氧核糖核酸分子形成美丽的双螺旋结构，就像一个奢华的房子中的高大螺旋楼梯一样。这些螺旋上的各个片段提供了具体的工程蓝图，指导你的细胞执行特定的功能。这些不同的片段被称为基因。就像双击打开计算机上的 Word 文档，然后将其发送到打印机一样，当基因被激活并被细胞读取时，生物产物就会被"打印"出来，例如制造一种有助于消化的酶，或者一种有助于加强大脑内记忆回路的蛋白质。

任何动摇基因稳定性的因素都会导致某种后果。特定基因错误的过量表达或低水平表达，可能会导致增加患病风险的生物印刷产品的出现，如痴呆症、癌症、心血管疾病和免疫功能障碍。睡眠剥夺这种破坏稳定的力量就这样介入了。

大脑内数以千计基因的协调一致依赖于持续、充足的睡眠。当研究人员仅仅剥夺小鼠一天的睡眠后，这些基因的活性就下降了200%多。就像一份拒绝被打印机抄录的顽固文件一样，当你没有慷慨地给予这些 DNA 片段充足的睡眠时，它们就不会把自己的指导代码转化为印刷行为，给大脑和身体提供它们所需要的东西。

英国萨里大学睡眠研究中心主任德克–扬·迪克（Derk-Jan Dijk）博士表示，睡眠不足对遗传活动的影响在人类中与在小鼠身上同样惊人。迪克和他高效率的小组限制了一组健康的年轻男性和女性的睡眠，让他们在一个星期内每晚只睡6个小时，然后检验了他们的基因表现，所有这些过程都在严格的实验室条件下受到监测。与这些人在一个星期中每晚睡8.5小时的基因活动情况相比，在一个星期轻微的睡眠减少之后，多达711种基因的活动发生了异常。

有意思的是，这种影响效应出现了两极分化：这711种基因中大约有一半因睡眠缺乏而表现异常活跃，另一半基因则减弱或完全停止了表达。活性增加的基因包括与慢性炎症、细胞应激和导致心血管疾病的各种因素有关的基因。而活性减弱的基因是有助于维持稳定新陈代谢和最佳免疫反应的基因。后续的研究发现，睡眠时间过短也会破坏调节胆固醇的基因的活性。睡眠不足尤其会导致高密度脂蛋白（HDLs）——一种一贯与心血管疾病有关的定向特征——的下降。①

睡眠不足不仅会改变基因的活性和表达，还会攻击你的遗传物质本身的物理结构。DNA螺旋链漂浮在细胞核中，但会紧紧缠绕在一起形成一种叫作染色体的结构，就像把单根的线编织在一起制成坚固的鞋带。你的染色体的末端也像鞋带一样，需要加一个特殊结构来保护。对于染色体，这个保护结构被称为端粒。如果染色体末端的端粒受到破坏，DNA螺旋就

---

① 除了简单的睡眠不足之外，迪克的研究团队进一步发现，不定时的睡眠，比如时差或者轮班工作，会对人类基因的表达产生与睡眠不足同样严重的影响。迪克通过把一个人每天的睡眠—清醒周期的时间向前推进几个小时，只用三天，就成功地破坏了一群年轻健康的成年人三分之一的基因转录活性。而这些受到影响的基因控制了基本的生命过程，如代谢、体温调节、免疫活性，以及心脏健康。

会暴露出来，而你此时脆弱的遗传密码就无法正常运作，就像没有了末端的散开的鞋带。

个体获得的睡眠越少，或者睡眠质量越差，他的染色体顶端的端粒就越容易受到损害。这一发现是从一系列由世界各地的许多独立研究小组进行的针对数千名四十多岁、五十多岁、六十多岁的成年人的研究成果中得出的。[①]

这种关联是否有因果关系还有待确定。但是睡眠时间过短所造成的端粒损伤的特殊性如今已经很清楚了。它似乎在模仿老化或衰老过程中所能观察到的情况。也就是说，如果一个人每晚睡 5 个小时，而另一个人每晚睡 7 个小时，那么同龄的两个人在他们的端粒都健康的基础上将会呈现出不同的生物学年龄。后者会显得更"年轻"，而前者会由于人为因素远远老于他的实际年龄。

动物的基因工程和食品的转基因改造往往是令人担忧的话题，带有强烈的感情色彩。DNA 在许多人的头脑中占有卓越的、近乎神圣的地位，不论是自由党人还是保守党人[②]。在此基础上，我们应该对自己睡眠不足感到同样的反感和不安。得不到足够的睡眠，对一部分人来说是一个自愿的选择，但它能显著地改变你的基因转录组[③]，也就是你的本质，或者至少是你自己，因为你在生物学上是由你的 DNA 定义的。当你忽视睡眠，

① 即使考虑到已知的其他危害端粒的因素，如年龄、体重、抑郁和吸烟等，也可以观察到睡眠过短和端粒缩短或受损之间的显著关系。
② 自由党和保守党是英国的两大主要政党，都反对基因改造。——译者注
③ 这里指 DNA 的转录产物，即信使 RNA，其上携带有 DNA 上需要表达的遗传信息。——译者注

就相当于决定了每晚对自己进行一次基因工程改造,篡改那些拼出你日常健康故事的核酸字母表。如果允许你的孩子也忽视睡眠,你就是在他们身上也进行类似的基因工程实验。

第三部分 | 梦的产生和
原因

日常精神错乱

快速眼动睡眠时的梦

昨天晚上，你千真万确地变成了精神病。今晚还会再次发生。在你拒绝承认这个诊断之前，请允许我提供五个正当的理由。第一，当你昨晚在做梦时，你开始看到那些不存在的东西——你产生了幻觉。第二，你相信了那些不可能是真实的东西——你发生了妄想。第三，你对时间、地点和人物感到困惑——你迷失了。第四，你的情绪产生了极大的波动——精神病医生称之为情绪不稳。第五（终于是最后一个了！），今天早上你醒来，会忘记这个奇怪的梦境体验中即使不是全部的，也是大部分的内容，你发生了健忘。假如你在醒着的时候经历这些症状中的任何一个，你就会立即寻求心理治疗。然而，正如我们将要了解到的，被称为快速眼动睡眠的大脑状态和与之相伴的精神体验——做梦，是正常的生理和心理过程，并且是真正必不可少的过程（背后的原因最近逐渐开始明朗）。

快速眼动睡眠并不是我们唯一会做梦的睡眠阶段。事实上，如果你将做梦宽泛定义为从睡眠中醒来时所能报告的任何精神活动，比如"我刚刚在想下雨"，那么严格来讲，你在睡眠的所有阶段都会做梦。如果我从非快速眼动睡眠最深的阶段唤醒你，你会有0%到20%的机会报告出这种类型的平淡想法。当你正在睡着或正在醒来时，你的类似于梦境的体验往往是以视觉或运动为基础的。但是，大多数人理解的梦——那些幻觉的、动态的、情绪化的、具有丰富情节的奇特体验——来自快速眼动睡眠，而且许多睡眠研究人员将他们对梦的真正定义限制在发生于快速眼动睡眠的过程中。因此，本章将主要关注快速眼动睡眠和这种睡眠状态中出现的梦。然而，我们仍然会探索发生在睡眠其他阶段的梦，因为那些梦也为做梦过程本身提供了重要的见解。

做梦时的大脑

在20世纪50年代和60年代，通过放置在头皮上的电极得到的记录，科学家们对快速眼动睡眠中的脑电波活动有了总体的了解。但是，直到21世纪初大脑成像仪问世，我们才得以再现出快速眼动睡眠期间大脑活动壮观的三维影像。这份等待是值得的。

随着研究突破，其方法和结果逐渐瓦解了西格蒙德·弗洛伊德的主张和他关于梦是愿望的满足的非科学理论，而他的理论在整整一个世纪中都占据着精神病学和心理学的主导地位。

弗洛伊德的理论具有重要的意义，我们将在后文中对它们进行讨论。然而，其中也存在着深层次和系统性的缺陷，以至于现代科学推翻了这一理论。自那以后，我们对快速眼动睡眠更深入了解后得出的神经科学观点，引出了关于如何做梦的科学上可验证的理论（例如，逻辑性/无逻辑性、视觉的/非视觉的、情绪的/非情绪的）以及我们的梦与什么有关（例如，我们最近清醒时的生活或新的经历），甚至给了我们机会来探讨所有睡眠科学中最吸引人的问题，而且可能是科学文献中最有意思的问题：我们为什么做梦？也就是，快速眼动睡眠中的梦有什么功能？

　　大脑扫描仪使我们对快速眼动睡眠和梦境的理解超越了简单的脑电图记录，要了解这一进步，我们可以回到第 3 章中体育场的比喻。在体育场上悬挂麦克风可以衡量整个群体的总体活动。但这样看来，它的区域性并不明确。你无法确定球场中当群体中的一部分人在高声吟诵时，紧挨在他们旁边的人群是声音较小，还是完全沉默。

　　当利用放置在头皮上的电极测量大脑活动时，就会产生这样的不明确性。然而，核磁共振成像（MRI）扫描在量化大脑活动时，就不会发生同样的空间模糊效应。核磁共振成像扫描仪能够有效地将体育场（大脑）分割成数千个微小而又各自分离的小方块，就像显示屏上的单个像素，然后测量该特定像素内的人群（脑细胞）的局部活动，与体育场其他部分的其他像素区别开来。此外，核磁共振成像扫描仪会在三个维度上对脑细胞活动进行测定，涵盖了大脑体育场的所有层次——底层、中层、高层。

我和许多其他科学家已经能够通过将人送入脑部扫描机器，来观察当人们进入快速眼动睡眠并开始做梦时脑部活动发生的惊人变化。这是我们第一次能够随着快速眼动睡眠和做梦过程的进行，观察到之前甚至隐藏最深的结构都是如何活跃起来的。

在无梦的深度非快速眼动睡眠期间，总体的新陈代谢活动与个体在醒着休息时相比，呈现出适度的降低。然而，当个体进入快速眼动睡眠并开始做梦时，情况就完全不同了。随着快速眼动睡眠的持续，核磁共振成像的图像中大脑有很多部位"亮起"，这表明大脑深层的活动急剧增加。事实上，当人们开始在快速眼动睡眠中做梦时，大脑中有四个主要模块的活动会加剧：（1）大脑后部的视觉空间区域，主导复杂的视觉感知；（2）发起运动的运动皮层；（3）我们之前讲过的海马体及其周边区域，它们支持着你的自传体记忆；（4）大脑的深层情绪中心——杏仁核，和位于它上方并排列在大脑内层表面的带状组织扣带皮层——这两者都有助于产生和处理情绪。事实上，与我们清醒时相比，大脑的这些情绪区域在快速眼动睡眠中的活跃程度要高出30%！

由于快速眼动睡眠与活跃的、有意识的梦境体验有关，因此或许可以推测快速眼动睡眠时，也能观察到同样活跃的大脑活动增强模式。然而令人惊讶的是，其他大脑区域明显**失活**——特别是前额叶皮质最左侧和最右侧的外接区域。要找到这些区域，请举起你的手，将它们放在你头部两边的角落，大约在眼角上方两英寸处（想象一下，当世界杯足球赛上运动员刚刚错过进球的时候，观众所做出的世界通用的懊悔的双手捂头动作时手放的位置）。在脑部扫描图上，这些正是变成冰蓝色斑点的区域，这告诉我们这些神经区域的活动在快速眼动睡眠本应高度活跃期间受到了抑制。

第7章中曾经讨论过，前额叶皮质就像大脑的CEO一样。这个区域，尤其是左右两边，管理着理性思维和逻辑决策，"自上而下"地把指令送到更原始的大脑深层中心，比如那些煽动情绪区域。而脑部这个维持认知能力，使得逻辑思维能够有序进行的CEO，每当你进入快速眼动睡眠的梦境状态时，就会被暂时罢免掉。

因此，快速眼动睡眠可以被看作具有以下特征：视觉、运动、情绪和自传体记忆相关的大脑区域的活动非常活跃，而控制理性思维的区域的活动相对减弱。多亏了核磁共振成像技术，我们首次得以对快速眼动睡眠进行以科学为基础的全脑可视化大脑研究。由于从前的方法比较粗糙且基础，我们如今进入了一个理解快速眼动睡眠中做梦的**原因**和**方式**的新时代，而不只是依赖于个人特质的准则，或对过去梦境理论（例如弗洛伊德的理论）的晦涩解释。

我们可以做出可能被纠正或支持的简单科学预测。例如，在测量了一个人快速眼动睡眠时的大脑活动模式之后，我们可以将他唤醒并请他报告做梦内容。但即使没有这份做梦报告，我们也应该能够在他向我们报告之前，通过脑部扫描图来准确地预测这个人梦境的本质。如果运动相关的大脑活动很少，但发生了大量的视觉和情绪相关的大脑活动，那么这个梦应该有较少的动作，但充满视觉对象和场景，并包含强烈的情绪，以此类推。我们进行了这样一个实验，结果如下：我们可以在做梦者本人向研究助理报告他们的梦境经历之前，自信地预测其梦境的**形式**——它是否是视觉的，是否涉及运动，是否充满情感，是否会完全脱离理性且很怪异呢？

预测某人梦境的一般**形式**（情绪、视觉、运动等）已经是革命性的进展了，但它还为我们留下了一个更基本的尚未解答的问题：我们可以预测某人做梦的**内容**吗——也就是说，我们可以预测一个人梦见了**什么**（例如汽车、女人、食物），而不仅是梦的**本质**（例如，它是否以视觉为主）吗？

2013年，日本的一个研究小组在京都国际电气通信先进技术研究所的神谷之康博士的带领下，找到了解决这个问题的巧妙方法。他们实质上首次破解了一个人做梦的密码，而这种做法将我们带到了一种道德上不安的境地。

如我们所知，实验中的对象同意这项研究——这是一个很重要的事实。结果仍然是初步的，因为实验人数仅有三个人。但它们非常重要。此外，研究人员将注意力集中在短暂的梦中（这些梦常常是我们刚刚睡着的时候发生的），而不是快速眼动睡眠中的梦，尽管这种方法很快将会应用于快速眼动睡眠。

科学家们将每位参与者都送入了多台核磁共振成像仪，在几天的过程中多次进行扫描。每当参与者入睡时，研究人员在记录大脑活动时会等待一小会儿，然后唤醒做梦者，请他报告梦境。然后他们会让这个人回到睡眠状态，重复这个过程。研究人员继续实验，直到他们收集到了数百份梦境报告和相应参与者的大脑活动快照。其中一个梦境报告的例子是："我看到了一个大铜像……在一个小山丘上，山下有房屋、街道和树木。"

接着，神谷之康和他的团队将所有的梦境报告汇集，整理出了二十个在这些人的梦中最常见的核心内容类别，例如书籍、汽车、家具、电脑、男人、女人和食物等。为了得到参与者在清醒状态下实际感知这些视觉图像时的大脑活动即时情况，研究人员选择了代表每个类别的实际照片（汽车、男性、女性、家具等的相关图片）。然后参与者被送回到核磁共振成像仪中，在清醒的情况下观看这些图像，同时由研究人员重新测量他们的大脑活动。接下来，神谷之康将这些清醒时的大脑活动模式作为各种类别的现实情况模板，在睡眠时大脑活动的海洋中进行了模式匹配。这个概念有点像犯罪现场的DNA匹配：法医团队获取受害者DNA的样本作为模板，然后从无数可能的样本中寻找特定的匹配。

这些科学家仅用核磁共振成像扫描，就能够随时准确地预测出参与者梦境的内容，完全不用看参与者的梦境报告。他们使用来自核磁共振成像扫描图的模板数据，可以判断你梦见了男人还是女人，狗还是床，花朵还是小刀。实际上，他们在读心，或者我应该说，读梦。科学家们已经将核磁共振成像仪变成了一张非常昂贵的、一些美洲印第安文明中挂在床头以期俘获梦的美丽的、手工制作的捕梦网——他们已经取得了成功。

这种方法依然远远不够完美。它目前还无法确定做梦者看到了什么样的男人、女人或汽车。例如,我自己最近做的一个梦厚颜无耻地描绘了一辆令人惊叹的20世纪60年代的复古型阿斯顿马丁DB4,然而假如我参加了实验,你永远也无法通过核磁共振成像扫描来确定这种程度的特定细节。你只能简单地知道我梦见了一辆汽车而不是一台电脑或一件家具,却不会知道是**哪一种**汽车。尽管如此,这仍然是一个了不起的进步,推动着未来的发展,终有一天,科学家能精准解析梦境,把梦的内容具象化。我们现在可以开始更多地了解梦境的构建,而这些知识可能有助于解决那些梦境中存在严重问题的精神疾病,例如创伤后应激障碍(PTSD)患者产生的创伤性梦魇。

作为一个人,而不是科学家,我必须承认我对这个理念隐隐约约感到不安。曾经,我们的梦只属于自己。我们可以决定是否要与他人分享,如果真的愿意分享,也可以决定分享哪些部分,保留哪些部分。虽然这些研究的参与者总是表示同意,但是这种方法有一天会超越科学,进入哲学和伦理的范畴吗?在不久的将来,我们也许可以准确地"读取"梦境,并因此掌握这种很少有人能够凭借意志控制的过程①。当这种情况最终发生时(我敢肯定它会的),我们是否会让做梦者对他们所梦见的东西负责?既然他们不能有意识地构建自己的梦境,那么对他们做的梦评头论足公平吗?但如果构建梦的不是他们自

———————————

① 我说的是很少有人,因为有一些人不仅能够意识到自己在做梦,甚至还能控制自己如何做梦,以及梦见什么。这被称为清醒梦,我们将在后面的章节中介绍更多。

己，那么又是谁呢？这是我们需要面对的一个令人困惑不安的
问题。

梦的意义与内容

核磁共振成像研究帮助科学家更好地理解了梦的本质，并
使对梦的低级解码成为可能。这些脑部扫描实验的结果也让
我们开始以科学的方法解答一个人类——当然也是睡眠研究
中——最古老的问题：梦从哪里来？

在梦的新科学理论出现之前，也在弗洛伊德对这个话题
进行非系统化解释之前，梦的来源五花八门。古埃及人认为，
梦是由高高在上的众神传递下来的。古希腊人也有相似的观
点，他们把做梦看作神的拜访，带来了神圣的信息。然而，古
希腊著名哲学家亚里士多德在这方面是一个明显的例外。他
所著的《自然诸短篇》（*Parva Naturalia*）中，七个主题里有
三个论述了睡眠状态："De Somno et Vigilia"（关于睡眠），"De
Insomniis"（关于做梦），"De Divinatione per Somnum"（关于睡
眠中的预兆）。亚里士多德一如既往地冷静抛弃了梦是上天的旨
意这一理念，坚持基于自身经验的信念，相信梦起源于最近清
醒时经历的事件。

但实际上在我看来，恰恰是弗洛伊德对梦的研究领域做出
了最为显著的科学贡献，而我认为现代神经科学并没有授予他
这些贡献应得的荣誉。在他的开创性著作《梦的解析》（*The
Interpretation of Dreams*）中，弗洛伊德将梦无可非议地定位

在一个人的大脑（也就是思维，因为两者之间或许不存在本体论上的区别）中。这如今看起来很明显，甚至是无关紧要的，但在当时看来这是最不可能的，尤其是考虑到上述的历史状况。弗洛伊德以一己之力将梦的所有权从天上神灵的手中夺了下来，把梦与解剖学上位置不明确的灵魂分离开。弗洛伊德这样做，就是把梦变成了神经科学中的一个明确领域，即大脑中的陆地。他所提出的梦产生于大脑中的主张是真实且具有启发性的，意味着只有通过对大脑进行系统的检测，才能找到答案。我们必须感谢弗洛伊德带来的这种典范式思考转变。

然而，虽然弗洛伊德有50%是正确的，却有100%是错误的。随着理论陷入无法证明的泥潭，事情从此处开始很快走下坡路了。简而言之，弗洛伊德认为梦来自没有实现的无意识愿望。根据他的理论，被压抑的欲望（他称之为"隐梦"）是如此强大和令人震惊，以至于如果它们在梦中不加掩饰地出现，就会唤醒做梦者。弗洛伊德相信在头脑中存在一个审查员或一个过滤器，来保护做梦者和他的睡眠。压抑的愿望会通过审查，加上伪装从另一边输出。这种经过伪装的愿望，弗洛伊德称之为"显性内容"，它们对做梦者来说是无法辨认的，因此不会有惊醒沉睡的做梦者的风险。

弗洛伊德认为自己了解审查员的工作方式，因此可以解密经过伪装的梦（显性内容），并对其进行逆向还原，揭示它的真实含义（隐性内容），就像对加密电子邮件进行解码一样，如果没有解密密钥，电子邮件的内容将无法读取。弗洛伊德认为，他发现了每个人梦中的解密密钥，并且为维也纳许多富有的患者提供了消除这种加密的有偿服务，向他们展示了梦中的原始信息内容。

然而问题在于，弗洛伊德的理论缺乏任何明确的预测。科学家们无法设计出一个实验来检验他的理论中的任何论点，从而支持或推翻它。这是弗洛伊德的天赋，也是他陷入失败的原因。科学永远不会证明他是错的，这就是为什么弗洛伊德能够在今天依然对梦的研究产生影响的原因。但同样地，我们永远无法证明他的理论是正确的。像这样无法辨别真假的理论将会永远被科学抛弃，而这正是发生在弗洛伊德和他的精神分析实践中的情况。

举一个具体的例子，想象一下碳定年法①，这是一种用于确定化石等有机物的年代的科学方法。为了验证这种方法，科学家们利用几种以相同的基本原理运行的不同碳定年仪器，对同一件化石进行分析。如果这种方法从科学上来说很可靠，那么这些独立的机器应该都能够得出相同的化石年龄。如果它们得出的结果不一样，那么这种方法必然有缺陷，因为数据不准确且无法复制。

这个过程证明了碳定年法是合理的。而对于弗洛伊德精神分析中解析梦的方法，情况并不是这样。研究人员让不同的弗洛伊德精神分析学家解释了同一个人的梦。如果这种方法在科学角度上是可靠的，精神分析学家们可以利用其中清晰的结构化规则和指标，那么他们对这个梦的单独解释应该也是相同

---

① 利用标本中碳的同位素含量及衰变速度来测定标本形成年代的方法。——译者注

的，或者至少，他们从梦中所提炼出的意义具有某种程度的相似性。但恰恰相反，精神分析学家对这个同样的梦给出了截然不同的解释，没有任何统计学上显著的相似性。完全不一样。你没法在弗洛伊德的精神分析上贴上一个"QC"质量控制标签①。

因此，"普遍性疾病"成了对弗洛伊德精神分析方法的一种挖苦。就像占星术，所提供的解释是概括性的，似乎适用于所有事物。例如，我在大学课堂中讲述对弗洛伊德理论的批判之前，经常对我的学生进行以下（或许是残酷的）示范。我先问课堂上的学生，他们中有没有人愿意分享自己的梦，来供我当场免费解释。有几只手会举起来。我指向其中一位受访者并询问他的姓名——我们姑且称他为凯尔。我请凯尔告诉我他的梦。他说：

> 我在穿过一个地下停车场，试图找到我的车。我不知道我为什么在跑步，但我觉得急需赶到我的车上。我找到了车，呃，它实际上并不是我现实中拥有的车，但在梦中我认为这就是我的车。我试图启动汽车，但每次转动钥匙时，什么都没有发生。然后我的手机响起，就醒了。

作为回应，我故意紧张地看着凯尔，在他描述的过程中一直点头。之后，我停顿了一下，然后说道："我**很清楚**你的梦

---

① 通常产品上的"QC"标签代表着该产品通过了质量检验。——译者注

有什么含义，凯尔。"他（和课堂上的其他人）带着惊异的神情等待我的回答，仿佛时间停了下来。又经过了一段漫长的停顿，我自信地阐述了以下几点："你的梦，凯尔，是关于时间的，更具体地说，没有足够的时间去做你真正想做的事情。"一种承认（几乎是解脱）的神情涌上了凯尔的脸，课堂上的其他人也显然深信不疑。

然后我全盘托出。"凯尔，我要坦白一件事。无论人们告诉我什么样的梦，我总是给他们同样通用的回答，而且总是很适用。"谢天谢地，凯尔虽然身强力壮，却没有感到任何不快，与班上的其他同学一起笑了起来。我再次向他道了歉。然而，这个小实验显著地揭示了一般性解释的风险——似乎非常个性化且独一无二，但在科学上不具有任何特异性。

这一切似乎显露出了轻视的意味，但我想说清楚，我绝不是认为回想自己的梦，或者与别人分享梦境，是在浪费时间。相反，我认为这是一件非常有用的事情，因为梦确实有一个功能，我们将在下一章中详细探讨。事实上，记录你清醒时的想法、感受和忧虑对心理健康有益，而这也同样适用于梦。正如苏格拉底经常宣称的那样，经常反思的生活才是有意义的、心理健康的生活。然而，建立在弗洛伊德理论基础上的精神分析方法是非科学的，并且没有可复制的、可靠的、系统的能力来破解梦。这一点，人们必须了解。

实际上，弗洛伊德也了解这个局限性。他具有预见般的敏锐性，认识到科学的推算终有一天会到来。在《梦的解析》中讨论梦的起源时，他用自己的话简洁地表达了他的情感，他说道："有一天，更深入的研究会在这条道路上追踪得更远，并发现这种心理现象的生物基础。"他知道生物（大脑）的解释最终会揭示梦的真相——他的理论所缺乏的真相。

事实上，在弗洛伊德陷入对梦的非科学精神分析理论的四年之前，即1895年，在一部名为《科学心理学研究大纲》（*Project for a Scientific Psychology*）的著作中，他最初试图为思维建立一个科学的神经生物学解释。弗洛伊德在这本书中绘制出了带有连接突触的神经回路的美丽图画，试图了解清醒时和睡眠时头脑的运作。不幸的是，当时神经科学还处于初级阶段，科学发展根本不足以完成解构梦的任务，因此像弗洛伊德的这种不科学的假设是不可避免的。我们不应该为此责怪他，但我们也不应该因为这个原因而接受对梦的不科学解释。

大脑扫描方法为梦的来源提供了第一个组织结构上的真相线索。由于包括海马体在内的大脑自传体记忆区域在快速眼动睡眠过程中非常活跃，因此我们应该设想梦包含个体最近经历的元素，这有可能提供关于梦的意义的线索（如果梦有意义的话）——弗洛伊德优雅地称之为"白昼残留"。这是一个明确的、可测试的预测，我在哈佛大学的老朋友兼同事罗伯特·斯塔克戈德优雅地证明了，事实上完全不是这样……并且附带了一个重要的警告。

斯塔克戈德设计了一个实验，用来确定梦境对我们最近清醒时的自传式经验的精确回放程度。他连续两周详细记录了29位健康的年轻人的白天活动、参与的事件（例如，上班、与特定朋友见面、吃的饭、所进行的运动等），以及他们目前的情绪问题。此外，他还让他们坚持记录梦境日记，要求他们写下每天早晨醒来时记得的梦境内容。然后，他让不相关的评审员系统地将参与者清醒时的活动报告与他们的梦境报告进行比较，重点关注明确特征（如位置、动作、物体、人物、主题和情绪等）的相似程度。

斯塔克戈德14天内从这些人身上收集到的299份梦境报告中，清晰地重现了之前清醒时的生活事件（白昼残留）的，仅占1%到2%。因此，梦并不是我们清醒生活的大规模重播。我们不会简单地倒带当天记录的体验，晚上在大脑皮层的大屏幕上将其投影重温一遍。就算真的存在"白昼残留"这种东西，那么它在我们贫瘠的梦之大地上也只有可怜的几滴降雨。

但是斯塔克戈德确实在夜间的梦境报告中发现了强烈预测性的日间信号：情绪。35%~55%的情绪主题及参与者在白天清醒时所担心的问题，强有力且毫无疑义地重现在了他们晚上产生的梦境中。而这种共通性，做梦者自身也很清楚。当他们被要求比较自己的梦境报告与清醒报告时，他们给出了同样肯定的判断。

如果从我们清醒的生活到梦境中的生活贯穿着一条红色的线索，那就是情绪问题。与弗洛伊德的假设相反，斯塔克戈德证明梦没有删减过滤，没有掩饰，也没有伪装。梦的来源是透明的——足够清晰，任何人都可以辨认和识别，不需要翻译员。

梦有功能吗？

通过将大脑活动测量和严格的实验测试相结合，我们终于开启了对人类梦境的科学理解：梦的形式、内容和产生的源头。然而，这里仍然缺少一些东西。迄今为止，我所描述的研究都没有证明梦有任何功能。正如我们已经讨论过并将继续讨论的那样，做梦的主要时期，也就是快速眼动睡眠阶段，确实有许多功能。但是，梦本身，超越快速眼动睡眠之外，实际上对我们起了什么作用吗？一个科学的事实是，是的，梦是有用的。

作为夜间疗法的梦

人们一直以来都认为梦不过是它所出现的睡眠阶段（快速眼动睡眠）的副现象。为了说明副现象这一概念，我们来用灯泡做一个说明。

我们采用一些物理元素（玻璃球、固定在里面的螺旋线元件、底座的螺旋电触头）来制作灯泡，是为了创造光。这是灯泡的功能，也是我们最初设计这一装置的目的。但是，灯泡也会产生热量。发热并不是灯泡的功能，也不是我们最初设计灯泡的目的。只是以这种方式产生光时，也会产生热量。这是操作中非预期的副产物，而不是真正的功能。在这种情况下，热量就是一种副现象。

同样，进化过程或许花费了很多精力来构建大脑中的神经回路，来产生快速眼动睡眠和其所支持的功能。然而，当（人类）大脑以这种特定方式产生快速眼动睡眠时，也可能产生了我们称之为梦的东西。梦，就像灯泡的热量一样，或许并不起作用。梦也许是无用或无足轻重的副现象，只是快速眼动睡眠计划外的副产物。

这实在是一个令人沮丧的想法，不是吗？我相信我们中有很多人都觉得自己的梦存在着意义和一些有用的目的。

为了解决这个困境，探索超越快速眼动睡眠阶段的梦是否有真正的目的，科学家们将定义快速眼动睡眠的功能作为了开始。一旦了解了这些功能，我们就可以检验伴随着快速眼动睡眠出现的梦（以及这些梦中非常具体的内容）是不是产生这些适应性益处的决定性因素。如果你的梦对快速眼动睡眠的益处没有决定性作用，那么这表明梦是附加的，快速眼动睡眠本身就足以产生益处。但是，如果你既需要快速眼动睡眠，又需要梦到特定的事物来完成这些功能，那么这表明尽管快速眼动睡眠是必要的，但仅仅有它还不够。相反，快速眼动睡眠加上做梦的独特组合，以及梦见特定的体验，对于实现这些夜间福利是必要的。如果证明了这一点，梦就不能仅仅作为快速眼动睡眠的副产品而被忽略了。相反，科学界必须认识到梦是睡眠的一个重要组成部分，而且它所支持的适应性优势，超过了快速眼动睡眠本身。

通过这个框架，我们发现了快速眼动睡眠的两个核心好处。这两个功能性的好处不仅需要快速眼动睡眠，而且需要做梦，梦见特定的事情。快速眼动睡眠是必要的，但仅靠快速眼动睡眠是不够的。梦不是灯泡产生的热量，不是副产品。

第一个功能涉及对我们的情绪和心理健康的护理，这是本章的重点。第二个功能在解决问题和创造力方面，一些人可以通过控制他们的梦来更充分地利用它的力量，我们将在下一章中讨论。

梦——修复膏

据说时间可以治愈所有伤口。几年前，我决定用科学方法对这一古老智慧进行测试，因为我想知道这份修复的能力是否真实存在。也许治愈所有伤口的不是单纯的时间，而是花在有梦睡眠上的时间。我那时在发展一个基于大脑活动和快速眼动睡眠的脑神经化学组合模式的理论，并且从这个理论中得出了一个具体的预测：快速眼动睡眠时的梦提供了一种夜间疗法。也就是说，快速眼动睡眠时的梦会从你白天经历的困难，甚至是创伤性的情绪事件中把令你痛苦的刺剔除，于是第二天早晨醒来时，你的情绪问题就能得到缓解。

这个理论的核心，是在快速眼动睡眠期间，大脑的化学物质发生的惊人变化。当你进入有梦睡眠状态时，一种叫作去甲肾上腺素的与压力有关的关键化学物质，会在你的大脑中完全停止释放。事实上，在一天的24小时中，快速眼动睡眠是唯一一次你的大脑中完全不存在这种引发焦虑的分子的时候。去甲肾上腺素，也叫作降肾上腺素，它之于大脑，就相当于肾上腺素之于身体，相信你已经知道且感受过身体中这种化学物质的作用。

先前的核磁共振成像研究证实，在我们做梦时，大脑中与情绪和记忆相关的关键结构，都会在快速眼动睡眠过程中被重新激活，这包括杏仁核、皮层中与情绪相关的区域，以及关键的记忆中心——海马体。这不仅表明在做梦的状态下，情绪特异性记忆处理即使不是概率很大，也是有可能的，而且现在我们知道，这种情绪记忆的再激活发生在没有了关键应激化学物质的大脑中。因此我想知道，快速眼动睡眠期间，大脑是否在这种神经化学物质平稳（去甲肾上腺素浓度低）、"安全"的梦境条件下，重新处理了令人苦恼的记忆体验和主题。快速眼动睡眠的做梦状态是一种完美设计的夜间修复膏吗，能够磨平我们日常生活中情绪的锐利边缘吗？神经生物学和神经生理学告诉我们（我），似乎是这样的。如果这是真的，我们每天醒来时，对于前一天的痛苦事件，应该会感到情绪上的缓解。

这是夜间治疗的理论。它假定快速眼动睡眠做梦的过程实现了两个关键目标：（1）睡眠会**记住**那些有价值的、突出的经历中的细节，将它们与现有的知识结合起来，置入自传景观中；（2）睡眠会**忘记**或去除先前萦绕在这些记忆周围的内心深处的痛苦情绪负荷。如果这是真的，那么这将表明梦境状态支持一种内省的生活回顾形式，以达到治疗的目的。

回想一下你的童年，并试着回忆一下你拥有的最强烈的回忆。你会注意到，几乎所有这些在本质上都是与情感相关的回忆：或许是一次与父母分离导致的惊恐经历，或许是差点被街上的汽车撞到的特别可怕的经历。但是，请注意，你对这些详细记忆的回忆不再会伴随着当时的感受。你没有忘记那些记忆，但是你已经卸下了其中的情绪负荷，或者至少是很大一部分的情绪负荷。你能够准确地重温记忆，但是不会反复出现事情发生时产生和铭记的那种五脏六腑翻江倒海的反胃反应①。该理论认为，我们应当感谢快速眼动睡眠中的梦，它们能够从我们的经历中平缓地消除情绪。通过梦在夜间的治疗工作，快速眼动睡眠展现了优雅的技巧，将苦涩的情感果皮从信息丰富的果肉上剥离。因此，我们可以记住，并且基本能够回忆起重要的生活事件，而不会受到痛苦经历所带来的情感包袱的束缚。

事实上，我认为如果快速眼动睡眠没有进行这种操作，那么我们就会被困在自传体记忆网络的慢性焦虑状态中。每次我们回忆起某些记忆深刻的事情时，不仅会回忆起记忆的细节，还会再次经历同样充满压力的情绪负荷。快速眼动睡眠的做梦阶段通过其独特的大脑活动和神经化学成分，帮助我们避免了这种情况。

这是理论，以上都是预测；接下来就是实验测试，其结果将在推翻或支持之间迈出第一步。

我们招募了一批健康的年轻人，随机分配为两组。每个小组的人都会在一个核磁共振成像扫描仪内观看一组情绪图像，同时我们测量他们的大脑情绪反应。12小时后，参与者们被送回到核磁共振成像扫描仪内，我们再次展示了同样的情绪图像，提醒他们回忆，同时再次测量大脑情绪反应。在这两次相隔12小时的测量过程中，参与者还要为他们自己对每幅图像的情绪感受强度进行打分。

---

① 创伤后应激障碍（PTSD）的情况例外，我们将在本章稍后讨论。

　　然而重点是，一半的参与者在早上和晚上都观看了这些图像，两次观看之间始终保持清醒。而另一半的参与者在晚上和经过一整夜睡眠后的第二天早晨观看图像。通过这种方式，我们可以使用核磁共振成像扫描的结果来衡量他们的大脑客观上告诉了我们什么，以及参与者们中途休息一夜之后对自己主观上的重复经历是否有什么感受。

　　在两次图像观察之间入睡的那些人报告说，他们再次看到这些图像时感受到的情绪有明显的减弱。另外，扫描的结果显示杏仁核的反应性显著降低，这正是大脑产生痛苦感觉的情绪中心。此外，大脑中理性的前额叶皮质在睡眠后进行的重新调整，也有助于保持对情绪反应的抑制影响。相比之下，那些在一天中保持清醒，没有机会睡觉并消化这些经历的人的测量结果表明，随着时间的推移，他们的情绪反应性没有发生这种减弱。在第二次观看时，他们大脑深层的情绪反应与第一次观看时相比，即使没有变得更加强烈、消极，也没有任何减缓迹象。此外，他们自己也报告说，再次观看时，感受到的痛苦感觉同样强烈。

　　由于我们记录了每个参与者在两次测试之间的夜间睡眠，所以能够回答一个后续的问题：一个人是否会经历特定的睡眠类型或质量，可以用来预测睡眠对第二天的情绪缓解的成功程度呢？

　　与理论预测的一样，正是快速眼动睡眠的做梦状态——以及特定的电波活动模式（它反映了梦境状态下，与压力相关的大脑化学反应的减弱）——决定了一个人所得到的夜间治疗的成功与否。因此，治愈所有痛苦的并不是时间本身，而是在有梦睡眠中花费的提供情绪疗养的时间。只要去睡觉，就有可能得到疗愈。

我们很明显需要睡眠来治疗情绪上的创伤，特别是快速眼动睡眠。但是，在快速眼动睡眠期间做梦，甚至梦见那些情绪事件本身，对于成功治疗、保护我们的思维安全免受焦虑和反应性抑郁症的危害而言，是否必要呢？这就是芝加哥拉什大学的罗莎琳德·卡特赖特（Rosalind Cartwright）博士在对临床病人的研究中完美解决的问题。

卡特赖特和西格蒙德·弗洛伊德一样，是研究梦的先驱，她决心研究那些由于极度难过的情绪体验（如破坏性的分手和苦涩的离婚）而出现抑郁迹象的人的梦的内容。她在他们发生情感创伤的时候，开始收集他们每晚的梦境报告，并通过它们进行筛选，寻找出他们梦境生活中出现的与清醒时的生活情感主题相同的明显迹象。卡特赖特在随后的一年之中持续进行随访评估，来确定患者因情绪创伤而引起的抑郁和焦虑是得到了缓解，还是持续存在。

卡特赖特所发表的一系列文章，我如今回顾起来仍然赞叹不已。她在其中证明，只有那些明确地梦见了事件发生之时的痛苦经历的患者，才能够逐渐从绝望中获得疗愈，一年后精神恢复，并且没有患上临床上可识别的抑郁症。那些做梦却没有梦见痛苦经历的人，仍然无法摆脱这一事件，被一种持续存在的强大抑郁暗流所拖累。

卡特赖特表明，当需要解决我们情绪上的历史包袱时，仅有快速眼动睡眠，甚至做普通的梦，都是不够的。她的患者需要快速眼动睡眠的梦，而且需要是非常特殊的梦：明确梦见清醒时创伤的情绪主题和感受。只有做这种特定内容的梦才能完成临床上的情绪缓解，并为这些患者提供情感封闭，使他们在情感上能够进入一个新的未来，而不会受到过去创伤的奴役。

卡特赖特的数据为我们生物学上的夜间治疗理论提供了进一步的心理学证明，不过，还需要一次在西雅图天气糟糕的周六研讨会上的巧遇，才能让我的基础研究和理论从实验转为临床应用，帮助创伤后应激障碍（PTSD）患者得到疗愈。

创伤后应激障碍患者常常是退伍军人，他们很难从可怕的创伤经历中恢复过来。他们经常受到白天侵入的闪回性记忆的困扰，并且反复承受做噩梦的痛苦。我想知道我们在健康个体中发现的快速眼动睡眠的夜间治疗机制在患有创伤后应激障碍的人群中是否发生了故障，从而无法帮助他们有效地处理创伤记忆。

当一名退伍老兵遭遇汽车发动机回火引发的闪回时，他们会再次经历内心深处的整个创伤经历。对我来说，这表明情绪在睡眠过程中没有被正确地从创伤记忆中消除。如果你在诊所采访创伤后应激障碍患者，他们经常会告诉你，他们没办法"克服"过去的经历。在某种程度上，他们描述的是他们的大脑无法将情绪从创伤记忆中排除掉，因此每次记忆被重新恢复（闪回）时，情绪都没有被有效地去除。

我们已经了解到，患有创伤后应激障碍的患者的睡眠，特别是快速眼动睡眠被打乱了。还有证据表明，创伤后应激障碍患者的神经系统释放的去甲肾上腺素水平要高于正常水平。根据快速眼动睡眠做梦的夜间治疗理论和支持它的新兴数据，我创作了一个后续理论，将该模型应用于创伤后应激障碍。该理论认为，造成创伤后应激障碍的一个机制是，由于脑内去甲肾上腺素的水平过高，阻碍了这些患者进入并维持正常的快速眼动睡眠梦境的能力。因此，大脑所处环境中的压力化学物质含量过高，导致其无法在夜晚剥离创伤记忆中的情绪。

然而，最让我感兴趣的是在创伤后应激障碍患者中报告的重复性噩梦——这种症状是构成疾病诊断所需特征列表的非常可靠的一部分。这个理论表明，如果大脑在经历创伤后的第一个晚上不能将情绪从记忆中分离出来，那么在第二天晚上就会发生情绪记忆剥离的重复尝试，因为与这些记忆相关的"情绪标签"的强度依然过高。如果该过程第二次失败，那么同样的尝试将在下一个夜晚重复，然后继续下去，就像一张破损的唱片重复播放一样。这正是创伤后应激障碍患者创伤经历中反复出现噩梦的情况。

由此就浮现出了一个可以验证的预测：如果我可以降低创伤后应激障碍患者睡眠期间大脑中去甲肾上腺素的水平，从而恢复睡眠时应有的正确化学条件，让大脑得以进行创伤治疗工作，那么就应该能够让快速眼动睡眠的质量恢复到更健康的状态。随着快速眼动睡眠质量的恢复，创伤后应激障碍的临床症状应该可以得到改善，并且进一步减少折磨人的重复噩梦发作频率。这是一个科学理论，还需要寻求临床证据。紧接着，意想不到的好运就来了。

在我的理论性文章发表后不久，我遇到了默里·拉斯金德（Murray Raskind）博士，一位在西雅图的美国退伍军人事务部医院工作的优秀医生。我们都在西雅图的一次会议上展示了自己的研究成果，当时我们都没有注意到彼此正在发现的新的研究数据。拉斯金德是一个身材高大、目光和善的人，在轻松愉快的诙谐风格下隐藏着不容小觑的临床敏锐性。他是创伤后应激障碍和阿尔茨海默病领域的一位杰出研究者。在会议上，拉斯金德介绍了令他感到困惑的最新发现。在他的创伤后应激障碍诊所里，拉斯金德一直在用一种名为"哌唑嗪"的通用药物来控制退伍军人患者的高血压。虽然这种药物对于降低人体内的血压有一定的效果，但拉斯金德发现它在大脑内具有更强大却完全意想不到的好处：它缓解了创伤后应激障碍患者重复出现噩梦的状况。经过几个星期的治疗后，他的病人会回到诊所，又困惑又惊讶地说："医生，这真是奇怪的事，我的梦中不再有那些闪回的噩梦了。我感觉好多了，不再害怕晚上睡着了。"

事实证明，拉斯金德仅仅为了降低血压所开的药物哌唑嗪，偶然地具有抑制脑内去甲肾上腺素的副作用。拉斯金德在不经意间愉快地进行了一项我自己试图构想的实验。他精确地创造了这些创伤后应激障碍患者长期缺乏的快速眼动睡眠期间的脑内神经化学环境——降低了大脑内与压力有关的去甲肾上腺素的异常高浓度。哌唑嗪逐渐降低脑内有害的高浓度去甲肾上腺素，带给这些患者更加健康的快速眼动睡眠。健康的快速眼动睡眠减少了患者的临床症状，最重要的是，减少了重复性噩梦的发生频率。

拉斯金德和我在整个会议期间，继续进行沟通和科学探讨。他在随后的几个月里访问了我在加州大学伯克利分校的实验室，我们在整个白天到晚餐时不间断地谈论我在夜间情绪疗法上的神经生物学模型，以及这个模型如何看似完美地解释他关于哌唑嗪的临床发现。这些会令你后颈上的毛发都竖立起来的探讨，也许是我在职业生涯中经历过的最激动人心的事了。基础科学理论不再需要寻求临床证实。它们两个在西雅图的一个狂风暴雨的日子里相遇了。

由于我们互相的研究支持，加之拉斯金德的研究具有高度说服力，而且后来有了几项大型独立临床试验，哌唑嗪如今已成了美国退伍军人事务部正式批准的用于治疗重复性创伤噩梦的药物，并且自此获得了美国食品药品监督管理局对该用途的批准。

但是，还有许多问题仍有待解决，例如，同样的发现还需要在其他类型的创伤（例如性虐待或暴力创伤）上有更多可重复的独立调查结果。由于更高剂量会产生副作用，哌唑嗪也不是一种完美的药物，并且不是每个人都能够对这种治疗产生同样成功的反应。但这是一个开端。我们如今对快速眼动睡眠和其中固有做梦过程的一种功能有了科学的解释，并且已经从这些知识中迈出了治疗创伤后应激障碍痛苦性、破坏性临床症状的第一步。这也有可能开启其他与睡眠相关的精神疾病的新治疗途径，包括抑郁症。

做梦破解清醒体验

就在我认为快速眼动睡眠已经显现出了它能为我们的心理健康所提供的一切时，它带来的第二个情绪上的大脑好处也被揭示了出来，而且这个好处可以说与生存的联系更密切。

准确地读懂面部表情和情绪是成为一个功能性人类的先决条件，实际上，对大多数较高等的灵长类动物来说也是如此。面部表情是我们环境中最重要的信号之一。它们传达出个人的情绪状态和意图，如果我们能够正确解读，它们就会反过来影响我们的行为。你的大脑某些区域的工作是阅读和解码情绪信号的价值和意义，特别是面部表情。这些重要的区域，也正是快速眼动睡眠在夜间重新校准的那些大脑区域或网络。

在这个不同的附加角色中，我们可以将快速眼动睡眠想象成一个钢琴调音师，它可以在晚上调整大脑这件情绪乐器，以精确调整音高，这样当你第二天早上醒来时，就可以精确地辨别出各种明显的和微妙隐藏的微表情。剥夺个体的快速眼动睡眠做梦状态，大脑的情绪调整能力就会失去其锐利的精确度。就像通过磨砂玻璃观看图片，或者观看焦点失调的图片一样，缺乏梦的大脑不再能够准确地破解面部表情，因此会歪曲表情的含义。你会开始把朋友错认为敌人。

我们通过以下实验得到了这个发现。参与者们进入我的实验室，睡了一整晚。第二天早上，我们向他们展示了某一个人的许多面部照片。但是，所有照片都是不同的，面部表情在不同的图像之间逐渐发生变化，从友善（带着少许的微笑、平静的双眼和平易近人的外表）变成越来越严厉和具有威胁性（噘起的嘴唇、皱眉、目露凶光）。这个人的每张照片都与相邻的两张照片有着情感梯度上的微妙差异，并且在数十张照片中，表达了从非常亲社会（友好）到强烈反社会（不友好）之间的所有含义。

参与者随机观看了这些面部表情照片，并且对照片上的表情有多么平易近人做出了评价，同时我们在核磁共振成像扫描仪上对他们的大脑进行了扫描。核磁共振成像扫描使我们能够观测到他们的大脑是如何在睡了一整晚后，对友好和威胁的表情进行诠释和准确分析的。之后，所有的参与者都重复了同样的实验，但是这次我们剥夺了他们的睡眠，包括快速眼动睡眠的关键阶段。一半的参与者先是经历了睡眠剥夺阶段的实验，然后进行获得睡眠阶段的实验，另一半参与者则与他们相反。在两个阶段中，照片中的人物是不同的，所以不存在记忆或重复的效果。

在得到了包括快速眼动睡眠在内的整晚睡眠之后，参与者们表现出完美精确的面部情绪识别调谐曲线，就像一个伸展的"V"字形。当他们在核磁共振成像扫描仪中识别丰富的面部表情时，他们的大脑能够轻松地区分情感梯度上差别甚微的不同情绪，他们自己的评分的准确性也证明了这一点。当情绪趋势逐渐转向不友好时，他们的大脑很容易将那些友好、平易近人的信号从隐晦的，甚至是轻微的威胁中消除。

梦境状态的重要性得到了证实，在夜间的快速眼动睡眠质量越好的人，第二天大脑情绪解码网络中的调整就越精确。通过这种白金级的夜间服务，晚上快速眼动睡眠质量越好，第二天对社交世界的理解就越高超。

但是当同一批参与者被剥夺了睡眠（包括重要的快速眼动睡眠）后，他们就不再能准确地区分不同情绪了。大脑的"V"形调谐曲线发生了变化，底部被粗暴地拉高，整条线变成了一条水平线，就好像大脑整个儿处于过度灵敏的状态，但已经没有能力测定来自外界的情绪信号等级了。读取他人脸上泄露出的线索的确切能力已经消失了。大脑的情绪导航系统已经失去了其方向性和敏感性的真正磁极：一个本应引导我们走向众多进化优势的指南针。

由于缺乏这种通常通过夜间快速眼动睡眠重新调整而带来的情绪上的敏锐性，睡眠不足的参与者会陷入容易恐惧的预设状态，即使是温柔或有点友善的面孔，在他们看来也具有威胁性。当大脑缺乏快速眼动睡眠时，外部世界就会变得更具威胁性和令人厌恶——这并不是真实的。现实和感知现实在失眠大脑的"眼睛"中不再一样。通过消除快速眼动睡眠，我们确实能够消除参与者客观冷静地读懂周围社交世界的能力。

现在想想那些需要让人遭受失眠的职业，例如执法者、军人、医生、护士和紧急服务部门的职员——更不用说终极的照顾工作：新手父母。这些角色中的每一个都需要准确地解读他人的情绪，以便做出关键的，甚至是生死攸关的决定，例如探测出需要使用武器的真正威胁，评估情绪不适或痛苦的程度以做出适当诊断，决定处方上缓解疼痛药物的多少，或是判断何时该对孩子表现出同理心、何时不能让步。缺乏快速眼动睡眠和重置大脑情感指南针的能力，会使同一个人无法准确地对周围社会和情感进行理解，从而导致不恰当的决定和行为，这可能会产生严重的后果。

纵观整个生命跨度，我们发现这个快速眼动睡眠的重新校准服务在青春期过渡之前就已经派上了用场。在那之前，当孩子仍然在父母的密切关注下，许多重要的评估和决定都是由父母做出的，快速眼动睡眠对孩子的大脑提供的重新校准益处比较少。但是，在青少年初期，也就是独立于父母的转折点之前，青少年必须自己驾驭社会情感世界，此时我们就可以看到年轻的大脑在快速眼动睡眠的这种情绪重新调整方面得到了大量好处。这并**不是**说快速眼动睡眠对于儿童或婴儿是不必要的——它非常重要，因为它还要支持我们已经讨论过的其他功能（大脑发育）以及接下来将要讨论的功能（创造性）。正是由于快速眼动睡眠的这一特殊功能在特定的发育里程碑上得以实现，才使得发育迅速的成年期之前的大脑在复杂情感世界的汹涌激流中，能够通过自主性来控制自己。

在第15章讨论学校过早的开学时间对青少年造成的损害时，我们会再次回到这个话题。最重要的是早晨校车时间安排的问题，它选择性地剥夺了青少年早晨的睡眠时间，而那正是睡眠周期中他们正在发育的大脑汲取大部分急需的快速眼动睡眠的时段。我们是在用各种不同的方式破坏他们的梦。

梦的创造性和对梦的控制

除了做一个坚守你的理智和情绪健康的坚忍哨兵，快速眼动睡眠和做梦还有另一个明显的好处：智能信息处理，这可以激发创造力并提升解决问题的能力。这种益处相当重要，以至于有些人会尝试控制这种通常是非意志的过程，并在梦中引导自己的梦境经历。

梦：创造力的孵化器

我们如今了解到，深度非快速眼动睡眠可以增强个体的记忆。但快速眼动睡眠提供了精湛的、补足性的好处，以抽象且非常新奇的方式，将记忆的元素相互搅拌融合。在有梦睡眠状态期间，你的大脑会认真思考大量获得的知识①，然后提取总体规则和共同点——"要点"。我们带着经过修正的"思维网"②醒来，它能够找到之前解决不了的问题的解决方法。这样看来，快速眼动睡眠的梦就是信息的炼金术。

人类进步中取得的一些最具革命性的飞跃，都来自这个被我描述为"概念联觉"（ideasthesia）的梦的过程。也许没有更好的例子比整合已知所有事物的简洁答案及相互作用方式，更能描述快速眼动睡眠中梦的智慧了。我并不是试图故弄玄虚。相反，我将要讲述德米特里·门捷列夫（Dmitri Mendeleev）在1869年2月17日所做的梦，这导致了元素周期表（所有已知的自然组成元素的崇高排序）的发现。

门捷列夫，一位著名的俄罗斯天才化学家，一直痴迷于一个问题。他想要找出宇宙中已知的元素之间可能存在的一种组织逻辑，这被一些人委婉地描述为"寻找上帝的算盘"。他的这种痴迷是有证据显示的：门捷列夫制作了自己的一套扑克牌，每张牌代表了一种通用元素及其独特的化学和物理特性。他会坐在自己的办公室里、家中或是长途火车上，然后疯狂地将洗好的牌放在一张桌子上，每次拿出一张牌，试图推断出所有规则之中的规则，以解释这个世界性的拼图游戏是如何

---

① 一个例子是语言学习，以及提取新的语法规则。儿童证实了这一点。他们在明白这些事情是什么之前很久，就开始运用语法规律（例如连词、时态、代词等）。尽管儿童缺乏对规则的明确意识，但他们的大脑会在睡眠中根据清醒时的经历间接提取出这些规则。

② 原文为"Mind Wide Web"，是作者针对"万维网"（World Wide Web）所做的一个文字游戏。——译者注

拼装在一起的。多年来，他思索着大自然的谜题，却一直未能成功。

据说，在三天三夜没有睡觉之后，他对这个挑战逐渐陷入了沮丧。虽然这种睡眠剥夺程度看似不太现实，但一个确切的事实就是，门捷列夫仍然未能破解元素中的奥妙。由于疲惫不堪，并且头脑中仍然有一些元素旋转着拒绝有条理地排列，门捷列夫终于躺下睡觉了。睡着之后，他做了一个梦，他的大脑在梦中完成了清醒时无法完成的任务。这个梦抓住了他脑海中萦绕着的各种各样的组成部分，并且在一瞬间发挥了创造性的才智，将它们拼凑在一个神圣的表格中，每一行（周期）和每一列（族）都呈现出原子和轨道电子特性逐渐变化的逻辑规律。用门捷列夫自己的话来说：

> 我在梦中看到了一张表格，所有的元素都按照需要依序排列。醒来后，我立即将它写在一张纸上。似乎只有一个地方需要稍后进行修改。[①]

尽管一些人对梦中解答方案的完善性产生怀疑，但没有人质疑门捷列夫是否由梦启发而完成了元素周期表的构想。正是他梦中的大脑，而不是他清醒时的大脑，才能够发觉所有已知化学元素的组织排列。把所有已知的宇宙组成部分如何融合在

---

① 引用自 B·M·科德罗夫（B. M. Kedrov）的文章《关于科学创造力的心理学问题（D·I·门捷列夫发现元素周期律的案例）》，载《苏联心理学》，1957（3），91-113页。

一起这一令人困惑的难题留给快速眼动睡眠的梦来解决,这真是一项宇宙级的灵感启示。

我自己所在的神经科学领域一直是这种梦的启示的受益者。其中最具影响力的经历发生在神经科学家奥托·勒维(Otto Loewi)身上。勒维梦见在两只青蛙的心脏上进行一项巧妙的实验,最终揭示了神经细胞如何通过释放化学物质(神经递质),跨越隔开它们(突触)的微小间隙,来相互沟通;而不是只能在神经细胞直接相互接触的情况下发出电子信号。这个植入梦中的发现如此深刻,为勒维赢得了诺贝尔奖。

我们也了解梦中诞生的珍贵艺术天赋。想想保罗·麦卡特尼(Paul McCartney)①的歌曲《昨天》(Yesterday)和《顺其自然》(Let It Be)的产生。这两首歌都在睡梦中找上了麦卡特尼。《昨天》的创作发生在麦卡特尼拍摄深受大众喜爱的电影《救命!》(Help!)期间,当时他住在他家在伦敦温坡街(Wimpole Street)上的小房子中一个很小的阁楼房间里。对于这个受到梦境启发而唤醒灵感的过程,他是这样描述的:

> 我的脑海中有一首美妙的旋律苏醒了。我想:"太好了,我想知道那是什么。"我旁边有一架立式钢琴,就在床的右边,靠近窗户。我下了床,坐在钢琴边,弹出了G和弦,弹出了升F小7和弦——然后被带入B到E小调和弦,最后回到E和弦。整个曲调衔接得很流畅。我很喜欢

① 英国著名摇滚乐队"披头士"的成员。——译者注

这首旋律，但是因为我梦到了它，我不敢相信自己写了这首歌。我想："不，我以前从来没有写出过这样的东西。"但我确实做到了，这是最神奇的！

我也在利物浦出生并长大，我承认自己对于"披头士"的梦中智慧过于强调了。不过，"滚石乐队"的基思·理查兹（Keith Richards）受到梦启发的故事，可以说是这类故事中最好的一个了，这激发了他们对歌曲《满足》（*Satisfaction*）的前奏的创作。理查兹通常会在床边放一把吉他和一台录音机，来记录夜间萌生的想法。他描述了在1965年5月7日回到佛罗里达州克利尔沃特的酒店房间之后的经历：

> 我像往常一样上床睡觉，床边放着我的吉他。第二天早上醒来，我发现磁带已经播放到头了。我想："呃，我什么都没做。也许只是在睡着的时候碰到了一个按钮。"所以我把它倒回开头，按下播放键，接着出现了幽灵般的音乐，是《满足》的前奏。这是整首歌的一个雏形。之后，有40分钟是我在打鼾。但是这里有这首歌的萌芽，我真的梦到了这个神奇的东西。

梦的创意缪斯也引发了无数的文学灵感和史诗巨作。以作家玛丽·雪莱（Mary Shelley）为例，1816年夏天的一个夜晚，她在日内瓦湖附近的一座拜伦勋爵的庄园中，经历了一场最可怕的梦境场景——她几乎把这场梦当成了现实。这场梦给雪莱引人入胜的哥特式小说《弗兰肯斯坦》（*Frankenstein*）提供了情境和叙事方面的基础视角和描述。接着还有法国超现实主义诗人圣保罗·布（St. Paul Boux），他很好地理解了梦境的丰富的才华潜力。据说每天晚上睡觉前，他都要在卧室门上挂一个标语，上面写着："请勿打扰，诗人在工作。"[1]

像这样的逸事是很有意思的故事，但它们并不能作为实验数据。那么，科学证据是如何证明睡眠，特别是快速眼动睡眠和做梦，提供了一种联想记忆处理的形式（也就是一种帮助解决问题的形式）呢？快速眼动睡眠在神经生理学上有什么特别之处，可以解释这些创造性的好处及梦对它们的作用吗？

快速眼动睡眠的模糊逻辑

睡觉时测试大脑的一个明显的挑战就是……它在睡觉。沉睡的人无法参与计算机化的测试，也无法做出有效的反应，但这是认知科学家评估大脑运作时采用的典型方式。由于清醒梦（在本章最后我们将对其进行讨论）并不常见，睡眠科学家一直找不到令人满意的研究方法。我们经常被动地观察睡眠期间的大脑活动，而无法让参与者在睡觉时主动参与测试。应该说，我们主要测量睡前和睡后的清醒表现，然后看中间的睡眠或做梦阶段是否能解释第二天观察到的任何益处。

我和我在哈佛医学院的同事罗伯特·斯塔克戈德为这个问

---

[1] 这个对有梦睡眠带来创意灵感的赞颂，有时也被认为是法国象征主义诗人保罗–皮埃尔·鲁伊斯（Paul-Pierre Roux）的故事。

题设计了一个解决方案，尽管它是间接而且不完善的。我在第7章中描述了睡眠惯性这种现象——在醒来之后的几分钟内由先前睡眠状态进入清醒状态时的睡眠大脑状态的残留。我们想知道，我们是否可以将这个短暂的睡眠惯性窗口转变为我们的实验优势——不是在早晨叫醒实验参与者进行测试，而是在夜间将处于非快速眼动睡眠和快速眼动睡眠的不同阶段的个体唤醒。

在非快速眼动睡眠和快速眼动睡眠的过程中，大脑活动的显著变化和神经化学物质浓度的起伏变化在醒来时并不会立即反转。相反，当前睡眠阶段的神经和化学特性将延续存在，形成将真正的清醒与睡眠分隔开来的惯性阶段，而且这一阶段会持续几分钟。刚刚被迫醒来时，大脑内部的神经生理比起睡醒的状态，会远远更像睡眠状态，但随着每一分钟的过去，睡眠状态将逐渐从大脑中消失，同时真正的清醒状态会浮现出来。

我们认为，通过把所要进行的所有认知测验的时间长度限制在90秒之内，我们就可以唤醒实验参与者，并在这个过渡性睡眠阶段中对他们进行快速测试。通过这种做法，我们或许可以捕捉到参与者们刚刚苏醒时睡眠阶段的一些功能特性，就好像从蒸发性的物质中捕捉到蒸汽并分析这些蒸汽，以得出关于这种物质本身性质的结论。

这种方法真的奏效了。我们设计了一项字谜任务，其中真正的单词的字母顺序被打乱了。每个单词由五个字母组成，而字谜只有一个正确答案（例如，"OSEOG"="GOOSE"）。参与者每次会在屏幕上看到一个乱七八糟的单词，仅仅显示几秒钟，如果他们想出了答案，就要立即说出，时间到后屏幕上会出现下一个字谜。每场测试任务只持续90秒，我们记录了参与者在这段短暂的惯性周期内正确答出了多少个谜题。然后，我们会让参与者们继续睡觉。

参与者们在睡眠实验室中睡觉前，我们向他们描述了任务，并在他们的头部和面部放置了电极，这样我就可以在隔壁的显示器上实时监测他们的睡眠状态。参与者在入睡之前还进行了多次测验，以熟悉这项任务和参与方式。在实验对象们入睡后，我在整个晚上唤醒了他们四次，两次是在非快速眼动睡眠阶段，分别在夜晚的早些和晚些时候，另外两次则是在快速眼动睡眠阶段，也分别在夜晚早些和晚些时候。

从非快速眼动睡眠中醒来后，参与者们看起来并不是特别富有创造性，只解决了很少的字谜任务。但是，当我从快速眼动睡眠的做梦期间叫醒他们时，情况就完全不同了。总体上看，他们解决问题的能力飙升，与从非快速眼动睡眠中醒来或是白天清醒时的表现相比，参与者们从快速眼动睡眠中醒来时解决谜题的数量多出了15%至35%！

此外，参与者从快速眼动睡眠中醒来后的解决问题方式，不同于他们从非快速眼动睡眠中醒来时和白天清醒时解决问题的方式。一个实验对象告诉我，在从快速眼动睡眠中醒后，这些答案简直是"突然跳出来"，尽管当时他们并不知道他们刚刚处于快速眼动睡眠中。当大脑仍然沉浸在有梦睡眠的余晖中时，找到答案似乎更加容易。根据反应时间来看，比起从非快速眼动睡眠中醒来时或在白天清醒时耗费脑力得出慎重答案，同一个人从快速眼动睡眠醒来后，答案会立即得出。快速眼动睡眠萦绕不散的"烟雾"为我们提供了一个更加流畅、发散、"开放式"的信息处理状态。

斯塔克戈德用相同类型的实验性唤醒方法进行了另一个巧妙的测试，再次验证了快速眼动睡眠中做梦的大脑在处理创造性记忆方面的运作有多么不同。他研究了我们在夜间对于相关概念（也称为语义知识）的存储功能。这种语义知识就像一个相关性的金字塔形家谱，按照相关性的强弱自上而下排列。图14就是一个我自己的思维中关于我所任教的加州大学伯克利分校的相关性网络例子：

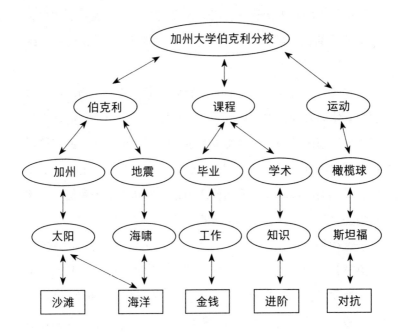

图14 记忆关联网络的一个例子

斯塔克戈德使用标准的计算机测试，测量了这些关联信息网络在从非快速眼动睡眠和快速眼动睡眠中醒来之后分别是如何运行的，以及在白天醒着时的标准表现是什么样。当你从非快速眼动睡眠中唤醒大脑，或在白天测量大脑表现时，大脑的运作原则是紧密且逻辑相接的，如图14所示。然而，从快速眼动睡眠中唤醒大脑时，运作规则会完全不同，逻辑关联连接的层次没有了。快速眼动睡眠中做梦的大脑完全不会对平淡无味的常识性关联（即从一步到下一步的联想）感兴趣。相反，快速眼动睡眠中的大脑会跳过明显的关联，更偏向于联系不大的概念。逻辑的卫兵离开了快速眼动睡眠中做梦的大脑，现在由不拘一格的狂人接管联想记忆的疯人院。结果表明，在快速眼动睡眠的做梦状态中，几乎任何事情都有可能发生——越奇怪越好。

这两个字谜和语义启动的实验揭示了，梦中大脑的运作原理与非快速眼动睡眠和清醒时的运作原理是完全不同的。当我们进入快速眼动睡眠，梦境成为主宰时，一种启发式的记忆调和术就开始进行了。我们不再拘泥于看到记忆单元之间最典型、平凡的明显联系。取而代之的是，大脑偏重于积极寻找信息集合之间最遥远、最不明显的联系。

这种记忆口径的扩大，类似于从望远镜相反的一端窥视。如果转化性创造是我们的目标，那么其实清醒时我们是在通过望远镜错误的一端观察。我们太过专注于狭窄视野中的东西，目光短浅，从而错失了大脑所提供的整个信息宇宙。我们在清醒时只能看到所有可能的记忆相互关系中的一小部分。然而，当我们进入梦境状态，并且开始从记忆探测望远镜的（正确的）另一端看时，情况就反过来了。运用梦这种广角透镜，我们可以观察到脑中存储信息的整片星象，以及它们之间各种组合的可能性，所有这些都是创造力的来源。

记忆在梦的熔炉中融合

如果将这两个实验的发现一同应用于之前关于梦启发了问题解决方法的主张中，比如德米特里·门捷列夫的例子，我们就可以得出两个明确的、科学上可以验证的假设。

首先，如果我们把解决某个问题的各类素材抛给清醒时的大脑，然后给予清醒思考状态和快速眼动做梦状态同样多的时间，那么新的连接与问题解答即使不是仅出现在快速眼动睡眠梦境状态之后的时间里，也应该是优先出现在这个时间段中。其次，人们这种超关联解决问题能力的成功与否，应该取决于梦的内容，而不只是单纯的快速眼动睡眠。正如前一章所探讨的快速眼动睡眠对情绪和精神健康的影响一样，后者证明快速眼动睡眠是必要的，但还不够。梦的行为和那些与梦有关的内容，共同决定了创造性的成功。

这正是我们和其他研究者一次又一次在实验中发现的。举一个例子，假设我教给你，两个对象A和B之间有简单关系，使得对象A应该优先于对象B被选择（A>B）。然后我再教你另一个关系，即对象B应该优先于对象C被选择（B>C）。这是两个相互独立的、分离的前提。如果我把A和C一起给你，并问你选择哪一个，那么你很可能会选择 A 而不是 C，因为你的大脑产生了一个跳跃的推理。你调出了先前的两个已经存在的记忆（A>B 和 B>C），灵活地将它们相互关联（A>B>C），从而对以前没遇到的问题提出了一个全新的答案（A>C）。这就是相关记忆处理的力量，它可以从快速眼动睡眠中获得加速提升。

在我与哈佛大学的同事杰弗里·埃伦博根（Jeffrey Ellenbogen）博士共同进行的一项研究中，我们教给了参与者们大量嵌套在庞大的相互关系链中的类似独立前提。然后我们对他们进行测试，不仅评估他们对这些独立关系对的了解，也评估他们是否明白这些项目在关系链中是如何联系的。只有那些睡过觉，并获得清晨时梦境丰富的快速眼动睡眠的人身上，出现了将这些记忆元素连接在一起（A>B>C>D>E>F 等）的证据，他们能够进行最遥远的跳跃性关联（例如 B>E）。白天进行包含快速眼动睡眠的 60~90 分钟小睡后，也发现了同样的好处。

睡眠正是关系较远的信息元素之间建立联系的桥梁，而这些信息元素之间的关系在清醒的时间里并不明显。我们的参与者们带着打乱的拼图碎片上床睡觉，醒来时已经完成了拼图。这是知识（独立信息的记忆）和智慧（整合后对整体内涵的了解）之间的区别。或者，更简单地说，是学习与理解之间的区别。快速眼动睡眠可以让你的大脑超越前者，并真正掌握后者。

有些人可能会认为这种信息菊花链①是无关紧要的，但它是区分你的大脑和计算机的关键操作之一。计算机可以精确地存储数千个单独的文件。但标准的计算机不会智能到用各种创意组合的方式将这些文件相互关联。相反，计算机中的文件就像一座座孤岛。相对地，我们人类的记忆丰富地相互联系在一起，从而产生灵活的预测能力。我们应该感谢快速眼动睡眠和做梦行为带给我们这项创造性的能力。

破译密码和解决问题

快速眼动睡眠的梦不仅是通过创造性方式将信息融合在一起，还能够让事情更进一步。快速眼动睡眠能够从信息集里，创建出**抽象的**总体知识和高级概念。想象有一位经验丰富的医生，从患者身上观察到数十种不同的微妙症状后，似乎能够凭直觉做出诊断。虽然这种抽象的技能可以通过多年辛苦积累经验而得，但我们也在一个晚上的快速眼动睡眠中观察到了这种同样精确的要点提取行为。

从婴儿身上可以观察到一个可爱的例子，他们会从自己必须学习的语言中提取复杂的语法规则。甚至有18个月大的婴儿被证明，可以从他们听到的新语言中推断出高级的语法结构，但这只有在他们初次接触这些语言后经过睡眠才会发生。你应该还记得，在这个生命早期的时间段中，快速眼动睡眠尤

① 这里指一种首尾相接而非网状的拓扑结构，在这种结构中只有相邻的两个元素才能产生直接的相互联系。——译者注

其占据主导地位，而我们认为快速眼动睡眠对语言的发展起着至关重要的作用。但是，这种益处超出了婴儿时期——在需要学习新语言和语法结构的成年人中，也发现了类似的结果。

有关睡眠激发悟性的最明显的一个证据，也是我在创业公司、技术公司或创新企业的演讲中最经常提到来帮助他们重视员工睡眠的证据，也许要算是德国吕贝克大学的乌尔里希·瓦格纳（Ullrich Wagner）博士所进行的一项研究。相信我，你绝对不会想成为这项实验的参与者。这么说不是因为你必须忍受好几天极端的睡眠剥夺，而是因为你必须解答上百个讨厌又麻烦的数字串问题，就好像不得不做一个小时或更长时间的长除法一样。其实，"麻烦"已经是非常委婉的说法了。有些人很可能在坐下并试图解决数百道这样的数字问题时，就会失去活下去的欲望！我了解这一点，因为我自己已经参加过测试了。

你会被告知，可以使用实验开始时提供的特定规则来解答这些问题。但研究人员不会告诉你，所有问题实际上都存在隐藏的规则或捷径。如果你发现了这种隐藏的捷径，就可以在更短的时间内解答更多的问题。等一下我会提到这个捷径。在参与者们完成了数百道问题之后，他们将在12小时后回来，再次解答数百道这种令人头痛的问题。然而，在第二次测试结束时，研究人员会询问参与者有没有找到隐藏的规则。其中有些人12小时中始终保持清醒，而其他人在其间经过了整整8小时的夜间睡眠。

经过一整天的清醒之后，尽管可以凭意愿认真仔细地研究问题，但只有20%的参与者能够找到隐藏的捷径。而对于那些获得了整晚睡眠，经历了凌晨丰富的快速眼动睡眠的参与者来说，情况就非常不同了。将近60%的人回来之后，"啊哈！"一声，就发现了隐藏的捷径——这种由睡眠所提供的创造性解答的洞察力相差了整整三倍！

难怪从来没有人会告诉你，要"保持清醒来面对一个问题"，相反，你通常会听到"考虑一晚上"①。有趣的是，这个短语或者与之相似的说法在大多数语言中都存在（从法语中的dormir sur un problem，到斯瓦希里语中的kulala juu ya tatizo），这表明有梦睡眠有助于解决问题这件事非常普遍，全球通用。

形式决定功能——梦的内容才是关键

作家约翰·斯坦贝克（John Steinbeck）写道："前一晚的难题经过睡眠委员会处理后，在早上就会解决。"他是否应该在"睡眠委员会"中加上"梦"这个词？看来应当如此。梦的**内容**，而不仅是单纯的梦本身或睡眠，决定了解决问题的成功与否。尽管这样的说法早已被提出，但是虚拟现实技术的出现让我们得以证明这一点——并且在这个证明过程中，门捷列夫、勒维和其他许多夜间问题解决者的说法都为其提供了支持。

我的合作者罗伯特·斯塔克戈德参与了这项研究，他设计

---

① 　sleep on it，原意为"把问题睡过去"。——译者注

了一个巧妙的实验，让参与者探索一个计算机制作的虚拟现实迷宫。在最初的学习期间，他会让参与者从虚拟迷宫中不同的随机位置开始，并要求他们经过探索性试验和犯错来找到出去的路线。为了帮助他们记忆，斯塔克戈德在虚拟迷宫中放置了不同的物体，例如圣诞树，以充当特定位置处的定向或定位点。

第一次学习阶段，有近一百名研究参与者探索了迷宫。此后，其中一半人进行了90分钟的小睡，另一半人保持清醒并观看了一段视频，其间对所有人都用放置在头部和脸部的电极进行监测。在整个90分钟的时间里，斯塔克戈德偶尔会唤醒小睡的人，询问他们是否梦到了什么，对于保持清醒的小组，则是要求他们报告当时脑中发生的任何特定想法。90分钟过后，又等了1个小时，以便那些小睡的人克服睡眠惯性，然后每个人都回到了虚拟迷宫中，再次进行测试，以观察他们的表现是否比初始学习时更好。

现在，我们对实验结果应该不会感到意外：那些小睡了的参与者，在迷宫任务中表现出了优越的记忆力。他们可以轻松找到方位线索，比那些没有睡觉的人更快找到附近的路线和走出迷宫的方式。然而，有一项新奇结果是，梦境会带来差异。睡觉并报告梦见了迷宫元素及与其明显相关的经历主题的参与者们，醒来后的任务表现比那些睡了同样久，也做了梦，但没有梦见与迷宫相关经历的人，要提高了十倍。

在斯塔克戈德之前的研究中，他发现这些导航能力超强的人的梦并不是清醒时初始学习体验的精确回放。例如，一位参与者的梦境报告中提到："我想到了迷宫，好像有人来当作关卡，这让我想到了几年前的一次旅行，当时，我去看了一些蝙蝠洞，它们就像迷宫一样。"在斯塔克戈德的虚拟迷宫中没有蝙蝠，也没有其他人或关卡。很显然，梦境中的大脑并不是简单地重复或重新加工在迷宫中发生的事情。相反，梦的规则是挑选先前学习过的经验中的突出片段，然后试图将这些新的经验附在已有知识门类中。

梦就像一个有见地的采访者一样，会采用询问我们最近的自传式经验的方法，巧妙地将其置于过去经验和成就的背景之下，从而建构起丰富的意义。"我要怎样理解我最近学到的知识，并把它们与我已经了解的知识联系起来，然后通过这种方式发现富有洞察力的新的关联和启示呢？"更进一步，就是："我过去做了什么可能会有助于解决这个问题呢？"与我们如今了解到的非快速眼动睡眠固化记忆的作用不同，快速眼动睡眠和做梦会试图把我们在某次经历中所学习到的经验，与记忆中其他存储记忆结合应用。

当我在公开讲座中讨论这些科学发现时，有些人会搬出历史上的传奇人物来质疑它们的真实性，他们常举出著名的睡眠时间很短，但仍然表现出非凡创造力的人物为例。我在这种反驳中常常听到的一个名字就是发明家托马斯·爱迪生（Thomas Edison）。我们永远无法知道爱迪生是否真的是包括他自己在内的一些人所宣称的短睡眠者。然而，我们所知道的是，爱迪生习惯在白天小睡。他很了解梦的创造性才能，并将其彻底地用作工具，称其为"天才之隙"（the genius gap）。

据说，爱迪生会在学习桌边放一把带扶手的椅子，在桌子上放一张纸和一支笔。然后，他会拿一个金属平底锅，把它翻过来，小心地将它放在椅子右侧扶手正下方的地板上。更奇怪的是，他会用右手拿起两到三颗钢球。最后，爱迪生坐进椅子里，右手支撑在扶手上，抓住钢球。这时，爱迪生才放松下来，整个人进入睡眠状态。在他开始做梦的那一刻，肌肉张力放松，他就会松开钢球，让它们掉进下方的金属锅里，把自己吵醒。然后，他会把梦境中涌现的创意点子全写下来。真是个天才，不是吗？

控制你的梦境——清醒梦

任何关于梦的作品都不能不提到清醒梦。当一个人意识到自己在做梦时，就是在做清醒梦。然而，这个术语通常更通俗地用来描述对一个人梦的**内容**加以意志控制，以及操纵这种体验的能力，例如决定梦中飞行，或者甚至是决定梦的功能，例如解决问题。

清醒梦的概念曾经被认为是一种假象。科学家们对它的存在与否进行过争论。你可以理解这种怀疑态度。首先，有意识地控制一个通常是非意志过程的这一断言，是将大量的荒唐事件放进我们称之为梦的这种本身已经很荒谬的经验中去。其次，你如何能够客观地证明这一主观上的主张，特别是当一个人在这种行为中很快就入睡了的情况下？

四年前，一项巧妙的实验消除了所有这些疑问。科学家们将做清醒梦的人放在核磁共振成像扫描仪内。这些参与者在醒着的时候，要首先握紧左手，然后握紧右手，一遍又一遍地重复。研究人员在此过程中拍摄了大脑活动的快照，来确定控制每个人每只手的具体是哪部分大脑区域。

参与者被允许在核磁共振扫描仪中睡着，进入快速眼动睡眠的做梦阶段。然而，在快速眼动睡眠期间，所有的随意肌都瘫痪了，阻止做梦者做出正在进行的梦中的动作。然而，控制眼睛的肌肉并不会受到这种瘫痪的控制，这个阶段的睡眠正是通过这种眼动现象而得到了这个疯狂的名字。做清醒梦的人能够利用这种眼睛的自由运动，通过它来与研究人员进行交流。因此，利用事先约定好的眼球运动方式，就可以向研究人员展示清醒梦的性质（例如，参与者进入可以控制的清醒梦时，会故意向左转动三次眼球，或者在握紧右手之前向右转动两次眼球等）。不做清醒梦的人很难相信当一个人睡着时，这种故意的眼球运动是可能做到的，但当看到一个做清醒梦的人多次这样操作后，他们就很难否认了。

当参与者发出进入清醒梦状态的信号时，科学家们就开始拍摄脑部活动的核磁共振扫描图像。不久之后，睡眠中的参与者用眼动信号表示他们要在梦中握紧左手，再握紧右手，然后是左手，这样交替性地重复进行，就像他们醒着时所做的一样。然而他们的手并没有真的活动——由于快速眼动睡眠的瘫痪状态，他们的手无法活动。但他们正在梦中活动。

至少，这些参与者醒来后主观宣称是这样的。但核磁共振成像扫描结果客观地证明了他们并没有说谎。在个体清醒时主动握紧左右手的动作中，观察到的活跃大脑区域，在清醒梦的参与者于梦中发出紧握左右手的信号时，也以相同的方式亮起了！

疑问解除了。科学家们获得了客观的、基于大脑活动的证据，即做清醒梦的人可以在梦中控制自己什么时候梦见什么。其他使用类似的眼动交流设计的研究进一步表明，人可以在清醒梦中有意识地让自己达到定时的性高潮，尤其是在男性中，这一结果可以由（勇敢的）科学家使用生理学措施进行客观验证。

但是，目前还不清楚清醒梦是有益的还是有害的，因为超过80%的普通人并不是天生就会做清醒梦。如果自主进行梦的控制是如此有用，那么大自然肯定会让大多数人具备这样的技能。

然而，这个论点又犯了一种错误，就是假定我们已经停止演化。或许，做清醒梦的人展现的正是智人进化的下一次迭代。这些人将来是否会由于这种不寻常的做梦能力而被自然优先选择呢？也许这可以让他们把梦的创造性解决问题能力，应用在自己或人类清醒时所面临的问题之中，并且更有意识地有效利用其力量。

第四部分 从安眠药
到社会变革

夜间作怪的事物

睡眠障碍和睡眠缺失导致的死亡

在医学领域中，几乎没有其他事物会比睡眠更能引发令人不安或震惊的疾病。想想其他领域的疾病有多么痛苦和不寻常，这种说法不可谓不大胆。然而，如果你回头想想和睡眠有关的古怪病症，比如白天猝睡、身体麻痹、梦游杀人、梦境行为展现，以及认为被外星人绑架，这种说法听起来就比较有根据了。也许最让人吃惊的是，一种罕见的失眠症会在几个月内杀死你，这种病症受到动物研究中极端、彻底的睡眠剥夺所导致的死亡证据的支持。

这一章的内容绝不是对目前已超过100种的所有睡眠障碍的全面综述。它也不能作为任何一种疾病的医学指导，因为我不是睡眠医学委员会认证的医生，而是睡眠科学家。我建议那些寻求睡眠障碍治疗建议的人去访问美国国家睡眠基金会的网站①，

---

① https://sleepfoundation.org。

可以在那里找到离自己较近的睡眠中心资源。

我并没有匆忙地试着列出现存的上百种睡眠障碍的清单，而是选择了从科学的角度出发，集中探讨少数几种疾病——即梦游症、失眠症、嗜睡症和致死性家族性失眠症——以及与这些疾病相关的科学发现可以如何有意义地启发我们揭开睡眠和梦的奥秘。

梦游症

术语"梦游症"（somnambulism）是指涉及某种形式运动（ambulation，意为"移动"）的睡眠（somnus，意为"睡眠"）障碍。它包括梦游、梦呓、睡眠中进食、睡眠中发短信、睡眠中性行为，以及非常罕见的睡眠中杀人等情况。

可以理解的是，大多数人相信这些事件发生在快速眼动睡眠中，即人在做梦的时候，把正在进行着的梦中活动表现了出来。然而，所有这些事件都发生在非梦（非快速眼动）睡眠中最深的阶段，而不是有梦（快速眼动）睡眠阶段。如果你唤醒一个梦游中的人，并询问他们脑子里在想什么，他们几乎说不出什么——没有梦境情景，也没有心理体验。

虽然我们尚未完全理解梦游发生的原因，但现有证据表明，深度睡眠期间神经系统活动突发的高峰是一个触发因素。这种电波的起伏迫使大脑从深度非快速眼动睡眠的地下室一路飙升到清醒的顶楼，却又卡在了中间的某处（我们就假设是第十三楼）。这个人被困在深度睡眠和清醒的两个世界之间，处

于混合意识状态 —— 既不是醒着也不是睡着。大脑在这种混乱的状况下，会执行平日早已滚瓜烂熟的基本行为，比如走到衣柜那里打开柜门，把一杯水放到嘴边，或者是说出几个词或句子。

对梦游症的全面诊断，会要求患者在临床睡眠实验室待上一两晚。患者的头部和身体上会放置电极，以测定睡眠阶段，同时天花板上设有红外摄像机记录夜间发生的事，就像一个单筒的夜视镜一样。在发生梦游事件时，摄像机镜头中的影像和脑电波波形开始出现分歧。其中一个表明另一个在撒谎。从视频中来看，病人显然是"清醒的"，并表现正常。一些人可能会坐在床边，开始说话。另外一些人可能会试图穿上衣服，走出房间。但从脑电波活动来看，你会看到病人，或至少他们的大脑，睡得很熟。你会清晰明确地看到深度非快速眼动睡眠的缓慢电波，并没有出现快速、狂热的清醒脑电波活动的迹象。

大多数情况下，梦游或梦呓并不是病态的。它们在成年人群体中很常见，在儿童中更常见。目前还不清楚为什么孩子比成人更容易发生梦游，也不清楚为什么有些孩子的梦游会随着成长而消失，而另一些孩子会在他们的一生中持续经历梦游。前者的一个解释就是，我们年幼时会发生更多的深度非快速眼动睡眠，因此发生梦游和梦呓的统计学上的可能性更高。

大多数梦游情况是无害的。然而有时候，成人的梦游症会导致极端的行为，比如1987年肯尼思·帕克斯（Kenneth Parks）的所作所为。当时年仅23岁的帕克斯与妻子和5个月大的女儿一起生活在加拿大的多伦多。他因为失业和欠下赌债而受到严重失眠的困扰。所有人都说，帕克斯不是一个暴力的人。他与岳母关系十分融洽 —— 她称他是一位"温和的巨人"，因为他性情温和，身材却十分高大（他身高6.4英尺，体重225磅）。然而在5月23日，一切都变了。

凌晨1∶30左右，帕克斯在沙发上看着电视睡着了，接着起身，赤脚坐进他的车里。根据路线估计，帕克斯大约开车14英里到达了他的岳父母家。他进入房子后，走上楼梯，用从厨房拿的一把刀刺死了他的岳母，并用切肉刀攻击了他的岳父，之后扼住岳父的颈部直至其不省人事（他的岳父幸存了下来）。然后帕克斯回到了他的车里，完全恢复了清醒的意识，并开车去了一个警察局，说道："我想我杀了人……我的手……"直到那时，他才意识到手臂流血是因为他用刀割断了自己的屈肌腱。

由于他只记得一些模糊的片段（例如，他的岳母的脸上闪过一个"救救我"的神情），没有杀人动机，并且有着很长的梦游史（他家族里的其他成员也是如此），辩护专家小组得出结论，认为肯尼思·帕克斯在犯下这一罪行时处于熟睡状态，并且发生了严重的梦游。他们认为帕克斯并不知道自己的行为，因此不应受到惩罚。1988年5月25日，陪审团做出无罪判决。这一辩护路线后来在多个案件中尝试过，但其中大部分案件都未能辩护成功。

肯尼思·帕克斯的故事是最悲惨的一类，直到今天，帕克斯怀疑自己有罪的内疚感都也许永远无法释怀。我提到这个案件不是为了吓唬读者，也不是为了夸大1987年5月深夜的这次可怕的事件。相反，我想用它来说明由睡眠及其疾病引起的非意志行为具有非常现实的法律、个人和社会后果，而且，为了维护法律正义，需要科学家和医生们一起努力。

我还想对正在阅读本章的那些忧心的梦游者说明，大多数梦游活动（例如睡觉时散步、说话）被认为是良性的，并且不需要干预。通常只有在患者或其监护人、伴侣或父母（当患者是儿童时）认为这种疾病对健康产生危害，或者会造成风险的情况下，医疗方案才会介入。有效的治疗方法的确存在，而可惜的是，肯尼思·帕克斯在5月份那个不幸的夜晚来临之前，没有来得及得到治疗。

失眠症

对于如今的许多人来说，"睡个好觉"这个说法足以引起他们的反感，英国作家威尔·塞尔夫（Will Self）如此感叹。失眠症是最常见的睡眠疾病，也正是他抱怨的缘由。许多人患有失眠症，但也有些人以为自己患有这种疾病——其实他们并没有。在描述失眠症的特征和原因之前（以及下一章中提到的可能的治疗方法），让我先说明一下什么情况不算失眠症，并以此来揭示什么才是失眠症。

睡眠不足并不是失眠。医学上认为，睡眠不足是（1）具有**足够的睡眠能力**，但是（2）**不给自己充足的睡眠机会**。也就是说，睡眠不足的人只要肯花时间睡觉，就能够睡着。失眠则相反：（1）**缺乏产生睡眠的能力**；尽管（2）**自己有足够的**

时间来睡觉。因此，失眠患者即使给自己足够的时间（7~9个小时），仍然不能产生足够的睡眠量和睡眠质量。

在谈到下一话题之前，我们有必要先来谈谈睡眠状态错误认知的情况，也称为"矛盾性失眠症"。患者会声称整晚都睡不好，甚至完全睡不着。然而，当对这些人的睡眠使用电极或其他准确的睡眠监测设备客观地进行监测时，就会出现不匹配的情况。睡眠记录表明，患者睡得比他们自己认为的要好得多，并且有时会出现一夜完整而健康的睡眠。因此，患有矛盾性失眠症的患者存在睡眠不好的错觉或误解，实际上他们睡得并不差。因此，这样的患者会被视为疑似患者。虽然这个词可能看似不屑一顾或是居高临下，但睡眠医学的医生对此非常重视，并且有一些可以在确诊后提供帮助的心理干预措施。

说回真正的失眠症状，其中有几种不同的亚型，就好比癌症有许多不同的形式一样。有一种区别方法可以将失眠症分为两种。首先是入睡性失眠，即入睡出现困难。其次是睡眠维持性失眠，即难以持续睡眠。正如演员兼谐星比利·克里斯托（Billy Crystal）在描述自己与失眠的斗争时所说的那样："我睡得像婴儿一样——每小时都会醒。"入睡性失眠和睡眠维持性失眠并不是相互排斥的，一个人可以患有其中一种，或同时患有这两种。无论发生哪种睡眠问题，睡眠医学都有非常具体的临床诊断条目，患者只有在满足所有条目的情况下才会被诊断为失眠症。目前，这些条目包括：

- 对睡眠量或睡眠质量不满意（例如入睡困难、睡眠

间断、醒得过早等）

- 感到严重不适，或正常生活受到负面影响
- 超过三个月，每周至少失眠三晚
- 没有其他可能并发失眠症状的精神障碍或疾病

　　因此，现实中典型的失眠症患者实际上长期因以下状况而感到困扰：难以入睡，半夜醒来，早上醒得太早，醒后难以入睡，在清醒的时间里感觉精神不济。如果你觉得这里面的任何失眠的特征很熟悉，并且已经持续了**好几个月**，我建议你考虑去找一位睡眠医生。请注意，是睡眠医学方面的专业医生，而不是你的全科医生，因为，虽然全科医生通常都很优秀，但在整个医学院和住院实习期间，他们关于睡眠的训练都少得惊人。一些全科医生倾向于开安眠药给失眠症患者，这是可以理解的，但通常是不正确的，我们将在下一章中对此进行探讨。

　　对睡眠问题的持续时间（超过三个月，每周发生超过三晚）的强调非常重要。我们所有人都有时会睡不好觉，可能会持续一个或几个晚上。这很正常。这种情况通常会有一个明显的原因，例如工作压力，或是社交关系、恋爱关系中出现突发事件。但是，一旦这些事情平息，睡眠问题通常会消失。这种急性睡眠问题通常不被视为慢性失眠，因为临床上的失眠症是持续的睡眠问题，通常是一周接着一周再接着一周连续出现。

　　不过，即使有了这个严格的定义，慢性失眠也是非常普遍的。你在街上遇到的每9个人中，大约就会有1个人符合失眠症的严格临床标准，这意味着有超过4000万美国人由于夜晚

睡不着而白天不清醒。女性失眠的概率是男性的两倍,原因尚不清楚。单是男性不愿意承认自己有睡眠问题,并不足以为两性之间这种巨大的差异提供解释。种族和民族之间也有很大的不同,非洲裔美国人和西班牙裔美国人比起美国白人,患有失眠症的比率更高 —— 这些研究结果对这些人群中众所周知的健康差异具有重要影响,比如糖尿病、肥胖症和心血管疾病等,都与睡眠缺乏有关。

事实上,失眠症可能是一个更为广泛和严重的问题,甚至比这些可观的数字所表明的更加严重。如果你放宽严格的临床标准,仅以流行病学数据为指导,那么每3个阅读本书的人中,就有2人经常会晚上无法入睡或睡不安稳,每周至少一次。

不用多说,失眠是现代社会面临的最紧迫、最普遍的医学问题之一,但很少有人会这样提及、承认这一重担,或是认为需要采取行动。在美国,包括处方药和非处方药的睡眠改善措施在内的"睡眠援助"行业,每年的产值是惊人的300亿美元,这或许是唯一能使我们意识到问题真正严重性的统计数据。我们之中数以百万计的绝望的人们宁愿花很多钱来换取一夜好眠。

但美元的价值并不能解决导致失眠症的更重要的问题。遗传尽管不是全部的答案,但也起着一定的作用。失眠症表现出某种程度的遗传性,父母与子女之间的遗传率大约为28%~45%。然而,仍然有大部分失眠症与非遗传因素或基因—环境(先天—后天)的相互作用有关。

到目前为止，我们已经发现了睡眠问题的诸多触发因素，包括心理、身体、医疗和环境因素等（老龄化是另一个因素，我们已经在前面讨论过了）。导致睡眠不好的外部因素，例如夜间明亮的光线、不适宜的环境温度、咖啡因、烟草和酒精的摄入（我们将在下一章中详细介绍）都可能会导致失眠。但是，它们并不是源自你的体内，因此不是你的睡眠疾病。相反，它们是来自外部的影响，一旦得到解决，人们将获得更好的睡眠，而自身不用有任何变化。

然而，也有一些其他因素来自个人体内，是造成失眠的先天生物学原因。注意前文提到的失眠诊断临床标准，这些因素不能是疾病（例如帕金森病）的症状或药物的副作用（例如哮喘药物）。如果要从临床角度确定是否患上真正的失眠症，睡眠问题的原因必须是独立的。

慢性失眠最常见的两个原因是心理上的：（1）情绪困扰或担忧；（2）情绪低落或焦虑。在这个快节奏、信息超负荷的现代世界里，我们为数不多的能够停止持续性信息摄入，并且进行思维反馈的时间，就是我们的头挨到枕头的时候。但是，没有比睡觉时有意识地这样做更糟的了。当我们的情感思绪的旋转齿轮开始转动，焦虑地担心我们今天所做的事情、忘记做的事情、未来几天必须面对的事情，甚至是那些遥远的将来还未发生的事情，难怪睡眠几乎不可能开始或持续。这并不是那种将睡眠召唤进你的大脑，让你平静地沉浸在整夜安睡中的平和脑电波。

由于心理困扰是诱发失眠的主要因素，所以研究人员一直致力于研究导致情绪波动的生物学原因。目前已经清楚地看到了一个常见的因素：交感神经系统过度活跃。我们在前面章节中曾经提到，这个系统会使身体产生恼人的战斗或逃跑机制。在我们过去的进化过程中，面临威胁和突然的压力时，交感神经系统会开启，以动员合理的战斗或逃跑反应。这造成的生理结果是，心率加快、血流量增加、代谢率提高、皮质醇等应激物质释放，以及脑部激活增加，所有这些变化在处于真正有威胁或有危险的紧急时刻，都是有益的。然而，战斗或逃跑反应并不应该长时间处于"开启"的状态。正如我们在前几章中谈到的，战斗或逃跑神经系统的长期持续激活会导致无数的健康问题，如今我们确认，失眠就是其中之一。过度活跃的战斗或逃跑神经系统为什么会阻碍良好的睡眠？这可以通过我们迄今为止讨论过的几个话题，以及几个尚未讨论过的话题来解释。首先，在失眠症患者中常见的战斗或逃跑神经系统活动会引发代谢率的提高，从而导致更高的核心体温。你也许还记得，第2章中谈到我们必须把核心体温降低几度，才能开始睡眠，所以睡眠对于体内代谢率升高，导致体内（包括脑部）的运行温度升高的失眠症患者来说，会变得更加困难。

其次，是提高警觉度水平的激素皮质醇和同类型的神经化学物质肾上腺素、去甲肾上腺素的升高。这三种化学物质都能够提高心率。通常情况下，在我们逐渐进入浅度至深度睡眠的过程中，我们的心血管系统会逐渐平静下来。但活跃的心脏活动，会使这种状态的转变更加困难。上面说的三种化学物质都会提高新陈代谢率，从而进一步提高核心体温，再次加剧了前述第一个问题。

最后，也是与这些化学物质有关的，是与身体交感神经系统相联系的大脑活动模式的改变。研究人员用脑部扫描仪对健康的睡眠者和失眠症患者进行扫描，测量了两组参与者试图入睡时不断变化的大脑活动模式。在睡眠良好的人群中，大脑里与情绪刺激有关的部分（杏仁核）及与回忆有关的部分（海马体）在进入睡眠的过程中，活动水平迅速降低，脑干中的基本警觉区域也是如此。而失眠症患者并非如此。他们产生情绪的区域和记忆中心都保持活跃状态，脑干中基本的警觉中枢同样如此，顽固地持续着清醒的警觉状态。从头到尾，丘脑（大脑的感觉闸门，需要停止活动来允许睡眠的发生）在失眠症患者脑中都在保持活跃，照常工作。

简而言之，失眠症患者无法从忙碌的、使人焦虑的、反复思考的大脑活动模式中脱离出来。试想一下，你合上笔记本电脑让它进入睡眠状态，过了一会儿，却发现屏幕仍然亮着，冷却风扇仍然在工作，尽管合上了，电脑仍处于工作状态。通常这是因为程序仍在运行，电脑无法转换到睡眠模式。

根据脑成像研究的结果来看，失眠症患者也会出现类似的问题。情感程序的递归循环，连同回顾性和前瞻性的记忆循环一起，一直在头脑中发挥作用，阻止大脑关机并切换到睡眠模式。这表明，神经系统的战斗或逃跑分支系统，与脑部所有这些情绪、记忆和警觉性相关区域之间，存在着直接的因果联系。身体和大脑之间的双向交流通道构成了一个恶性循环，不断阻挠睡眠的生成。

当失眠症患者终于入睡之后，第四项也是最后一项发现在他们的睡眠质量中被观察到了。问题似乎又一次源于过度活跃的战斗或逃跑神经系统。失眠症患者的睡眠质量较差，这反映为深度非快速眼动睡眠期间较浅、较弱的脑电波。他们的快速眼动睡眠也更多、更零碎，充满了短暂的苏醒，有时就连他们自己都没有意识到，但这仍然导致有梦睡眠质量下降。所有这些意味着，失眠症患者醒来时会感到不适。因此，白天的时候，不管是在认知方面，还是情绪方面，他们都无法正常运作。这样看来，失眠实际上是一种全天候的失调症：白天和夜晚一样紊乱。

你现在能够了解这种疾病潜在的生理复杂性了。难怪美国医学协会不再推荐安眠药这种低级手段作为失眠症的一线治疗方法了——安眠药只是直接用原始方法镇静你大脑的高级区域，或者说皮质。幸运的是，如今有一种非药物治疗方法，我们将在下一章中详细讨论。它在修复失眠症患者的自然睡眠能力方面更为强大，能直接针对上述失眠症的各种生理因素。如果你患有真正的失眠症，我强烈建议你从这些新兴的非药物疗法中去发现真正的希望。

嗜睡症

我敢说你生命中所有真正重要的行为都受到两条非常简单的规则支配：远离那些感觉不好的事情，或者去完成那些感觉良好的事情。这种接近和规避的规律从人类和动物很小的时候就开始决定了他们的大部分行为。

实现这一规律的力量，是积极和消极的情绪。情绪指导我们的行为，只要去掉单词emotion的第一个字母，就能发现这一暗示①。它们激励我们取得卓越的成就，鼓励我们在失败时再次尝试，保护我们免受潜在的危害，敦促我们取得有益的成果，也促使我们发展社交和恋爱关系。总之，适当的情绪会赋予生命丰富的意义，提供心理上和生理上健康的、重要的生活。如果把情绪去除，你就会面临没有高潮或低谷可言的乏味生活。没有感情，你只是在生存，而不是生活。不幸的是，这是许多嗜睡症患者基于我们现在即将探索的原因，而被迫接受的一种现实。

在医学上，嗜睡症被认为是一种神经疾病，这意味着它的起源在中枢神经系统，特别是大脑中。这种疾病通常在10岁到20岁之间出现。嗜睡症有一些基因上的基础，但它并不是可遗传的。相反，其基因因素表现为一种突变，所以这种疾病不会从父母遗传给孩子。然而，至少从我们目前对这种疾病所了解到的来看，基因突变并不能解释所有嗜睡症的发病，还有其他促发因素有待确定。嗜睡症也不是人类所独有的，许多其他哺乳动物也会表现出这种病症。

嗜睡症至少由三种核心症状组成：（1）白天过度嗜睡；（2）睡眠麻痹；（3）猝倒。

第一个，白天过度嗜睡的症状，往往是嗜睡症患者日常生

---

① 情绪的英文为emotion，当去掉单词首字母e时变成motion，即英文的"行动"之意。——译者注

活中最具破坏性和问题性的。它主要表现为白天的睡意侵袭，当你想要清醒时，比如坐在办公桌前工作、开车或与家人朋友一起吃饭时，就有可能出现这种压倒性的、完全不可抗拒的睡眠冲动。

读完这句话后，我猜你们中的很多人都在想："哦，我的天啊，我有嗜睡症！"这不太可能。你更有可能是慢性睡眠不足。每2000人中才会有1人患有嗜睡症，这使其普遍性与多发性硬化症差不多。白天过度嗜睡的睡意侵袭通常是首先出现的典型症状。对于你可能在想的事情而言，为了让你理解这种感觉，它相当于连续三到四天保持清醒后所产生的睡意。

嗜睡症的第二个症状是睡眠麻痹：当从睡眠中醒来时，患者会丧失说话或活动的能力。你基本上是被暂时锁在了自己的身体里。

这些情况大多数发生在快速眼动睡眠中。你应该记得，在快速眼动睡眠期间，大脑会使身体瘫痪，以防止你将梦中的动作表现出来。通常情况下，当我们从梦中醒来时，大脑会以完美同步的方式同时将身体从瘫痪状态中释放出来，就在醒来的时刻意识得以恢复。然而，偶尔也会出现尽管大脑终止了睡眠，快速眼动睡眠的麻痹状态仍然一直持续的情况，就好像宴会上最后一位客人看上去不愿意承认活动已经结束，不愿离开一样。因此，你开始醒来，但无法睁开眼睛、翻身、哭泣或活动任何控制你四肢的肌肉。渐渐地，快速眼动睡眠麻痹状态会消失，你可以重新控制你的身体，包括你的眼皮、手臂、腿和嘴巴。

　　如果你生活中的某个时候发生过睡眠麻痹事件，不用担心，它并不是嗜睡症独有的症状。大约四分之一的健康人会出现睡眠麻痹，这就是说它和打嗝一样常见。我自己就经历过几次睡眠麻痹，但我并没有患上嗜睡症。不过，嗜睡症患者会比健康人更频繁、更严重地经历睡眠麻痹。这意味着睡眠麻痹是与嗜睡症有关的症状，但它不是嗜睡症的独有症状。

　　此时此刻，我们需要简短提到一种"另类世界"的情形。当一个人经历睡眠麻痹时，通常伴随着恐惧感和房间中有侵入者的感觉。这种恐惧来自不能对感知到的威胁采取行动，比如不能大声喊叫，不能站起来离开房间，或者准备保卫自己。我们如今认为，正是睡眠麻痹的这一系列特征解释了绝大多数的声称被外星人绑架的案件。你很少会听说外星人在一天的正午时候，于众目睽睽之下绑架了一名被吓傻了的证人。相反，大多数所谓的外星人绑架故事都发生在晚上；《第三类接触》（Close Encounters of the Third kind）或《E.T.》等好莱坞电影中最经典的外星人来访情节也发生在晚上。此外，声称被外星人绑架的受害者经常会提到，房间里有人（外星人）的存在感。最后——这是关键的证据——所谓的受害者经常形容被注射了"麻痹剂"。因此，受害者会提到想要反击、逃跑或呼救，却做不到。这种侵犯的力量当然不是来自外星人，而是苏醒后快速眼动睡眠麻痹的持续。

　　嗜睡症的第三个也是最惊人的核心症状叫作"猝倒"（cataplexy）。这个词来自希腊语中的kata（意思是"倒"），以及plexis（意思是"中风"或"癫痫发作"）。然而，猝倒发作根本不是癫痫发作，而是突然失去肌肉控制。这可能包括肌肉力量的轻微减弱，从头部下垂、面部凹陷、下巴松弛、语言含混不清，到膝盖软弱无力或突然立即丧失所有肌肉张力，从而导致整个人当场完全瘫倒。

你也许还能够记起多年前的一种小孩子的玩具，有一只动物，通常是一头驴子，站在一个小巧的掌心大小的基座上，下面有一个按钮。这种玩具有点像吊线木偶，不同之处在于线不是从外侧连接到肢体，而是穿过四肢的内部，连通到下面的按钮。按下按钮，放松内部线的张力，驴子就会瘫软下来。松开按钮，内部的线就会被牵动，驴子会立即重新站立起来。严重猝倒发作期间，肌肉张力消除导致的全身瘫痪情况，与这种玩具非常相似，但其后果并不是一件好笑的事。

如果这还不够糟，那么还有一个额外情况会真正破坏病人的生活质量，使其雪上加霜。猝倒的发作并不是随机的，而是由中度或强烈的情绪所触发的，正面或负面情绪都有可能。如果给一个患有嗜睡症的病人讲一个有趣的笑话，他就可能会瘫倒在你面前。如果走进房间吓一个病人一跳，万一他们正在用锋利的刀切食物，可能就会当场因为晕厥而割伤自己。即使是站在温暖的淋浴中，这种愉悦感也足以让一位患者双腿发软，并且由于肌肉张力的缺失而导致潜在的跌倒危险。

根据这一点来推断，想象一下驾驶汽车时被喇叭声吓到后可能造成的危险。或者是和孩子玩一个愉快的游戏，或者让他们跳到你身上，挠你的痒痒，或者在孩子学校的一次音乐演奏会上感受到强烈的热泪盈眶的喜悦。在一个会猝倒的嗜睡症患者身上，以上的任何一项都有可能导致患者陷入自己身体动弹不得的牢笼中。那么，想象一下，与一个患有嗜睡症的伴侣建立一段充满爱和愉悦的性关系会有多么困难。这样的事项多得数不清，都会不出所料地带来令人心痛的后果。

除非患者愿意接受这些破坏性的猝倒发作（实际上，他们没有任何选择余地），否则他们只能放弃生活中情感完全得到满足的希望。嗜睡症患者被放逐到了一种情感保持中立的单调生活中，必须放弃普通人时刻都沉浸于其中的丰富多彩的情绪。这就相当于日复一日地吃同一种无味的粥。你很容易想象到，这样的生活多么让人失去胃口。

如果你看到病人在猝倒的影响下崩溃，你会认为他们完全陷入了无意识或强大的睡眠状态。但这并不是真的。患者其实很清醒，并可以继续感知周围的外部世界。强烈情绪触发的是全部（有时是部分）的快速眼动睡眠身体麻痹机制，但并没有产生快速眼动睡眠本身。因此，猝倒是大脑内快速眼动睡眠回路的功能异常产物，使其中一个特征——肌肉松弛——在患者醒着并进行运动的时候不适当地发作，而不是在睡着并做梦的时候发作。

我们当然可以向成年患者解释这一点，通过让他们理解发生了什么来减少发作时的焦虑，并帮助他们控制或避免情绪过度起伏，从而减少猝倒的发生。然而，对一个10岁的孩子来说，这要困难得多。你要怎样对患有嗜睡症的孩子解释这种恶劣的症状和疾病呢？情绪是生活的一部分，也是大脑生长发育的自然且不可分割的一部分，你要怎么防止孩子发生正常的情绪波动呢？ 也就是说，你要怎么防止孩子成为孩子呢？这些问题并没有简单的答案。

然而，我们已经开始探索嗜睡症的神经学基础，因而对与之相结合的健康睡眠本身有了更多的了解。我在第3章中，描述了维持正常清醒状态的大脑区域：警觉且活跃的脑干区域，以及位于其上的丘脑（感觉闸门），整个组织看起来就像一勺堆在蛋筒（脑干）上的冰激凌（丘脑）。随着脑干在夜晚停止活动，它对丘脑的刺激影响也将消除。随着感觉闸门的关闭，我们也停止了对外部世界的感知，因此我们睡着了。

但是，我没有提到的是，脑干如何知道现在到了该“关灯”的时候，然后调低清醒度，开始睡眠。一定有什么东西把脑干激活的效果关掉了，以此来启动睡眠。这个睡眠—清醒开关，就位于大脑中央丘脑的下方，一个称为下丘脑的区域。这也正是作为总指挥的24小时生物钟所在的区域，或许这并不令人意外。

下丘脑中的睡眠—清醒开关与脑干的发电站区域之间具有直接的通信线路。就像电灯开关一样，可以在打开（清醒）或关闭（睡眠）之间切换。下丘脑中的睡眠—清醒开关会通过释放一种叫作“增食欲素”的神经递质来实现这一过程。你可以将增食欲素想象成一只化学物质的手指，将开关按至“开启”（清醒）的位置。当增食欲素释放到你的脑干时，开关就会被明确地启动，为脑干的清醒生成中心提供动力。脑干一旦被开关激活，就会开启丘脑的感觉闸门，让对世界的感知涌入你的大脑，使你转变为完全的、稳定的清醒状态。

到了晚上，情况则恰恰相反。睡眠—清醒开关停止将增食欲素释放到脑干中。化学手指现在将开关按到了"关闭"的位置，关闭了来自脑干发电站的激活效应。在丘脑内进行的感知程序也由于感觉闸门的封闭而被关闭。我们此时失去了与外界的感知接触，进入了睡眠。开启、关闭、开启、关闭……这就是由增食欲素所控制的下丘脑睡眠—清醒开关的神经生物学的工作程序。

如果问一位工程师，基本的电气开关的重要特性是什么，他们会告诉你一个重要的规则：开关必须是明确的。它只能是完全打开或完全关闭的——二元状态。它不能在"开"和"关"的位置之间来回摇摆不定。否则，电气系统将会是不稳定或不可靠的。不幸的是，这正是嗜睡症发作时所发生的情况——增食欲素的显著异常导致睡眠—清醒开关不明确。

科学家在嗜睡症患者去世后，对他们的大脑进行了仔细检查。在这些后期检查中，他们发现所有产生增食欲素的细胞损失了近乎90%。更糟糕的是，与正常人相比，在嗜睡症患者的大脑中，覆盖在脑干发电站表面的增食欲素的接受位点，即或受体的数量，有显著的减少。

由于缺乏增食欲素，加上受体位点数量减少而变得更难以捕捉浓度已经很小的增食欲素，所以患有嗜睡症的大脑的睡眠状态并不稳定，就像一个出错的开关。嗜睡症患者的大脑从来不会明确地开启或关闭，而是在中点附近晃动不定，在睡眠和清醒之间摇摆不定。

这种睡眠—清醒系统的增食欲素缺乏状态，是产生嗜睡症主要症状（即白天过度嗜睡和任何时候都可能发生突发性睡眠）的首要原因。如果没有有力的增食欲素手指将睡眠—清醒开关拨到明确的"开启"位置，那么嗜睡症患者就不能一整天坚定地保持清醒。出于同样的原因，嗜睡症患者夜间的睡眠非常糟糕，会陷入睡睡醒醒的波动中。就像一个出了问题的电灯开关，无论白天还是夜晚都会不停地闪烁，嗜睡症患者也会在每个24小时中都经历不稳定的睡眠和清醒状态。

尽管我的许多同行都做了出色的研究，嗜睡症目前仍然代表了在有效的治疗水平上睡眠研究的失败。虽然我们已经可以对其他睡眠障碍（如失眠症和睡眠呼吸暂停）进行有效干预，但我们在治疗嗜睡症的进度上要远远落后于其他。有部分原因在于，这种疾病较为罕见，因此制药公司对其研究工作的投资回报甚微，而这种投资往往是医学治疗迅速发展的驱动力。

对于嗜睡症首要的症状 —— 白天的睡眠发作 —— 来说，过去唯一的治疗手段就是高剂量的促醒药物安非他命。但安非他命是会强烈致瘾的。它也是一种"肮脏"的药物，这意味着它的作用很混杂，会影响大脑和身体中许多不同的化学系统，从而导致可怕的副作用。如今，有一种名为莫达非尼的"更干净"的新型药物，可以用于帮助嗜睡症患者白天保持更稳定的清醒状态，并且副作用较少。然而，它的效果有限。

抗抑郁药物常被用于嗜睡症的第二类和第三类症状 ——睡眠麻痹和猝倒 —— 的治疗，因为它们可以抑制快速眼动睡眠，而快速眼动睡眠麻痹与这两种症状密切相关。尽管如此，抗抑郁药物只是降低了这两者的发生率，并不能将它们根除。

总体而言，嗜睡症患者的治疗目前前景黯淡，尚无治愈的方法。嗜睡症患者及其家属的治疗命运大部分掌握在缓慢的学术研究进展中，而不是大型制药公司的更迅速的进展中。就目前而言，患者只能尝试接受并适应这种疾病，尽可能地提高生活质量。

你们中的一些人可能已经有了与某些制药公司相同的，关于增食欲素和睡眠—清醒开关在嗜睡症中所起作用的认识：我们是否可以进行逆向工程，在晚间睡眠期间尝试关闭增食欲素，从而为失眠患者提供一种诱导睡眠的新方法，而不是增强它来使嗜睡患者白天的清醒状态更加稳定呢？制药公司的确尝试过开发能够在夜间阻挡增食欲素的化合物，迫使开关拨到"关闭"位置。相较于目前存在的有问题的、用于镇静的睡眠药物，这种做法有可能诱发更自然的睡眠。

不幸的是，这一类药物中首款获得批准的苏沃雷生（商标名 Belsomra），并不能被证明是许多人期望的灵丹妙药。美国食品药品监督管理局规定的临床试验中，服用该药物的患者比服用安慰剂的患者只快了 6 分钟睡着。虽然未来的改进配方可能会更有效，但用于治疗失眠症的非药物治疗方法（下一章中将会介绍）对于失眠患者来说，仍然是非常优越的选择。

致死性家族性失眠症

迈克尔·科克（Michael Corke）成了一个无法入睡的人，并且为此付出了生命的代价。科克在失眠之前曾是一个精力充沛的、活跃的人，是一个忠诚的丈夫，也是芝加哥南部新莱克森（New Lexon）一所高中的音乐老师。他在40岁时开始出现睡眠困难。起初，科克觉得妻子的打鼾声应该是罪魁祸首。为此，妻子佩妮·科克（Penny Corke）决定在接下来的10个晚上睡在沙发上。然而，科克的失眠情况并没有减缓，反而变得更糟了。经过了几个月的睡眠不足后，科克意识到原因可能存在于其他方面，于是决定寻求医疗帮助。一开始，对科克进行检查的医生中没有一个人能够确定他失眠的原因，有些医生甚至认为他患有与睡眠无关的疾病，如多发性硬化症。

科克的失眠最终发展到完全无法入睡的地步。他一点儿都睡不着。没有任何一种药性平和的睡眠药物，甚或强烈的镇静剂，能够使他的大脑摆脱永久性清醒的控制。如果你此时观察科克，你就会看到他有多么绝望地想要睡觉。他的眼睛甚至可以让你自己感到困倦。他眨眼的速度极其缓慢，好像眼皮想要保持闭合，或是半睁半闭，并且几天之内都不想再睁开了。他的双眼传递出了你能想象到的最绝望的困意。

连续8周没有睡觉之后，科克的心智功能迅速衰退。这种认知降低的速度与他身体状况快速恶化的速度相吻合。所以，他的运动能力也开始出现衰退，连正常行走都变得很困难。有一天晚上，科克要组织学校的管弦乐表演。他花了非常痛苦的（虽然是英雄般的）几分钟时间来步行穿过整个管弦乐队并爬上指挥台，整个过程都需要手杖的辅助。

当科克接近6个月没有睡觉时，他已经卧床不起，濒临死亡。尽管年纪尚轻，科克的神经系统状况却与老年痴呆症患者十分相似。他无法自己洗澡或穿衣服。幻觉和妄想非常频繁地出现。他的语言组织能力几乎消失了，只能靠基本的头部动作和偶尔集中精力时很少的含糊语言来交流。又过了几个月没有睡觉，科克的身体和精神机能完全关闭。迈克尔·科克在过了42岁后不久，就死于一种罕见的基因遗传疾病——致死性家族性失眠症（FFI）。这种疾病没有治疗方法，更无法治愈。每个被诊断出患有这种疾病的患者都会在10个月内死亡，一些患者会更快。它是医学史上最神秘的疾病之一，给了我们一个惊心动魄的教训：睡眠不足是可以致死的。

现在，致死性家族性失眠症的根本原因逐渐被人们所了解，建立在那些我们已经讨论过的关于正常睡眠生成机制的基础之上。罪魁祸首是名为PrNP的基因出现异常，PrNP代表朊蛋白。我们所有人的大脑中都存在朊蛋白，它们会行使有用的功能。然而，这一基因的缺损会使这种蛋白质出现异常，形成一种像病毒一样传播的突变版本[①]。在这种基因出现问题的结构中，蛋白质开始瞄准并摧毁大脑的某些部分，导致大脑随着蛋白质的传播加速退化。

这种不正常的蛋白质猛烈攻击的一个区域就是丘脑，即大脑内的感觉闸门，它必须关闭，才能结束清醒并开始睡眠。当科学家们对致死性家族性失眠症的早期患者的大脑进行解剖检查时，他们发现其丘脑布满了孔洞，就像一块瑞士奶酪。朊蛋白在整个丘脑中挖洞，完全破坏了其结构完整性。丘脑的外层

---

① 致死性家族性失眠症属于朊蛋白疾病家族的一部分，这类疾病还包括克雅氏病，或者叫作疯牛病，但后者涉及的大脑区域损坏与睡眠并不强烈相关。

尤其如此，而这正是形成应当每晚关闭的感觉闸门的区域。

由于这种朊蛋白的穿刺性攻击，丘脑的感觉闸门基本上被永久固定在"开启"的位置。患者永远无法关闭他们对外部世界的意识知觉，结果，他们永远无法进入迫切需要的良好睡眠。没有任何安眠药或其他药物可以促使感觉闸门关闭。此外，从大脑发送到人体的为我们睡眠做准备的信号——心率、血压、新陈代谢的减缓及体温降低——都必须通过丘脑进入脊髓，然后发送到身体的不同组织和器官。但是，丘脑损伤让这些信号的传递受到了阻碍，使患者更加无法入睡。

目前治疗的希望很渺茫。人们对一种名为多西环素的抗生素产生了关注，这种抗生素似乎可以减缓其他朊蛋白疾病中异常蛋白质的积聚速度，如克雅氏病，或者叫作疯牛病。这种具有潜力的治疗方法正在进行临床试验。

在治疗方法与时间赛跑的同时，一个伦理问题也出现在了这种疾病的背景下。由于致死性家族性失眠症是可遗传的，我们可以往回追溯几代人的疾病史。这一遗传谱系一直延伸到欧洲，特别是意大利，那里有许多患此类疾病的家族。详细的探查工作将遗传的时间线向前推到了18世纪后期的一位威尼斯医生，他表现出了该病的明显特征。毫无疑问，这个基因比这个人更古老。然而，比追踪疾病的过去更重要的是预测它的未来。遗传上的确定性引发了一个普遍令人担忧的问题：如果你的家族基因意味着你有一天会被致命的睡眠丧失所击倒，你想要被提前告知自己的命运吗？此外，如果你知道自己是这种基因携带者时还没有孩子，也知道自己可以阻止疾病下一步的传播，那么这是否会改变你生孩子的决定？要回答这些问题并不容易，当然科学也不能够（但或许应该）为此提供答案——这无异于为一个已经非常棘手的疾病再增添格外残酷复杂的情况。

睡眠剥夺VS. 食物剥夺

致死性家族性失眠症目前是我们所掌握的睡眠不足会导致人类死亡的最有力证据。然而，从科学角度来看，它仍然不是决定性的，因为还可能有其他与这种疾病相关的病变有可能导致死亡，而且它们很难与睡眠缺乏的过程区分开来。曾经有个体的病例报告称，长时间的睡眠剥夺会导致人类死亡，例如中国的蒋小山。据称，他曾连续11天保持清醒状态，观看了2012年欧洲杯足球锦标赛的所有比赛，同时每天都在工作。第12天，小山的母亲在他的公寓中发现他死于明显的睡眠缺乏。还有一起悲剧性的死亡是美国银行实习生莫里茨·埃尔哈特（Moritz Erhardt），他在由于工作原因的急性睡眠剥夺之后，癫痫发作致死，而这种超负荷工作情况在当地该行业中尤其严重。尽管如此，这些仅是个体案例研究，而且在事发之后很难证实或者进行科学验证。

然而，动物研究提供了确凿的证据，证明完全的睡眠剥夺是致命的，且不存在任何并存疾病的影响。1983年，芝加哥大学的一个研究小组发表了这些研究中最引人注目、最令人不安和最能引发伦理性思考的研究成果。他们的实验问题很简单：睡眠对于生命是否是必要的？他们通过连续数周禁止大鼠睡眠这一可怕的实验，得出了一个明确的答案：大鼠平均会在连续 15 天不睡觉之后死亡。

紧接着他们又得到了两个结论。首先，死亡会紧随着完全的睡眠剥夺发生，与完全的食物剥夺致死速度一样快。其次，大鼠在快速眼动睡眠剥夺后的死亡速度几乎与完全睡眠剥夺后的死亡速度一样快。完全没有非快速眼动睡眠也是致命的，只是需要花费更长的时间才能造成同样的死亡后果——平均为 45 天。

然而存在一个问题。饥饿所导致的死亡原因很容易被识别，与之不同的是，尽管死亡的速度非常快，研究人员却无法确定为什么大鼠在没有睡眠的情况下会死亡。从实验过程的评估及后续的尸检中，我们可以得到一些线索。

首先，尽管睡眠遭到剥夺的大鼠比得到了充分睡眠的大鼠吃了更多的食物，但它们的体重在实验期间很快就开始减轻。

其次，它们再也无法调节核心体温了。大鼠越是睡眠不足，体温就会变得越低，甚至降到了室温。这是一个非常危险的状态。所有的哺乳动物，包括人类，都仿佛生存在一个狭窄的温度悬崖边。哺乳动物体内的生理过程只能在非常狭窄的温度范围内进行。一旦低于或高于这些生死攸关的温度阈值，就会很快死亡。

这些代谢方面和温度方面的后果共同发生并非巧合。当哺乳动物的核心体温下降时，它们会通过提高代谢率来应对。能量的燃烧会释放热量来提供给大脑和身体，使它们的温度恢复到临界阈值以上以避免死亡。但对于缺乏睡眠的大鼠来说，这是徒劳的。它们就像一个老式的烧木头的炉子一样，当顶部的通风口始终敞开时，不管向火中加入多少燃料，热量都会从顶部散失。大鼠基本上是从内向外地消耗自己的身体来应对低温。

最后，也许也是最有说服力的结果，是这种睡眠不足的后果已经深入了皮肤中。毫不夸张地说，睡眠缺乏使这些大鼠千疮百孔。大鼠们的皮肤上生出了疮，连它们的爪子和尾巴上都有伤口。不仅代谢系统开始崩溃，免疫系统也一样。[①] 你会发现，它们无法抵御表皮层（或者皮肤深层）中最低级的感染。

如果这些健康退化的迹象还不足以令人震惊，那么最终的尸检所揭示的体内损害同样惨不忍睹。等待着病理学家的是一个生理上极度痛苦的场景。大鼠体内出现了从肺积液、内出血到穿透胃黏膜的溃疡等一系列并发症。一些器官（如肝脏、脾脏和肾脏）的大小和重量都有所减少。对感染和压力产生反应的肾上腺，则显著增大。肾上腺释放的与焦虑有关的激素皮质酮在失去睡眠的大鼠的血液循环中浓度激增。

那么，死亡原因是什么呢？这就是问题所在：科学家们完

---

① 进行这些研究的高级科学家艾伦·赫特夏芬（Allan Rechtschaffen）在发表这些研究结果后，曾有一家知名女性时尚杂志联系过他。杂志文章作者想要知道，完全的睡眠剥夺是否为女性减肥提供了振奋人心的新途径。赫特夏芬无法理解这种大胆的问题，他试着写一些东西来回复。他承认，强制性的大鼠睡眠剥夺显然导致了体重减轻，所以是的，持续数天的急性睡眠剥夺确实会导致体重减轻。作者很高兴得到了他们想要的线索。然而，赫特夏芬还附加了一个脚注：伴随着显著的体重减轻，还有皮肤上不断分泌淋巴液的伤口、大鼠脚爪中刻骨的疼痛、类似于加速老化的衰老、灾难性（并最终致命）的内脏器官和免疫系统崩溃等。"以防美貌和长寿也是你的读者所追寻的目标。"显然，这次采访很快就终止了。

全不知道。所有大鼠的死亡病状并不都相同。所有大鼠唯一的共同点是死亡本身（或者死亡的可能性极高，研究人员此时会对动物实施安乐死）。

在接下来的几年中，进一步的实验——也是最后一次实验，科学家们因为实验结果而对这种实验的伦理性感到不安（我个人认为这种不安是正确的）——最终解开了这个谜团。最后一根致命的稻草被证实是败血症——一种毒性和全身性（影响整个生物机体）的细菌感染，进入大鼠的血液循环并摧毁整个机体直至死亡。然而，这并不是来自外部的恶性感染，而恰恰是来自大鼠自身肠道内的单纯的细菌造成了致命的打击——健康的免疫系统在经过睡眠强化时很容易清除这些细菌。

事实上，俄罗斯科学家玛丽·德–马纳西讷（Marie de Manacéïne）在一个世纪之前的医学文献中就曾叙述了持续的睡眠剥夺造成了同样的致死后果。她指出，幼犬如果不能睡觉，就会在几天内死亡（我必须承认，这本书我读起来很艰难）。在德–马纳西讷的研究几年之后，意大利的研究人员也描述了对狗的完全睡眠剥夺造成了同样的致命影响，并增加了尸检，在大脑和脊髓中观察到了神经变性。

在德–马纳西讷的实验之后，经过了一百年，实验室的实验评估能力才进展到足够精确的程度，使芝加哥大学的科学家终于发现了为什么生命在没有睡眠的情况下会如此迅速地消亡。你也许在极其危险的工作环境的墙上看到过一个红色的塑料小盒子，上面写着以下文字："紧急情况时打碎玻璃。"如果你对一个生物体进行完全的睡眠剥夺，不论是大鼠还是人类，这确实会变成一种紧急情况，你会发现与碎玻璃类似的紧急生物学效应散布在整个大脑和身体中。现在我们终于明白了这一点。

不，等等——你只需要6.75小时的睡眠！

根据长期（慢性）和短期（急性）睡眠剥夺的这些死亡后果，我们可以讨论一下睡眠研究领域最近的一项争议——许多报纸，更不用说一些科学家，都不能正确地理解它。与之相关的是，由加州大学洛杉矶分校的研究人员针对特定的尚未工业化部落的睡眠习惯进行的研究。研究人员使用手表式活动设备追踪三个狩猎采集部落的睡眠，这些部落大部分尚未受到工业现代化的影响，它们是：南美的齐曼内（Tsimané）人，以及我们之前讨论过的非洲的桑人部落和哈扎部落。在连续几个月里，研究人员日复一日地对他们的睡眠和清醒时间进行评估，结果发现：在夏季，部落的人平均只有6小时的睡眠时间，在冬季睡眠时间约为7.2小时。

一些备受关注的媒体将这一发现吹捧为人类最终不需要8小时睡眠的证明，还有人认为我们可以在6小时或更短的睡眠时间中生存下来。例如，美国一份知名报纸的标题是：《对当代狩猎采集部落的睡眠研究推翻了我们每天需要8小时睡眠的观念》。

甚至有些媒体一开始就从现代社会只需要7小时睡眠的错误观点出发，然后质疑："我们真的需要每晚睡7个小时吗？"

既然我在本章中介绍的科学原理早就得到了证实，这些享有盛誉和备受尊敬的媒体又是如何得出这些结论的呢？让我们仔细重新评估调查结果，看看能不能仍然得出同样的结论。

首先，当你阅读报纸时，你会发现部落居民每晚实际上都给自己留出了7~8.5小时的睡眠机会。此外，手表装置既不精确，也不是睡眠测量的标准方法，它只是估测出部落居民在6~7.5小时的时间范围内是处于睡着了的状态。因此，这些部落居民为自己提供的睡眠机会跟国家睡眠基金会和疾病控制与预防中心向所有成年人推荐的睡眠机会几乎相同：躺在床上7~9个小时。

问题在于，有些人把已经睡着的时间与睡眠机会的时间相混淆。我们知道，现代世界的许多人只能给自己5到6.5个小时的睡眠机会，这通常意味着他们只能获得大约4.5到6小时的实际睡眠时间。因此，这一发现并不能证明尚未工业化的狩猎采集部落的睡眠与我们的相似。与我们不同，他们给自己留出的睡眠机会比我们更多。

其次，让我们假设手表装置的测量结果是非常准确的，这些部落一年中平均的睡眠时间只有6.75小时。从研究结果中推出的下一个错误结论就是，因此人类本质上只需要6.75小时的睡眠，而不是更多。这就存在着争议。

如果你回想一下我引用的两个报纸头条，你就会注意到他们都使用了"需要"一词。但是我们谈论的**需要**究竟是什么？这个（不正确的）假设是这样的：部落居民获得的任何睡眠都是人类所**需要**的。这个推理有两点缺陷。**需要**并不是由所得到的东西来定义的（正如失眠症教给我们的），而是这种睡眠量是否足以完成睡眠该做的一切。那么最明显的**需要**就是为了生存——而且是健康地生存。如今我们发现，这些狩猎采集居民的平均寿命只有58岁，尽管他们比我们体力上更加活跃，很少肥胖，并且没有受到侵蚀我们健康的加工食品的困扰。当然，他们无法享受现代医药和卫生设施，而这两项都是我们很多工业化的第一世界国家人口的预期寿命超过他们10岁的原因。但据报道，根据流行病学数据，每晚睡眠平均6.75小时的成人预计只能活到60岁出头，非常接近这些部落居民的平均寿命。

然而，更能帮助我们思考的是这些部落居民通常的死因。只要他们从死亡率高的婴儿时期存活下来并渡过了青春期，那么成年期死亡的常见原因就是感染。正如我们已经详细讨论过的，免疫系统削弱是睡眠不足的已知后果。我还应该提到，在狩猎采集部落中最常见的致死的免疫系统问题之一是肠道感染——与上述研究中杀死睡眠遭到剥夺的大鼠的致命肠道感染一致。

认识到了这种寿命的缩短恰好与研究人员测得的备受推崇的短睡眠量相符合后，许多人所犯的下一个逻辑错误，是询问：相较于我们从数千项研究中了解到的信息，**为什么**这些部落会睡得那么少？

我们还不知道所有原因，但一个可能的原因在于我们用来称呼这些部落的名字：狩猎采集者。少数的迫使各种动物睡眠量少于正常量的通用方法之一，是限制食物，施加一定程度的饥饿。当食物变得稀少时，睡眠也就变得稀少，因为动物会试图保持更长时间的清醒来觅食。这些狩猎采集居民不会肥胖的部分原因，就是他们一直在寻找食物，而这些食物从来不会长期富足。他们大部分的时间都花在了食物的寻找和储备上。例如，哈扎部落会面临每天获得1400卡路里或更少的热量的日子，并且与当代文明中的我们相比，每日摄入的热量通常要少300~600卡路里。因此，他们大部分时间都处于低度饥饿状态，这引发了典型的睡眠时间减少生物途径，即使这种情况下的睡眠**需求**高于食物丰富时。因此结论是，不论是现代生活还是尚未工业化生活中的人类，**需要**少于7个小时的睡眠似乎只是一种得意的自负，以及小报中的流言。

一晚睡9小时太多了吗?

流行病学证据表明，睡眠与死亡风险之间的关系不是线性的，因此不是睡眠越多，死亡风险越低（反之亦然）。相反，平均睡眠时间超过9小时，死亡的风险会上升，导致向后弯曲的"J"形：

在这方面有两点值得一提。首先，如果你仔细探索这些研究，你会发现睡眠9小时或更长时间的个体死因包括感染（例如肺炎）和激活免疫反应的癌症。根据本书前面所讨论的证据，我们了解到，疾病，特别是激发强大免疫反应的疾病会激发更多的睡眠。因此，病得严重的人应该睡更长的时间，通过睡眠所提供的一套健康工具与疾病做斗争。而有些疾病，例如癌症，可能过于严重，甚至超过了睡眠的强大治愈力量，不管睡了多少觉都无法扭转病情。由此造成的错觉是，睡眠过多会导致过早死亡。但更为可信的结论是，尽管有益的睡眠延长做出了所有与之对抗的努力，但病情依然太重了。我说更可信，而不是同样可信，是因为尚未发现任何生物机制显示睡眠有什么坏处。

其次，重要的是不要把我的观点过分延伸。我并不是建议每天都睡18或22个小时（假如这在生理上是可行的）比每天睡9个小时更好。睡眠不太可能以这种线性方式运作。请记住，食物、氧气和水都一样，它们也与死亡风险具有反"J"形关系。过量的饮食会缩短寿命。摄入过多的水会导致与中风或心脏病发作有关的致命的血压升高。血液中氧气含量过高，被称为氧过多，对细胞，特别是脑部的细胞有毒性。

当睡眠涉及极端情况的时候，与食物、水和氧气一样，与死亡风险之间可能也具有这种关系。毕竟，适当的清醒在进化上是具有适应性的，就像睡眠一样。睡眠和清醒都会提供协同且关键的生存优势，尽管这两类优势通常是不同的。在清醒和睡眠之间有一种适合生存的平衡状态。在人类中，对于一般的成年人来说，这大约是16小时的总清醒量，以及8小时的总睡眠量。

iPad、工厂的汽笛与睡前饮酒

是什么让你睡不着？

我们中的许多人总是过于疲惫。为什么呢？在现代化的生活中，到底是什么扭曲了我们本能的睡眠模式，侵蚀了我们的睡眠自由，并阻碍了我们睡一整夜的能力？对于我们这些没有睡眠障碍的人来说，造成这种睡眠不足状况的原因似乎很难找到，或者，有某个原因看起来很明确，其实却是错误的。

除了通勤时间延长，以及由电视和电子娱乐设备所引起的"睡眠拖延"外（这两个将我们和孩子的睡眠时间掐头去尾的因素并不是不重要），还有五个关键因素强烈地影响着我们的睡眠时间和睡眠质量：（1）不断亮着的电灯和LED灯；（2）恒定的室温；（3）咖啡因（在第2章中讨论过）；（4）酒精；（5）上下班打卡的规则。正是形成社会的这些力量，让许多人误以为他们患有医学上的失眠症。

现代灯光的黑暗面

在位于曼哈顿下城，距离布鲁克林大桥不远的珍珠街255-257号，可以说发生了人类历史上最低调而又最重大的变革。在这里，托马斯·爱迪生建造了第一个发电站，来提供电气化社会的所需能源。这是人类第一次有了真正可以把我们从这个星球的24小时自然的光明和黑暗循环中解脱出来的方法。众所周知，随着轻轻拨动一个开关，一种神奇的控制我们环境光线的能力就出现了，随之而来的是对我们清醒和睡眠阶段的控制。如今，我们自己，而不是地球的自转，会决定何时是"夜晚"，何时是"白天"。我们是唯一能够将夜晚照亮至如此强大效果的物种。

人类是以视觉为主的生物。超过三分之一的大脑区域是用来处理视觉信息的，远远超过了处理声音或气味信息，或是支持语言和运动的大脑区域。对于早期的智人来说，大部分活动在太阳落山后都会停止。因为他们以视觉作为活动判断的依据，这必须以日光作为支持。火的出现及它所带来的有限的光，为黄昏后的活动提供了延时，但效果不大。在傍晚的火光中，唱歌和讲故事等名义上的社交活动在哈扎和桑人这样的狩猎采集部落中有所记载。然而，火光的实际局限性使它对我们的睡眠—清醒时间没有任何显著的影响。

煤气灯和煤油灯，以及它们的前身蜡烛，对持续的夜间活动提供了更有力的影响。观看雷诺阿（Renoir）描述19世纪巴黎人生活的油画，你就会看到人造光的延伸。人们提着点亮的灯笼奔出家门，走上街头，灯光开始沐浴整个城区。在这个时候，人造光的影响开始重新塑造人类的睡眠模式，而且不断升级。不仅是个人或一两个家庭，整个社会的夜间节奏在晚上很快就屈服于灯光，所以我们开始向晚睡前进。

而对于视交叉上核——脑中的24小时生物钟——来说，最糟糕的时刻还没有到来。爱迪生的曼哈顿发电站大量使用了白炽灯。爱迪生并没有创造出第一个白炽灯泡——这个荣誉早在1802年归功于英国化学家汉弗里·戴维（Humphry Davy）。但是在19世纪70年代中期，爱迪生电灯公司开始开发一种可靠的、可大批量生产的灯泡。白炽灯泡和几十年后的荧光灯泡，保证了现代人类不用再在黑暗中度过大半夜，如同我们在过去几千年中那样。

在爱迪生之后的一百年，我们现在终于了解了电灯泡能够影响我们的自然睡眠时间和睡眠质量的生物学机制。可见光谱——我们的眼睛可以看见的光的范围——从较短的波长（大约380纳米）开始，我们认为它们是较冷的紫色和蓝色，到较长的波长（大约700纳米），我们感觉它们是温暖的黄色和红色。阳光中包含了所有这些颜色，以及介于两者之间的颜色的强烈混合。

在爱迪生之前，甚至在煤气灯和煤油灯之前，夕阳会从我们的眼睛中带走大脑中24小时生物钟（第2章中所描述的视交叉上核）所能感受到的全部日光。白天的消逝告诉我们的视交叉上核，现在正在进入夜晚，应该要松开松果体上的刹车踏板，让它释放出大量的褪黑激素，将夜晚来临的信号传递给我们的大脑和身体，告诉它们现在是睡觉的时候了。适当出现的疲倦、紧接着的睡眠，这些通常会在黄昏后的几个小时里在人类群体中发生。

电灯结束了事物的自然秩序。它重新定义了午夜对于随后几代人的意义。夜晚的人工光线，即使是强度或勒克斯①很小的光线，也会欺骗你的视交叉上核，让你相信太阳尚未落山。限制褪黑激素释放的刹车踏板，本来应该在黄昏的时候松开，却在电灯胁迫下仍然在你的大脑中强行踩下。

因此，充满现代室内世界的人造光会终止通常由褪黑激素在傍晚激增所带来的生物时间推进。现代人类的睡眠在夜晚的跑道上延迟起飞了，自然情况下，它应该发生在晚上8点至10点之间，正如我们在狩猎采集部落中观察到的那样。由此，现代社会中的人造光利用了生理学上的谎言，让我们相信夜晚仍然是白昼。

夜晚的电灯对你体内24小时生物钟的重新调整的程度非常重要：平均每晚通常是2~3小时。为了说明这一点，我们假设你在纽约市的晚间11点阅读这本书，整晚都被灯光包围着。你的床头时钟可能显示的是晚上11点，但无所不在的人造光会阻碍褪黑激素的释放，从而使体内的计时暂停。从生物学的角度来说，你被向西拖过了整个大陆，体内时间与芝加哥时间（晚上10点），甚至是旧金山时间（晚上8点）变得一致。

因此，人造的夜晚和夜间的灯光会乔装成入睡阶段的失

---

① 照度单位。——译者注

眠，也就是不能在上床后立即睡着。夜间的人造光线延迟了褪黑激素的释放，于是你很有可能无法在合理的时间内入睡。当你最终关掉床头灯时，希望很快入睡的欲望会使睡着变得更加困难。褪黑激素此时才开始听从黑暗的命令，它还要经过一段时间才会上升到充满你的大脑和身体的浓度峰值——换句话说，就是距离你在生物水平上能够启动健康稳定的睡眠，还有一段时间。

那么不起眼的床头灯呢？它会对你的视交叉上核产生多大影响？事实证明，很大。即使只有一点暗淡的光线——8~10勒克斯——也显示出了延迟人类夜间褪黑激素释放的效果。而最微弱的床头灯的照度至少是上述数字的两倍，在20~80勒克斯之间。一个光线柔和的起居室，也是大多数人在睡觉前的几个小时所处的环境，其光线强度大约在200勒克斯。尽管只有日光强度的1%到2%，但这种环境的家居照明白炽灯已足以在大脑内抑制50%的褪黑激素的释放。

正当白炽灯对于视交叉上核所造成的影响看起来已经不能更糟糕时，1997年的一项新发明使情况变得更恶劣了，那就是蓝色发光二极管（蓝光LED）。2014年，中村修二、赤崎勇和天野浩由于这项发明而获得了诺贝尔物理学奖。这是一项了不起的成就。蓝色LED灯在降低能源需求方面比白炽灯具有大得多的优势，而且对于灯本身而言，使用寿命要更长。但它们可能会无意中缩短我们自己的寿命。

眼睛中向视交叉上核传送"白天"信息的光受体，对蓝光光谱内的短波长光最为敏感，而这正是蓝光LED最强力的范围。因此，即使勒克斯照度相近，蓝色LED灯对夜间褪黑激素抑制的有害影响仍是老式白炽灯泡所产生的温暖黄色光的两倍。

当然，我们中很少有人每晚都盯着LED灯的刺眼光线。但我们每晚都会盯着使用LED的笔记本电脑屏幕、智能手机和平板电脑，有时甚至要几个小时，而这些设备通常距离视网膜只有几英尺甚至几英寸。不久前，一项针对超过1500名美国成年人的调查发现，90%的人在睡前60分钟或更短的时间内，经常使用某种形式的便携式电子设备。这对你的褪黑激素释放具有非常实际的影响，控制着你的入睡时间。

最早的一项相关研究发现，在睡前2小时使用iPad——一种布满蓝色LED光的电子平板电脑——令褪黑激素的上升水平下降了23%。最近的一份报告带来了更深的担忧。研究者让健康的成年人在严格控制的实验室环境中生活了两周。这两周时间被分成两半，每个人都要经历不同的实验条件：（1）五个晚上在睡前几个小时用iPad阅读一本书（但不能用iPad做其他事，例如浏览电子邮件或是网页）；（2）五个晚上在睡前几个小时阅读印刷的纸质书。参与者随机先后经历这两个条件。

与阅读印刷书籍相比，在iPad上阅读时对夜间褪黑素释放的抑制超过了50%。事实上，与阅读印刷书籍时褪黑激素的自然增长相比，使用iPad阅读将这种增长在同一个人身上推迟了3个小时。在iPad上阅读时，他们褪黑激素的峰值以及睡眠指令直到凌晨才出现，而不是在午夜之前。不出所料，相对于阅读纸质书，用iPad阅读后，人们要花费更长时间才能入睡。

但是，iPad上的阅读是否真的改变了睡眠量和睡眠质量，并且延迟了褪黑激素的释放时间呢？的确是这样的，而且一共有三种令人忧虑的路径。第一，一个人在用iPad阅读后，会失去大量的快速眼动睡眠。第二，在夜间使用iPad后，研究对象在第二天内都感觉更疲惫和困倦。第三则是遗留的后果，参与者停止使用iPad之后的几个晚上，都要经历褪黑激素升高延迟90分钟——几乎就像电子产品的"宿醉"效应一样。

夜间使用LED设备会影响我们的自然睡眠节奏、睡眠质量及白天的清醒度。第15章中将要讨论到，这对社会和公共健康的影响也不小。我和许多人一样，看到过小孩子抓住白天中的每个机会来使用电子平板电脑……晚上也是。这些设备是非常棒的科技成果。它们丰富了青少年的生活和教育。但是，这种技术也使他们的眼睛和大脑充满了强大的蓝光，对睡眠（尤其是年轻的大脑为了蓬勃发育而迫切需要的睡眠）产生了破坏性影响。[①]

由于其无所不在，对夜间人造光进行限制成了一个难题。调低、调暗你傍晚所处的房间里的灯光是一个良好的开始。尽量避免使用过亮的顶灯。情境灯光是夜晚的绝佳选择。有些坚

---

① 如果你想知道为什么冷调的蓝光是可见光谱中调节褪黑激素释放最强力的可见光，答案就存在于我们祖先生活的遥远的过去。人类与我们认为的所有形式的陆生生物一样，从海洋生物中进化而来。而海洋就像一个滤光片，会将大部分波长较长的黄色和红色光线过滤掉，剩下的是波长较短的蓝色光。这就是海洋呈蓝色的原因。因此，大部分的海洋生物都在蓝色可见光范围内进化，包括水生视觉的进化。我们偏向于对冷调蓝光敏感，这是我们的海洋祖先遗留的痕迹。不幸的是，这种进化上曲折的命运如今回到了蓝色LED光的新时代来困扰我们，使我们的褪黑激素节律和我们的睡眠—清醒节律变得失序。

定的人甚至会在下午和晚上在室内戴上黄色眼镜,以帮助滤除抑制褪黑激素的有害蓝光。

整夜保持完全黑暗同样重要,最简单的方法就是使用遮光窗帘。最后,你还可以在电脑、手机和平板电脑上安装一种可以随着夜晚的降临逐渐降低有害的蓝色LED灯光饱和度的软件。

拒绝睡前饮酒 —— 酒精的影响

除了处方安眠药以外,所有"帮助睡眠"的东西中被误解最深的就是酒精了。许多人认为酒精可以帮助他们更容易入睡,甚至提供整夜更健康的睡眠。这两点都是绝对错误的。

酒精在药物分类上属于镇静剂。它会与大脑内的受体结合,阻止神经元发射电脉冲。酒精是一种镇静剂的说法经常使人们感到困惑,因为中等剂量的酒精可以使一个人活跃起来,变得更加健谈。镇静剂怎么会让你精力充沛呢?答案归结为这样一个事实:你的社交能力增加是由于在酒精的可怕影响的早期阶段,你的大脑的一部分,即前额叶皮质会受到镇静作用。我们之前讨论过,人类大脑的前额叶区域有助于我们克制冲动、控制行为。酒精正是首先使我们大脑的这一部分停止运转。结果,我们"放松"了,变得更不拘束、更外向了。但是从解剖学上来说,它仍然是针对特定区域的大脑镇静剂。

再过一些时间,酒精就会开始让大脑的其他部分镇静下来,陷入一种类似麻醉的状态,就像前额叶皮质一样。当醉酒的麻木状态开始蔓延时，你逐渐感觉到迟钝。这是你的大脑陷入了麻醉的状态。你维持清醒的欲望和能力正在下降，更容易失去意识。我非常努力地避免使用"睡眠"一词，因为这种麻醉不是睡眠。酒精的麻醉作用让你不清醒，但不会诱发自然的睡眠。你通过酒精所进入的脑电波状态并不是自然的睡眠状态，相反，它类似于轻度麻醉状态。

然而，这并不是睡前饮酒对睡眠最糟糕的影响。除了人为的镇静作用，酒精还有两种方式可以破坏人的睡眠。

首先，酒精会将睡眠碎片化，用短暂的清醒把睡眠搅得支离破碎。因此，酒后的睡眠是不连续的，也缺乏修复效果。不幸的是，大多数夜间的苏醒并没有被睡眠者察觉到，因此他们不会记得。所以，人们无法将前一天晚上的酒精摄入与未被发觉的睡眠中断所引起的次日疲惫感联系起来。你可以观察一下发生在自己和其他人身上的这种巧合的关联。

其次，酒精是我们所知道的抑制快速眼动睡眠的最强力物质之一。当人体代谢酒精时，会产生叫作醛和酮的化学副产物。醛类物质尤其会阻断大脑产生快速眼动睡眠的能力。这就像是心脏骤停的大脑版本，可以阻止有梦睡眠脑电波的产生。因此，在下午或晚上饮用中等量的酒，就会使人失去有梦睡眠。

这一事实悲哀且极端地在酗酒者身上体现出来，他们在饮酒后几乎观察不到任何可识别的快速眼动睡眠迹象。如果长时间没有有梦睡眠，就会积累下需要获得快速眼动睡眠的巨大压力。事实上，这种压力如此之大，以致给这些人带来了可怕的后果：在他们清醒的时候，梦会进行强势入侵。被压抑的快速眼动睡眠压力强烈爆发，侵入清醒的意识中，从而引起幻觉、妄想和严重的方向感消失。这种可怕的精神异常状态的专业术语是"震颤性谵妄"①。

如果酒精成瘾者加入康复计划并戒酒，大脑就会开始疯狂地进行快速眼动睡眠，不顾一切地努力补足长期缺乏的睡眠——这种效应称为快速眼动睡眠反弹。我们观察到，在试图打破睡眠剥夺的世界纪录的那些人（在这项危害生命的挑战被禁止之前）身上，快速眼动睡眠压力过大所造成的后果同样严重。

然而，如一项研究所证明的，你并不需要酗酒，就可能遭受破坏快速眼动睡眠带来的有害后果。回想一下，快速眼动睡眠的一个功能是帮助记忆整合与关联，也就是在新语言的学习中形成语法规则，或者将大量相关的事实合成为一个相互关联的整体时，所需的信息处理方式。因此，研究人员招募了一大批大学生参加一项为期7天的研究。参与者们被分配到三个实验条件之中。第一天，所有参与者都学习了一种新的人造语法，就像学习一门新的计算机编码语言，或是一种新的代数形式。这是一种已知的快速眼动睡眠可以促进的记忆任务类型。每个人在第一天中都能够熟练地掌握这种新的学习素材——准确度达到90%左右。一周后，参与者们参加了测试，以测量有多少信息在六晚的睡眠中得到了巩固。

① V·扎尔科恩（V. Zarcone）：《酗酒与睡眠》，载《生物科学和生物技术的进步》，1978，21，29–38页。

这三个小组的区别在于他们得到的睡眠类型不同。第一组是控制组，参与者们被允许在所有夜晚中自然地睡眠。第二组中，实验者在白天学习后的第一天晚上让学生们在睡觉前喝了点儿酒。他们给参与者提供了两到三小杯伏特加，加入橙汁调和，具体的量符合每个人的性别和体重所规定的特定血液酒精含量标准。在第三组中，他们允许参与者在学习后的第一个，甚至第二个晚上都自然入睡，然后在第三个晚上睡前喝下与第二组剂量相同的酒。

请注意，三个小组都在第一天清醒时学习了这些材料，并且在第七天清醒时进行了测试。这样，三组之间的记忆差异就不能用酒精对记忆的形成及对回忆的直接影响来解释，而只能是来自其间所发生的对记忆强化过程的干扰。

在第七天，控制组的参与者们记住了他们最初学到的一切，甚至与最初的学习水平相比，显示出抽象记忆和知识保留的增强，正如我们所期待的良好睡眠的效果一样。而相比之下，那些在学习之后的第一晚睡前喝了酒的人，七天后的结果可以保守地描述为部分失忆，他们忘记了所有原始知识的50%以上。这与我们之前讨论过的证据非常吻合：为了处理记忆，学习之后的第一晚，大脑对睡眠的需求是没有商量的余地的。

真正让人惊讶的情况出现在第三组参与者的结果中。尽管在初次学习后进行了两晚的自然睡眠，但是第三天晚上摄入酒精后的睡眠依然导致了几乎同等程度的失忆——他们在第一天努力建立的知识记忆被遗忘了40%。

通常会吸收复杂的记忆知识的快速眼动睡眠，其整夜的工作都被酒精干扰了。也许，更令人惊讶的是，我们知道了大脑在第一晚的睡眠后没有完成这些知识的处理。尽管经过了两个晚上的自然睡眠，在学习之后的第三个晚上，记忆仍然很容易受到任何干扰（包括来自酒精的干扰）的侵袭。

放到现实中，假设你是一名要在周一参加考试的学生。你在前一周的周三非常勤奋地复习了所学习到的所有内容。当天晚上，朋友叫你出去喝酒，但是你知道睡眠有多么重要，所以拒绝了。周四，朋友们再次邀请你晚上喝几杯，但为了安全起见，你还是婉言谢绝了，睡了第二个好觉。终于，周五来临了——此时是你学习后的第三个晚上——所有人都出去参加聚会并喝酒。当然，在学习后的头两夜如此专注于睡眠之后，你现在可以放松下来，你知道这些记忆应该已经安全地获得并在记忆库中经过了完全处理。可悲的是，事实并非如此。即使是此时，饮酒也会冲走你学到的许多东西，通过阻止快速眼动睡眠来让你心不在焉。

那么这些新记忆最终要过多久才会安全呢？我们其实还不知道，尽管我们已经进行过了持续几个星期的研究。我们只知道，直到第三个晚上时，睡眠还没有完成那些新记忆的植入。当我将这些发现在讲座中呈现给我的本科生们时，我听到了明显的呻吟声。我可以给出的政治不正确的建议是（当然我从不真的这样说）：去酒吧喝一杯的话，还是要早上去。那样的话，睡觉之前酒精就会从你的体内排出。

不开玩笑，在睡眠和饮酒方面的建议都有什么呢？听起来很难不像清教徒，但关于酒精对睡眠的有害影响的证据是非常强有力的，如果你选择忽视早上饮酒这个建议，那么就会对你和科学造成一种伤害。许多人在晚餐时会享用一杯红酒，此后甚至还可能享用餐后酒。但是，即使你拥有快速作用的乙醇分解酶，它也需要你的肝脏和肾脏工作好几个小时才能降解和排泄酒精。酒精在夜间会破坏你的睡眠，而我可以提供的最好、最诚实也最恼人的忠告是：戒酒。

夜晚保持微冷

环境温度，特别是身体和大脑周围的近端温度，也许是决定你稍后入睡的难易程度及你将获得的睡眠质量的最不受重视的因素。环境温度、床上用品和睡衣决定了夜间环绕在身体周围的热量。环境温度受到了现代化的巨大冲击。这种改变使现代人的睡眠习惯与尚未工业化的文明中的人类及动物的睡眠习惯大相径庭。

如第 2 章所述，要成功开启睡眠，你的核心温度需要降低约 1℃。出于这个原因，你会发现在一个太冷的房间里睡觉会比在太热的房间里更容易，因为太冷的房间至少会将你的大脑和身体朝着正确的（向下）方向调整温度，帮助入睡。

核心体温的下降是由位于大脑中央下丘脑内的一组热敏感细胞探测到的。这些细胞靠近大脑中视交叉上核的 24 小时生物钟所在之处，这是有充分理由的。一旦核心体温在夜晚降低到阈值以下，热敏感细胞就会迅速向邻近的视交叉上核传递信息。这种信息再加上自然衰落的光线，就会通知视交叉上核启动褪黑激素在夜晚的释放，带来睡眠的命令。所以，夜间褪黑激素水平不仅受到黄昏时日光衰减的控制，而且受到与日落一致的温度下降的控制。因此，环境中的光线和温度尽管相互独立，但依然协同作用，决定了夜间的褪黑激素水平，规划了理想的睡眠时间。

你的身体并不是被动地让夜晚的凉爽哄自己平静入睡，而是积极参与到这个过程中。你控制核心体温的一种方法是利用皮肤表面。大部分热量调节的工作都是由你身体的三个部位来完成的：手、脚和头。这三个区域靠近皮肤表面都富含交错的血管，叫作动静脉吻合。就像把衣服搭在晾衣绳上晾干一样，如此大量的血管允许血液分布到大面积的皮肤上，并与周围的空气紧密接触。因此，手、脚和头都是非常有效的热辐射装置，在睡眠开始之前，进行大量散热的过程，释放身体热量以降低核心体温。温热的手和脚可帮助你的身体核心冷却得更多，从而快速有效地引发睡眠。

我们人类已经发展出在身体血管最丰富的部位之一——我们的脸上——进行泼水的一种睡前仪式，而且使用的是另一处血管丰富的表面——我们的手，这并不是进化上的巧合。你也许会认为面部清洁的感觉有助于更好地睡眠，但面部清洁对你的睡眠其实没有任何影响。然而，这种行为本身确实具有引发睡眠的力量，因为温水或冷水有助于从皮肤表面散发热量，从而冷却内部的身体核心。

从四肢排出热量的需要也是你在夜间偶尔会将手脚从被子下面伸出来的原因，因为你的核心变得太热，而你自己通常意识不到。如果你有孩子，在深夜查看他们时可能会看到同样的现象：手臂和腿以一种好笑（但仍然很可爱）的方式搭在床边，与你一开始把他们安顿在床上时盖在被子下面的四肢位置完全不同。肢体的乱伸有助于保持身体核心的冷却，使他们进入并维持睡眠。

睡眠与身体冷却之间相互依赖，这与一天24小时温度的升降波动有着进化上的联系。智人（以及现代的睡眠模式）是从非洲东部的赤道地区演化而来的。尽管这些地区一年中平均气温只有适度的波动（约在+/–3℃之间），但在冬季和夏季的昼夜温差较大（冬季约差8℃，夏季则差7℃）。

尚未工业化的文明，如肯尼亚北部的游牧民族加布拉部落，以及哈扎和桑人部落的狩猎采集者们，与这种昼夜周期保持着温度上的协调。他们睡在多孔的小屋里，没有制冷或加热系统，床铺很简单，半裸着睡。他们从出生到死亡都是这样睡觉的。像这样自愿暴露在环境温度的变化中（且没有夜间的人造光），是确定其适时、健康的睡眠质量的一个主要因素。他们没有室内温度控制、厚重的被褥或多余的睡衣，显示出了一种在睡眠条件需求上具有辅助意义而不是与之相对立的温度自由主义。

与之形成鲜明对比的是，工业化文明已经切断了它与环境温度的自然升降之间的关系。通过配有中央供暖和空调的温控住宅，以及被褥、睡衣的使用，我们在卧室里设计了一个变化微小甚至无变化的温度调节程序。失去了自然下降的夜间温度，我们大脑中的下丘脑无法再发出降温指令，也就无法促使褪黑激素在自然的时间释放。此外，我们的皮肤也难以"呼出"热量来降低核心体温并转入睡眠状态，就这样被恒定的屋内温度阻住"呼吸"。

　　假设被褥和衣服都是普通的，那么大约18.3℃的卧室温度就是适合大多数人睡觉的理想温度。这让很多人感到惊讶，因为它听起来有点太冷，并不舒适。当然，具体的温度将随着我们所讨论的个体及他们独特的生理、性别和年龄而变化。但是如同卡路里建议标准一样，这对于普通人来说是一个适宜的目标。我们大多数人所设置的室内或卧室温度要高于最佳的睡眠温度，这与你正常能够获得的自然睡眠相比，可能会造成睡眠量和睡眠质量的降低。室温低于12.5℃可能对睡眠有害，除非使用温暖的被褥或睡衣。然而，我们大多数人都恰恰相反，把卧室温度设定得太高，通常在21℃或22℃左右。治疗失眠患者的临床睡眠医生通常会询问室温，并建议患者将他们目前设定的温度降低3℃左右。

　　任何不相信温度对睡眠有影响的人，都可以探索一下关于这个话题的研究文献，其中有一些奇怪的实验。例如，科学家稍微温暖了大鼠的脚或身体，以促使血液流动到皮肤表层并散发热量，从而降低核心体温。结果，这些大鼠进入睡眠的速度比正常情况下要快得多。

　　在这个实验的一个更为古怪的人体版本中，科学家们制造了一套全身发热的睡衣，外观与潜水服没有什么区别。衣服内含有水，但幸运的是，那些愿意穿着这套服装冒着有失尊严的风险的人并没有被弄湿。睡衣内部有一套复杂的细管，类似人造静脉网络。这些人造静脉如同详细的路线图一样，覆盖了身体的所有主要区域：手臂、手、躯干、腿、脚。就像一个国家的不同州或县对地方道路的独立治理一样，每个区域的细管都有独立的水流注入。通过这样做，科学家们就可以精确地操纵身体某个部位的水循环，从而控制一个人身体特定部位皮肤表面的温度——所有这些都发生在参与者安静地躺在床上时。

只需选择性地微微加热（温度升高大约 0.5℃）脚部和手部，这些区域就会产生局部的血管扩张，散出积攒在身体核心中的热量。所有这些精巧设计的结果是：参与者们在很短的时间内就陷入了睡眠，即使这些人本身就是年轻、健康、入睡快的人，他们的入睡速度仍然比平时快了 20%。[1]

科学家们对于他们成功睡着的结果仍然不满意，决定向两个睡眠问题更大的群体发出挑战。这两个群体是：通常难以入睡的老年人，以及睡眠问题尤其顽固的临床失眠症患者。与年轻人一样，老年人在接受相同的温控睡衣热量辅助时，比正常情况下入睡速度加快了 18%。而失眠症患者的改善更加显著，他们的入睡所需时间减少了 25%。

更神奇的是，随着研究人员在整个晚上持续应用体温冷却装置，睡眠时间增加了，清醒时间减少了。在进行身体冷却疗法之前，这些人群在半夜醒来、无法继续睡觉（这是睡眠维持性失眠症的典型特征）的概率为 58%。这个数字在接受贴身

---

[1] R·J·雷曼（R. J. Raymann），范·索美伦（Van Someren）：《识别睡眠启动的最佳温度的能力减弱可能导致老年人睡眠质量变差》，载《睡眠》，2008，31（9），1301–1309页。

的温控睡衣辅助时，下降至4%。甚至睡眠的脑电波质量——尤其是非快速眼动睡眠的深沉、强大的脑电波——也得到了提升。

你可能也在无意间，使用过这种经过证实的温度控制方法来辅助自己的睡眠。对许多人来说，在睡前泡个热水澡，使整个身体得到温暖浸泡是一种奢侈。我们觉得这样做可以帮助我们更快地入睡，的确如此，但原因可能与大多数人想象的相反。你并不是因为身体是热的、温暖的而更快入睡。相反，热水浴会让血液流到你的皮肤表面，让你看起来更加红润。当你离开浴缸时，皮肤表面那些扩张的血管会帮助你迅速地散发体内的热量，并且让你的核心体温骤然下降。因此，你才能更快地入睡。睡前的热水浴可以使健康成年人的深度非快速眼动睡眠增加10%到15%。[1]

一个响亮的事实

除了夜晚的光线和恒温之外，工业时代给我们的睡眠造成的又一次破坏性打击是：强制唤醒。随着工业时代的到来和大型工厂的出现，一个挑战也随之而来：如何保证大批劳动者全部同时到达岗位，比如在轮班开始时？

---

[1]　J·A·霍恩（J. A. Horne），B·S·沙克尔（B. S. Shackell）:《身体加热后的慢波睡眠提升：入睡的迫近和阿司匹林的影响》，载《睡眠》，1987，10（4），383–392页。J·A·霍恩（J. A. Horne），A·J·里德（A. J. Reid）:《身体热水浴之后的夜间睡眠中脑电图变化》，载《脑电图与临床神经生理学》，1985，60（2），154–157页。

解决方案以工厂汽笛的形式出现——可以说是闹钟最早的版本（也是最响亮的版本）。工作村落汽笛的尖锐声音，每天早上同一时间将大量的人从睡眠中猛然惊醒，日复一日。而第二次汽笛声往往表示工作轮班时间的开始。后来，这种入侵性的唤醒使者以现代闹钟的形式进入了卧室（第二次汽笛声则被按时打卡所取代）。

没有任何其他物种中出现过这种不自然的有意过早终止睡眠的行为[1]，同时还有充分的理由。比较一下身体在被闹钟粗暴地惊醒后与从睡眠中自然醒来后所观察到的生理状态。从睡眠中被人为惊醒的人将会遭受由神经系统的战斗或逃跑分支发生暴发性活动所引起的血压、心率急剧上升。[2]

我们大多数人都没有意识到潜伏在闹钟中的更大的危险：贪睡功能。不开玩笑，如果惊醒你的心脏还不够糟糕的话，那么使用贪睡功能意味着你会在短时间内反复造成对心血管的伤害。如果每周至少重复这个过程五天，你就能够开始体会心脏和神经系统在一生中持续遭受的折磨了。如果你有睡眠问题，那么每天在同一时间醒来（无论是工作日还是周末），就是保持稳定睡眠时间的良好建议。事实上，这是帮助失眠症患者获得更好睡眠的最统一、最有效的方法之一。但这不可避免地意味着许多人需要使用闹钟。如果你使用闹钟，请取消贪睡功

<hr/>

[1]　甚至公鸡都不算，因为它们不仅是在黎明时分啼叫，而是一整天都在叫。
[2]　K·贝田（K. Kaida），K·小川（K. Ogawa），M·林（M. Hayashi），T·堀（T. Hori）：《自主苏醒可以防止老年人醒来时血压和心率激增》，载《工业卫生学》，2005年1月，43（1），179–185页。

能,并且养成一次醒来的习惯,以免你的心脏受到反复惊吓。

有意思的是,我的爱好是收集最新颖的(也就是最可笑的)闹钟设计,希望能够对人类将自己的大脑从睡梦中唤醒的自我折磨方式进行编目。其中一个闹钟具有许多不同形状的积木,形状互补,拼装在底座上的凹槽中。当闹钟在早晨响起时,它不仅会爆发出尖锐的铃声,还会在卧室地板上爆开。在你捡起所有的积木并重新把它们拼回凹槽中之前,它的铃声是不会关闭的。

不过,我最喜欢的还是碎纸机闹钟。你需要拿一张钞票——比如20美元——然后在晚上把它放置在闹钟上面。当闹钟在早晨响起时,你必须在很短的时间内醒来,并在闹钟开始粉碎钞票之前关闭它。杰出的行为经济学家丹·艾瑞里(Dan Ariely)提出了一个更加邪恶的系统,把闹钟通过Wi-Fi连接到你的银行账户。你每多睡一秒钟,闹钟就会把10美元捐给一个你憎恨的政治组织。

我们设计出这种在早上叫醒自己的创意性的——甚至是痛苦的——方式,正说明了现代人的大脑睡眠有多么不足。被充斥着电子产品和照明的夜晚与早早开始的清晨夹在中间、失去了24小时的热量循环、大量咖啡因和酒精在我们体内流动,这些难免让我们中的许多人感到疲惫不堪,渴望着看似渺茫的东西:充满自然深度睡眠的宁静夜晚。我们在进化中所处的内部和外部环境,并非我们在21世纪躺下休息时的环境。套用优秀的作家和诗人温德尔·贝瑞(Wendell Berry)的农业概念①，现代社会采用了自然界最完美的解决方案（睡眠），并将其分解成两个问题：（1）夜间缺乏睡眠；（2）导致白天无法保持完全清醒。这些问题迫使许多人去寻求处方安眠药。但是，这明智吗？在下一章中，我会为你提供科学上和医学上的答案。

---

① "美国农场专家的才智在这里得到了很好的证明：他们可以取一种解决方案，然后将其整齐划分为两个问题。"摘自温德尔·贝瑞：《美国的不安：文化和农业》，1996，62页。

伤害你的同时帮你入睡

安眠药与非药物治疗

在过去的一个月中，美国有将近1000万人服用了睡眠辅助药物。本章的重点和主要内容就是处方安眠药的使用和滥用。安眠药并不能提供自然睡眠，它会损害健康，并且增加患上致命疾病的风险。我们将会探索改善睡眠、消除失眠的其他替代方案。

你应该在睡前吃两片吗？

任何正规市场（或黑市）上曾经存在过的或现有的睡眠药物都不能诱发自然睡眠。不要误解我的意思——没有人会说你服用过处方安眠药后还会是清醒的。但是，声称你经历的是自然睡眠，也是一样的错误言论。

较早的睡眠药物——被称为"镇静催眠药"，如地西泮——并不十分理想。它们只是使你镇静而不是帮助你入睡。可以理解的是,很多人以为镇静就是入睡。市场上大部分较新的安眠药都是类似的效果,尽管它们的镇静作用没有那么强。不论是老一代还是新一代安眠药,都与酒精一样,作用于大脑中的同一个系统——能够阻止脑细胞焕发活力的受体,因此都属于同一类通用药物:镇静剂。安眠药实际上相当于打昏了大脑皮层的较高阶区域。

如果你将自然的深度睡眠脑电波活动与现代安眠药,如唑吡坦(商标名Ambien)或右佐匹克隆(商标名Lunesta),所诱发的睡眠脑电波活动相比较,会发现安眠药诱发的睡眠脑电波特征(或质量)是有缺陷的。这些药物引发的"睡眠"脑电波中缺少幅度最大、最深的脑电波。[①] 除了这种情况以外,还存在着许多有害的副作用,包括第二天的嗜睡、白天的健忘、夜间无意识(或者至少早上有部分遗忘)地做动作,以及有可能影响运动能力(例如驾车)的白天反应时间变慢。

即使是市场上较新的短效安眠药也是如此,而这些症状引发了恶性循环。清醒时昏昏沉沉的感觉会导致人们在白天和傍晚时分喝更多的咖啡或茶,用咖啡因恢复自己的精神。这些咖啡因反而会让人在夜间难以入睡,从而使失眠状况加重。为了对付失眠,人们通常在晚上额外服用半粒或整粒安眠药来对抗咖啡因,但这只会增加药物残留导致第二天的嗜睡。然后又会

---

① E·L·阿尔邦(E. L. Arbon),M·克努洛夫斯卡(M. Knurowska),D·J·迪克(D. J. Dijk):《长时间释放褪黑激素、替马西泮和唑吡坦对健康人睡眠的慢波活动影响的随机临床试验》,载《精神药理学杂志》,2015,29(7),764–776页。

发生更多的咖啡因摄入，使睡眠质量每况愈下。

安眠药的另一个令人极其不快的特征是失眠反弹。当一个人停止服用这些药物后，他们的睡眠常常会更糟，有时甚至比决定开始寻求安眠药帮助时的睡眠状况更糟糕。失眠反弹的原因是一种依赖性，在这种依赖性影响下，大脑会改变其受体平衡来对药物剂量的增加做出反应，试图变得稍微迟钝一点，以对抗大脑内的外来化学物质。这个过程也被称为药物耐受。但是，当停止供药时，就会出现药物戒断的过程，其中就包括一个痛苦的严重失眠高峰。

我们不应该对此感到惊讶。毕竟，大多数处方安眠药都属于令人上瘾的药物。依赖程度随着药物的持续使用而上升，停止使用时则出现戒断反应。当然，如果患者一天晚上停止服药后，由于失眠反弹而睡不好，他们常常会马上在第二天晚上重新开始服用该药物。几乎没人意识到，这个严重失眠的夜晚，以及开始重新服药的需求，有部分或全部是由于持续服用安眠药所致。

讽刺的是，许多人在这些药物的作用下只增加了很少的"睡眠"，而且其主观上的效果比客观上要更多。最近一个由顶尖医生和研究人员组成的小组，以大多数人所服用的新型镇静安眠药为对象，对迄今为止所有已发表的研究进行了检查。[①]

---

① 　T·B·韦多–梅迪纳（T. B. Huedo-Medina），I·基尔施（I. Kirsch），J·米德尔马斯（J. Middlemass）等：《非苯二氮平类安眠药治疗成人失眠症的效果：向食品和药品监督管理局提交的数据综合分析》，载《英国医学杂志》，2012，345，e8343页。

他们仔细比较了 65 个独立的安慰剂药物研究，其中包括近 4500 名个体。总的来说，与安慰剂相比，参与者主观上感觉到他们睡得更快、睡得更香、醒得更少。但这与实际的睡眠记录所显示的情况并不相符。他们睡眠的安稳程度并没有变化。安慰剂和安眠药都减少了人们入睡的时间（10~30 分钟），但两者之间的变化并没有统计上的显著差异。换句话说，除了类似安慰剂的效果之外，这些安眠药并没有产生客观上的益处。

研究小组通过总结调查结果指出，安眠药只能对"主观监测测得的睡眠延迟（即睡着所用的时间）产生轻微改善"。研究小组在结束报告时指出，目前睡眠药物的效果"相当小，临床意义不大"。即使是最新的失眠症安眠药苏沃雷生，也已被证明只能起到最低限度的效果，如我们在第 12 章中所讨论的。未来也许会出现新一代的此类药物，可以提供有意义的睡眠改善，但目前关于处方安眠药的科学数据表明，对于那些自身无法产生睡眠的人来说，它们并不能成为良好的治疗方法。

安眠药——不好，很不好，而且丑陋

现有的处方安眠药只能产生最低限度的效果，但它们有害，甚至会致命吗？许多研究都就这一点进行过探讨，但大部分公众仍然不了解相关发现。

我们之前了解到，自然的深度睡眠有助于巩固大脑内的新记忆印迹，其中部分工作是积极地加强构成记忆回路的突触之间的连接。这种基本的夜间储存功能是如何受到药物诱导的睡眠影响的，一直都是近期动物研究的焦点。宾夕法尼亚大学的研究人员在动物经过了一段时间的密集学习之后，给予它们一定剂量的唑吡坦或安慰剂，然后检查了两组动物睡眠后大脑重新产生关联的变化。正如预期的那样，在安慰剂条件下，自然睡眠巩固了在初始学习阶段大脑内形成的记忆联系。然而，唑吡坦诱导的睡眠不仅没有达到这些效果（尽管它让动物睡了很久），而且使原先学习过程中形成的脑细胞关联减弱（失去连接）了50%。这样一来，唑吡坦所诱导的睡眠就成了记忆橡皮擦，而不是雕塑师。

如果类似的研究结果不断出现，包括在人类身上的实验结果，那么制药公司可能不得不承认，虽然安眠药的使用者可能名义上会在夜里更快入睡，但他们也应该预料到，自己会在几乎没有对昨天的回忆的情况下醒来。因为儿童睡眠疾病和失眠事件的增长，接受睡眠药物处方治疗者的平均年龄正在下降，考虑到这些事实，以上所述的情况就特别值得关注。如果它是真实的，医生和家长可能就要警惕处方的诱惑了。否则，孩子们那直到20岁出头仍然需要持续形成新的脑内细胞关联的大脑，将不得不带着处方安眠药的颠覆性影响，去承担本身已经很艰难的神经发育和学习任务。①

——————

① 一个相关的问题是孕期女性的安眠药使用。世界一流专家团队最近一项针对唑吡坦的科学评论指出："怀孕期间应避免使用唑吡坦。我们相信，服用诸如唑吡坦一类的镇静催眠药物的母亲所生的婴儿，可能在出生后有出现依赖性和戒断症状的风险。"［J·麦克法兰（J. MacFarlane），C·M·莫兰（C. M. Morin），J·蒙普莱斯（J. Montplaisir）：《治疗失眠的催眠药：唑吡坦的经验》，载《临床治疗》，2014，36（11），1676–1701页。]

比大脑重新建立连接更让人担忧的，是安眠药的全身性药效——这种效应并不广为人知，却应该让更多人了解。加州大学圣地亚哥分校的医师丹尼尔·克里普克（Daniel Kripke）博士指出了最具争议性、最惊人的问题。克里普克发现，使用处方睡眠药物的人比没有使用的人更容易死亡和患上癌症。①我需要在一开始就声明，克里普克与任何特定的药物公司都不存在既得利益关系（像我一样），因此安眠药与健康的关系，无论好坏，都与他的经济得失无关。

21世纪初，失眠率迅速攀升，安眠药处方也急剧增长。这也意味着我们有更多的数据可用。克里普克开始检查这些大型流行病学数据库。他想探索安眠药的使用是否与病变或死亡风险有关。这种关系的确存在。分析结果中一次次出现了同样的信息：在研究期间（通常为几年），服用安眠药的人比那些不服用安眠药的人更有可能死亡，我们将很快讨论到其中的原因。

然而，要对这些早期数据库进行完全匹配的比较通常是非常棘手的，因为没有足够的参与者，也缺少他可以亲自控制的测量因素，因此无法真正梳理出纯粹的安眠药效果。不过到了2012年，事情有了转机。克里普克和他的同事们进行了一项控制良好的比较，检验了超过1万名服用安眠药的患者，其中绝大多数人服用了唑吡坦，少部分人服用的是替马西泮（商

---

① D·F·克里普克（D. F. Kripke），R·D·兰格（R. D. Langer），L·E·克莱恩（L. E. Kline）：《催眠药与死亡或癌症的联系：一项匹配的同生群体研究》，载《英国医学杂志开放版2》，2012，1，e000850。

标名 Restoril）。他将这些人与2万名年龄、种族、性别和背景相近，但没有服用安眠药的人做个体比较。此外，克里普克还能够掌握许多其他可能无意中导致死亡的因素，如身体质量指数、运动史、吸烟和饮酒情况等。他研究了这两群人在两年半的时间中患上疾病和死亡的可能性，结果如图15所示。[1][2]

在这短短的两年半内，服用安眠药的人死亡的可能性是不

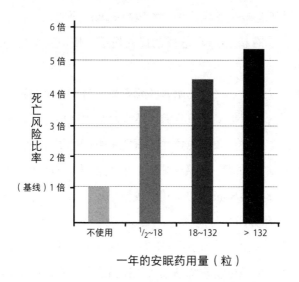

图15 安眠药导致的死亡风险

①　D·F·克里普克（D. F. Kripke），R·D·兰格（R. D. Langer），L·E·克莱恩（L. E. Kline）:《催眠药与死亡或癌症的联系：一项匹配的同生群体研究》，载《英国医学杂志开放版2》，2012，1，e000850。
②　D·F·克里普克:《安眠药的黑暗面：死亡和癌症风险、避免哪些药物以及更好的选择》，2013年3月，访问链接：http://www.darksideofsleepingpills.com。

服用安眠药的人的4.6倍。克里普克进一步发现，死亡风险随着服药的频率而变化。研究期间，那些被列为重度使用者的人（定义为每年服药超过132粒的人），死亡的可能性是相匹配的不使用安眠药的对照参与者的5.3倍。

更加令人担忧的，是轻量安眠药使用者的死亡风险。即使是非常偶尔使用（定义为每年最多只服用18粒药片）的人，在观察期间死亡的可能性仍然是不服用安眠药的人的3.6倍。克里普克并不是唯一发现这种死亡风险关联的研究人员。如今世界各地已经有超过15项这样的研究显示，使用安眠药的人死亡率较高。

是什么导致了安眠药使用者的死亡呢？对于这个问题，尽管现有数据的来源很多，但我们依然很难从中得出答案。为了寻找答案，克里普克和其他独立的研究小组评估了几乎所有常见安眠药的研究数据，包括唑吡坦、替马西泮、右佐匹克隆、扎来普隆（商标名Sonata）和其他镇静药物，如三唑仑（商标名Halcion）和氟西泮（商标名Dalmane）。

死亡的一个常见原因是高于正常的感染率。前面几章也讨论过，自然睡眠是免疫系统最强大的助力之一，有助于抵御感染。那么，为什么那些正在服用据称能"改善"睡眠的安眠药的人，会出现各种更高的感染率呢？情况不是应该相反吗？药物诱导的睡眠很可能不会提供与自然睡眠相同的恢复性免疫益处。这对老年人来说是最麻烦的，因为他们更容易发生感染。除了新生儿以外，他们是我们社会中免疫力最弱的人群。老年人也是最大的安眠药使用群体，在这类药物的服用者中，老年人占了50%以上。鉴于这些关联的事实，医学上也许应该重新评估给老年人开安眠药处方的频率了。

与安眠药使用有关的另一个死亡原因，是致命车祸风险的增高。这很可能是因为安眠药导致服药者缺乏修复性睡眠，或药物让他们白日感觉昏沉，或两者相加，这些都可能使人在第二天开车时昏昏欲睡。更高的夜间跌倒风险也是死亡率增加的一个因素，特别是对老年人来说。处方安眠药使用者的其他不良反应还包括心脏病和中风的高发率。

然后，我们来说说癌症的关联。早期的研究中已经出现了睡眠药物与癌症死亡风险之间相关联的迹象，但在对比实验方面没有得到很好的控制。克里普克的研究在这方面做得更好，也加入了更新的、更符合时代现状的安眠药唑吡坦。在两年半的研究期间，服用安眠药的人比没有服用安眠药的人发生癌症的可能性高出了30%到40%。较早的睡眠药物，如替马西泮，则显示出更强的关联，轻度至中度剂量用药者患癌症的风险增加了60%以上。而服用最高剂量唑吡坦的患者同样很脆弱，在两年半的研究期内患癌症的可能性增加了近30%。

有趣的是，由制药公司进行的动物实验暗示了同样的致癌风险。虽然制药公司提交到美国食品药品监督管理局网站的数据有些模糊，但在服用这些常见安眠药的大鼠和小鼠中似乎出现了更高的癌症发病率。

这些发现证明了安眠药会导致癌症吗？不，至少不能证明它们本身是原因。还存在着其他解释。例如，有可能是因为人们在服用这些药物之前所遭受的不健康的睡眠——正是它一开始导致了药物处方的出现——而不是安眠药本身让他们患病。此外，一个人先前的睡眠问题越严重，他后来也许就会服用越多的安眠药，因而显现出克里普克和其他人观察到的与剂量有关的死亡率，及安眠药剂量与致癌性的关系。

但安眠药确实同样可能导致死亡和癌症。为了获得明确的答案，我们需要专门设计的临床试验来检验这些特定的发病率和死亡率风险。具有讽刺意味的是，这样的试验可能永远不会进行，因为伦理委员会可能认为，与安眠药相关的死亡风险和致癌风险明显太高，所以不适合进行这种试验。

药品公司难道不应该将目前围绕安眠药使用的证据和风险更加透明化吗？不幸的是，大型医药公司对于修订药品适应症的范围通常持冷漠态度，尤其是当药品基本安全评估获得通过以后，而且这种漠视在药品利润率超高时更甚。想想《星球大战》（*Star Wars*）系列电影——有史以来最卖座的电影之一——需要四十多年的时间才能累积30亿美元的收益。而Ambien只花了24个月的时间就达到了40亿美元的销售利润，还不包括黑市收入。这是一个很庞大的数字，我想一定会影响大型制药公司在各个层面的决策。

也许，我们能够从这些证据中得到的最保守、最不容易引起争议的结论是，迄今为止没有研究表明安眠药可以挽救生命。毕竟，这才是药物治疗的目的，不是吗？在我从科学方面而非医学方面提出的意见中，我认为现有的证据表明，对任何正在考虑服用安眠药的患者来说，他们有权要求更透明的医学教育。这样，人们就可以全面了解风险并做出明智的选择。例如，你了解了这些证据之后，是不是对开始或继续使用安眠药有不一样的感受了呢？

我需要说清楚，我并不是反对用药。相反，我非常希望能有一种帮助人们获得真正的自然睡眠的药物。许多制造睡眠药物的制药公司的科学家都是这样，确实是出于好意和诚挚的愿望，想要帮助那些睡眠有问题的人。我了解这些，因为我在职业生涯中遇到过很多这样的人。作为一名研究人员，我热衷于帮助科学家在精密控制的独立研究中探索新的药物。如果有这样一种药物（可靠的科学数据证明它的益处远远超过了健康风险）最终被开发出来，我会支持它。只不过目前还没有这样的药物。

别再吃安眠药了，试试这个吧

在继续研究更精良的睡眠药物的同时，一股激动人心的改善睡眠的非药物学方法新浪潮正在快速兴起。除了我们之前讨论过的（仍然处于开发的初期阶段）用于提高深度睡眠质量的电流、磁力和听觉刺激方法以外，现在已经有许多有效的行为方法来改善睡眠，特别是针对失眠症患者。

目前，这些方法中最有效的是失眠症认知行为疗法（CBT-I），它迅速被医学界接受并被列为一线疗法。治疗师会与患者一起合作度过数周的疗程，为其提供一套量身定制的疗法，旨在打破不良的睡眠习惯并化解阻碍睡眠的焦虑问题。失眠症认知行为疗法建立在基本的睡眠卫生原则的基础上（我在附录中对此有详细描述），再加上根据患者个人问题和生活方式所设计的个性化方法。有些方法是显而易见的，有些则不那么明显，还有一些甚至是违背常理的。

显而易见的方法包括减少咖啡因和酒精的摄入量，把有屏幕的电子产品从卧室中清除，以及保持凉爽的卧室温度等。此外，患者还必须做到：（1）即使在周末，也要定时睡觉和起床；（2）只有困倦时才能上床睡觉，避免在夜晚的早些时候在沙发上小憩；（3）不要在醒着时长时间躺在床上，而要起来做一些安静放松的活动直到再次感到睡意；（4）如果晚上睡觉有困难的话，就要避免白天小睡；（5）通过学会上床睡觉前放松精神来减少引发焦虑的想法和担忧；（6）不要在卧室中放置看得见的钟表，以防止晚上看时间引发的焦虑。

一种比较自相矛盾的失眠症认知行为疗法的方法，是限制患者躺在床上的时间，一开始甚至可能只有 6 个小时或更少的睡眠时间。通过让患者长时间保持清醒，可以建立起强大的睡眠压力——更高的腺苷浓度。在这种较重的睡眠压力下，患者会更快入睡，并且整夜都处于更稳定、更扎实的睡眠形式中。通过这种方式，患者可以恢复自己的心理自信，相信自己能够产生并保持夜间健康、快速且安稳的睡眠——曾经抛弃了他们没有几年也有几个月的睡眠。在重建患者对这方面的信心期间，他们睡眠的时间也会逐渐增加。

虽然这可能听起来有点假，甚至可疑，但那些持怀疑态度，或者通常倾向于寻求药物帮助的读者在彻底拒绝之前，应该首先了解一下失眠症认知行为疗法已被证明的益处。如今已在全球众多临床研究中复制出来的结果表明，失眠症认知行为疗法在解决失眠症患者睡眠中的诸多问题上，比安眠药更有效。失眠症认知行为疗法能够持续帮助人们在夜间更快入睡，睡得更久，并显著减少夜间醒来的时间，获得较高的睡眠质量。① 更重要的是，即使在患者停止与他们的睡眠治疗师合作之后，失眠症认知行为疗法的益处仍能长期持续。这种可持续性与人们停止使用安眠药后经历的失眠反弹的冲击形成了鲜明对比。

如此强大的证据表明，相比于安眠药，失眠症认知行为疗法更能改善各个层级的睡眠状况，而且与失眠症认知行为疗法相关的安全风险很有限或根本不存在（这与安眠药不同），因此2016年美国医师学院对其做出了具有里程碑意义的推荐。一个由杰出的睡眠医生和科学家组成的委员会评估了失眠症认知行为疗法对比标准安眠药各方面的有效性和安全性。对所有现有数据进行全面评估的结论发表在权威期刊《内科医学年鉴》（*Annals of Internal Medicine*）上：失眠症认知行为疗法应该作为所有慢性失眠患者的一线治疗药物，而不是安眠药。②

你可以从美国国家睡眠基金会的网站上找到失眠症认知行

---

① M·T·史密斯（M. T. Smith），M·L·佩里斯（M. L. Perlis），A·帕克（A. Park）等：《对持续失眠的药物治疗和行为疗法的比较分析》，载《美国精神病学杂志》，2002，159（1），5–11页。

② 委员会还为他们的临床推荐列出了一个加权等级，从轻度、中度到强烈。这个等级有助于指导和告知全国的全科医生如何明智而审慎地进行判断。委员会对失眠症认知行为疗法的评分是：强烈推荐。

为疗法的更多资源和合格的治疗师名单。① 如果你患有失眠症，或者认为自己患有失眠症，请在使用安眠药之前优先参考这些资源。

一些良好的睡眠习惯

对于我们这些没有失眠或其他睡眠障碍的人来说，也可以采取一些我们称为良好的"睡眠卫生"的做法，来确保夜间拥有更好的睡眠。其中12个关键技巧的列表是可以在美国国立卫生研究院的网站上找到的，这本书的附录中同样有所提供。② 所有这12个建议都是非常好的建议，但是如果你只能坚持其中一个，那就是：不论发生什么，每天都在同一时间睡觉和醒来。这可能是帮助改善睡眠的最有效方法了，即使它需要使用闹钟。

最后说说人们最常向我提出的两个问题，那就是锻炼和饮食是否能改善睡眠。

睡眠和体力消耗之间存在着双向关系。我们中的许多人都知道，我们经常会在经历持续的体力活动（例如一天徒步旅行、骑很长时间自行车，甚至在花园里辛苦劳动一天）之后，得到深沉、安稳的睡眠。追溯到20世纪70年代，一些科学研

① https://sleepfoundation.org。
② 《睡一夜好觉的小贴士》，访问链接：https://www.nlm.nih.gov/medlineplus/magazine/issues/summer12/articles/summer12pg20.html（或直接搜索"12个改善睡眠的建议、美国国立卫生研究院"）。

究确实支持某些这种主观感受，尽管其中的关联可能没有你期望的那么明显。1975年发表的一项早期的此类研究表明，健康男性的体力活动量逐渐增加，会导致他们在随后的夜晚获得的深度非快速眼动睡眠量相应地逐渐增加。然而，在另一项研究中，剧烈运动的跑步者与年龄和性别匹配的非跑步者被放在一起进行比较。虽然跑步者的深度非快速眼动睡眠量有所增加，但与非跑步者相比并无显著差异。

规模更大、更细致的对照研究提供了更积极的信息，但也有一个有趣的附加信息。在年轻健康的成年人中，锻炼通常会增加总睡眠时间，尤其是深度非快速眼动睡眠时间。它也加强了睡眠质量，导致更强大的脑电波活动。类似的睡眠时间和效率的改善也可以在中年人和老年人中发现，包括那些自认为睡眠不足或被临床诊断为失眠的人。

通常，这些研究是先测量受试者几个夜晚的初始睡眠基线状况，然后在几个月内让其实行运动方案。研究人员随后检查是否有相应的睡眠改善。平均而言，改善是存在的。主观的睡眠质量提高了，睡眠总量也增加了。此外，参与者入睡所需的时间变少了，而且他们报告在整个晚间醒来的次数也减少了。在迄今为止用时最长的控制研究中，老年失眠症患者在四个月的体力活动增加结束后，平均每晚睡眠多出了近一个小时。

然而意外的是，运动与当晚的睡眠之间缺乏紧密的联系。也就是说，比起不需要锻炼的日子，参与者在锻炼的那些日子的晚上，并不像期望的那样总是能一直睡得更好。或许没那么令人惊讶的，是睡眠和次日锻炼之间的反作用关系（而不是运动对当晚睡眠的影响）。当前一天晚上睡眠不好时，第二天的运动强度和持续时间就要差得多。当睡眠正常时，第二天身体活动能力就要好得多。换句话说，睡眠对锻炼的影响可能比锻炼对睡眠的影响更大。

然而它仍然是一种明显的双向关系，随着体力活动水平的提高，以及睡眠对白天身体活动的强烈影响，睡眠越来越好的趋势日益明显。参与者也因睡眠改善而感到更加清醒和精力充沛，抑郁症的表现也相应减少了。很显然，久坐不动的生活对睡眠没有帮助，我们所有人都应该尝试进行一定程度的定期锻炼，这不仅便于保持身体健康，还可以保持我们的睡眠量和睡眠质量。作为回报，睡眠会增强你的健康和活力，促成一个积极的、自我维持的改善身体素质（和心理健康）的循环。

关于身体活动有一个注意事项：尽量不要在睡前做运动。体力消耗后，较高的体温可以保持1~2个小时。如果这种情况发生在离睡眠时间太近的时候，那么代谢率提高可能会使你难以充分降低核心体温来启动睡眠。最好在熄灯（我相信不是LED灯）前2~3个小时就结束锻炼。

至于饮食，关于你吃的食物和饮食模式对夜间睡眠的影响，目前的研究是有限的。过分严格的热量限制，例如每天的热量摄入减少到800卡路里并保持一个月，会使正常睡眠变得更加困难，并且会减少深度非快速眼动睡眠的量。

你吃下的食物种类似乎也会对你的夜间睡眠产生一些影响。相对于为期两天的低碳水化合物、高脂肪饮食，两天的高碳水化合物、低脂肪饮食会减少深度非快速眼动睡眠的时间，但会增加快速眼动睡眠做梦时间。在一项对健康成年人进行的详细对照研究中，为期四天的糖和其他碳水化合物含量高但纤维素含量低的饮食，导致深度非快速眼动睡眠减少，夜间醒来次数变得更多。[①]

对于一般成年人来说，我很难给出明确的建议，特别是因为大规模的流行病学研究并没有揭示特定的食物组合与睡眠量或睡眠质量之间存在必然的联系。然而科学证据表明，为了健康的睡眠，你应该避免吃得太饱或太饿，并避免过度偏向于高碳水化合物（超过总能量摄入的70%）的饮食，尤其要避免糖的摄入。

---

① M·P·圣翁奇（M. P. St-Onge），A·罗伯茨（A. Roberts），A·谢克特（A. Shechter），A·R·乔杜里（A. R. Choudhury）：《纤维素和饱和脂肪与睡眠唤醒和慢波睡眠有关》，载《临床睡眠医学杂志》，2016，12，19–24页。

睡眠与社会

医学界和教育界的错误做法，
谷歌和美国国家航空航天局的正确做法

一百年前，美国只有不到2%的人口每晚睡6个小时或更少。如今，几乎30%的美国成年人都这样做。

2013年美国国家睡眠基金会的调查结果让这种睡眠不足的状况引起了社会高度关注。[①] 超过65%的美国成年人在一周中没有一天晚上得到了7~9小时的建议睡眠时间。放眼到全球，事情看起来并没有好到哪里去。例如在英国和日本，分别有39%和66%的成年人报告睡眠时间少于7小时。这种忽视睡眠的严重趋势在所有发达国家中传播开来，世界卫生组织因此将社会性睡眠缺乏归为一种全球流行病。总体而言，在所有发达国家（约8亿人）中，每两个成年人里就有一人在未来的一周内无法达到必要的睡眠量。

① 美国国家睡眠基金会：《2013年国际睡眠状况调查》，访问链接：https://sleep foundation.org/sleep-polls-data/other-polls/2013-international-bedroom-poll。

重要的是,这些人中有许多人并没有报告说**想要**或**需要**较少的睡眠。如果你看看第一世界国家的人在周末的睡眠时间,就会发现这些数字是非常不同的。这些人中有近60%的人试图在周末"放纵"自己睡8小时甚至更长时间,只有30%的成年人在一周内的日平均睡眠时间超过了8小时。每个周末,成千上万的人拼命地试图偿还他们在本周内累积下的睡眠债。正如我们在本书中一遍又一遍了解到的,睡眠不像信用系统或银行,大脑永远无法恢复所有被剥夺了的睡眠。我们不可能积累债务又不受惩罚,也不能过后偿还睡眠债。

除了个人之外,为什么整个社会都需要关心睡眠问题呢?改变睡眠态度和增加睡眠量,对于我们作为人类的集体生活、职业和企业、商业生产力、工资、对子女的教育,甚至是我们的道德本性有影响吗?无论你是企业领导或员工,医院主任、执业医生或护士,政府官员或军人,公众决策者或社区卫生工作者,人生某个时期需要接受医疗护理的人,还是父母,答案都是非常肯定的"有",且理由比你能想象到的更多。

下面,我提供了四个不同但清晰的例子,来说明睡眠不足是如何影响人类社会结构的。它们是:睡眠对于工作场合,睡眠对于刑讯(是的,你没有看错,刑讯),睡眠对于教育系统,睡眠对于医疗和保健。

睡眠对于工作场合

睡眠不足降低了大多数工作所需的许多关键能力。那么,

为什么我们会看重那些轻视睡眠的员工呢？我们赞扬直到凌晨
1点仍在发电子邮件，然后在凌晨5点45分就坐在办公室里的
高级主管；我们赞美在过去8天内在7次航班中跨越了5个不
同时区的机场"勇士"。

在许多宣扬睡眠无用论的商业文化中，存在着一种刻意
但强硬的傲慢态度。考虑到职业世界对员工健康、安全和行为
等所有其他方面的态度都十分明智、合理，这种情况显得很奇
怪。正如我哈佛大学的同行克泽斯勒（Czeisler）博士所指出的
那样，工作场所中存在着无数关于吸烟、药物滥用、道德行为、
伤害及疾病预防的政策。但对于睡眠不足——另一种有害的、
潜在的致命因素——通常很包容，甚至加以鼓励。这种心态之
所以存在，部分原因在于，某些企业领导错误地认为花费在工
作上的时间等同于任务的完成度和生产力。即使对于工业时代
重复性的工厂作业来说，这也不是真的。这是一个误导性的谬
误，也是一个代价昂贵的谬误。

一项针对美国四大公司的研究发现，每名员工每年因睡眠
不足而丧失的生产力成本接近2000美元。在那些最严重缺乏
睡眠的人中，这一数字上升到每名员工超过3500美元。这听
起来可能微不足道，但如果你去询问负责监控此类事务的公
司统计专家，就会发现这些公司每年会因此亏损5400万美元。
如果你询问任何一个董事会，是否愿意纠正一个简单的问题，
从而避免公司每年损失超过5000万美元的收入，投票绝对会
迅速而一致地通过。

美国智库兰德公司所发布的一项关于睡眠不足的经济成本

的独立报告，为首席财务官和首席执行官们敲响了警钟。① 与每晚睡眠多于8小时的员工相比，每晚平均睡眠时间少于7小时的人会导致其国家付出惊人的财政成本。如图16（A）所示，美国和日本的睡眠不足分别造成了每年4110亿美元和1380亿美元的损失，紧接着的是德国、英国和加拿大。

当然，这些数字受到国家规模的影响，会有所偏差。因此，评估损失的一个标准化方法是查看对国内生产总值（GDP）——一个国家的利润产出或经济健康的一般衡量标准——造成的损失。从这个角度来看，如图16（B）所示，情况就更加惨淡了。睡眠不足导致大多数国家的国内生产总值损失了2%以上，等于是各个国家国防的全部成本，几乎和各个国家的教育投资一样多。试想一下，如果我们消除了全国的睡眠债，那么我们的国内生产总值中专门用于教育孩子的部分几乎可以翻一番。这样，充足的睡眠就又多了一个具有经济效益的意义，它本身也应该在国家层面上得到鼓励。

为什么个人的睡眠不足会对其公司和国家经济体的财务造成如此恶劣的状况？我发表过演讲的许多财富500强公司都很关心关键绩效指标（KPI）或可衡量指标，如净收入、达成目标的速度或商业上的成功等。大量的员工特征决定了这些指标，通常包括：创造力、智力、动机、努力、效率、团队工作的效力，以及情绪稳定性、社交性和诚实度等。所有这些都可能因睡眠不足而彻底解体。

---

① 兰德公司：《睡眠不足给英国经济造成的损失每年高达400亿英镑》，访问链接：http://www.rand.org/news/press/2016/11/30/index1.html。

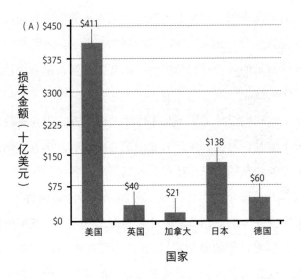

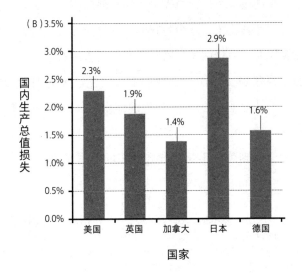

图16 睡眠不足造成的全球经济损失

早期研究表明，较少的睡眠量预示着较慢的工作速度和基本任务完成速度。也就是说，困倦的员工是缺乏生产力的员工。睡眠不足的人会越来越少地提出准确方案，来解决他们面临的工作挑战。[1]

于是，我们设计了更多与工作相关的任务，以探索睡眠不足对员工的勤奋程度、生产力和创造力的影响。毕竟，创造力被誉为业务创新的引擎。让参与者们可以在各种工作任务之间进行选择，从简单的工作任务（例如，收听语音邮件），到困难的工作任务（例如，帮助设计需要深思熟虑的，既能解决问题，又有创意计划的复杂项目），你会发现那些在前几天获得的睡眠较少的人总是会选择挑战性较小的任务。他们选择简单的途径，并且在这个过程中较少产生有创意的解决方案。

当然，也可能决定减少睡眠的人正好是那类本身就不愿意接受挑战的人，而这两者之间并没有任何直接关系。相关并不能证明因果关系。然而，让同一个人重复这种类型的实验两次，一次是当他们得到了一整夜的睡眠时间，另一次是当他们睡眠不足时，并且使用每个人的结果作为他们自己的基准对照，你就会看到睡眠不足所导致的相同的偷懒效果。[2] 所以，

---

① W·B·韦勃（W. B. Webb），C·M·莱维（C. M. Levy）：《间隔和重复性的完全睡眠剥夺的影响》，载《人类工程学》，1984，27（1），45–58页。

② M·恩格尔–弗里德曼（M. Engle-Friedman），S·列拉（S. Riela）：《自我强加的睡眠不足、困倦、工作和表现》，载《睡眠与催眠》，2004，6（4），155–162页；M·恩格尔–弗里德曼（M. Engle-Friedman），S·列拉（S. Riela），R·格兰（R. Golan）等：《睡眠不足对第二天工作的影响》，载《睡眠研究期刊》，2003，12（2），113–124页。

缺乏睡眠确实是一个起因。

因此，睡眠不足的员工不会借助创新而推动业务发展。就像一群骑着固定在原地的健身自行车的人一样，每个人看起来都好像在努力蹬车，但周围风景从未改变。员工们没有意识到的讽刺意味是，当自己没有得到足够的睡眠时，工作效率会变低，因此需要更长时间才能完成目标。这意味着你常常必须工作更长时间，直到深夜，更晚回家，更晚睡觉，并且需要更早醒来，形成一个恶性循环。当可以用大火花一半的时间煮沸一壶水时，为什么你却要尝试用中火呢？人们经常对我说，他们没有足够的时间睡觉，因为他们有很多工作要做。我不想以任何方式反驳，但我通常告诉他们，也许他们在一天结束时仍然有很多事情要做的原因，正是晚上没有获得足够的睡眠。

有趣的是，上述研究的参与者并不认为自己在工作挑战中所花费的精力较少，或者在睡眠不足的情况下效率较低，尽管这两者都是真的。他们似乎并没有意识到自己工作不够努力且表现较差——这是我们在本书前面曾经谈到的，睡眠遭到剥夺的人对自身能力的主观认知是有偏差的。即使是最简单的日常活动能力（例如在上班前穿着整洁或稍做打扮），也会在一夜睡眠不足后降低。① 当睡眠不足时，人们也喜欢减少工作量——考虑到睡眠不足会导致情绪低落，这也许并不让人感到

---

① M·恩格尔–弗里德曼（M. Engle-Friedman），S·列拉（S. Riela）:《自我强加的睡眠不足、困倦、工作和表现》，载《睡眠与催眠》，2004，6（4），155–162页；M·恩格尔–弗里德曼（M. Engle-Friedman），S·列拉（S. Riela），R·格兰（R. Golan）等:《睡眠不足对第二天工作的影响》，载《睡眠研究期刊》，2003，12（2），113–124页。

意外。

睡眠不足的员工不仅生产力低、积极性低、创造力低、不开心、懒惰，而且道德感更低。企业声誉很可能是决定成败的关键性因素，而睡眠不足的员工会让企业更容易遭受声誉不良的风险。我之前描述了从脑部扫描实验中得到的证据，证明了对于自我控制和驾驭情绪冲动至关重要的额叶区域，会由于缺乏睡眠而停止工作。因此，缺乏睡眠的人在选择和决策时更加情绪化和粗暴。在工作场所也可以预见同样的结果，但工作场所中要承担的风险更高。

在工作场所进行的研究发现，睡眠时间不超过6小时或更少的员工明显更容易出现偏差行为，并且更有可能说谎。华盛顿大学福斯特商学院研究员克里斯托弗·巴恩斯（Christopher Barns）博士的开创性研究发现，一个人睡得越少，他在收据和报销上造假的可能性就越大，并且更愿意通过撒谎来获得免费的抽奖券。巴恩斯还发现，睡眠不足的员工更可能责怪其他人在工作场所犯的错误，甚至试图夺走其他人的功劳，这与团队建设和维护和谐商业环境的原则正相反。

与睡眠不足有关的道德偏差也会以一种不同的名义，即社会惰化效应，逃脱工作阶段的谴责。这个术语指的是在团队表现受到评估时，个体在团队里的努力程度会低于自己独自工作时。人们看到了一个可以偷懒和躲在别人的集体努力后面的机会。他们自己完成的任务较少，而且这些工作与个体评估时相比，往往错误较多或质量较差。因此，困倦的员工在团队中工作时，选择了一条更加自私的路径来避免工作，并且悠闲地混在团队中。[1] 这不仅会导致团队生产力的下降，可想而知，往往还会在团队成员中造成怨愤和人际关系恶化。

值得商业领域的人们注意的是，许多研究报告指出，当一个人的睡眠量只有非常轻微的减少时，仍然可能会对业务成果产生有害影响，也许正是20~60分钟的睡眠时间造成了诚实、富有创造性、思维开阔、合作性强、高产的员工，与不具备这些素质的员工之间的差异。

分析首席执行官和主管睡眠不足的影响时，看到的情况同样具有冲击力。任何组织中，一个无效的领导者都会对其影响的许多人产生多方面的渗透作用。我们经常认为，一个好的或坏的领导者每一天都是好的或坏的 —— 其特质是稳定的。这并不准确。个人领导力的表现差异从前一天到后一天会剧烈地波动，差异的大小远远超过了不同领导者之间的平均差异。那么，领导者每天基本领导能力的起伏是出于什么原因呢？他们获得的睡眠量就是一个明确的因素。

一项看似简单、实则巧妙的研究在几周内跟踪了一些主管的睡眠状况，将其与下属评判的他们在工作场合的领导表现进行了比较。（我应该说明，员工本身并不知道他们的上司每晚睡眠的情况如何，因而不存在任何认知偏见。）主管汇报的睡眠质量越差，就越是能准确预测出他们第二天糟糕的自我控制，对员工的态度也就更为粗暴，正如员工报告的那样。

---

[1] C·Y·霍克西玛 – 范奥登（C. Y. Hoeksema-van Orden），A·W·盖拉德（A. W. Gaillard），B·P·庞克（B. P. Buunk）：《疲劳下的社会惰化》，载《人格与社会心理学杂志》，1998，75（5），1179–1190页。

还有一个同样令人感兴趣的结果：在主管睡不好的第二天，即使员工自己休息得很好，也会变得较少投入工作。这是一种连锁效应，商业结构中的一个上级人员缺乏睡眠时，这种影响会像病毒一样传播，甚至感染休息良好的员工，导致他们工作不投入、生产力下降。

此外，我们发现管理人员和首席执行官在睡不好的时候就不那么具有魅力了，并且难以为下属的团队注入灵感和动力，这进一步强化了这种相互作用。对于老板来说，不幸的是，睡眠不足的员工会有错误的认知，认为休息得好的领导者比较没有魅力，也不能鼓舞人心。可想而知，如果领导者和员工都过度劳累、睡眠不足，就会给企业带来加倍的不良后果。

允许并鼓励员工、主管和高管们得到充分的休息，可以让他们脱离看似繁忙却无效的工作状态，转变为相互激励、支持和帮助彼此的高效率角色。一点点睡眠就会提供大量的商业回报。

平均而言，睡眠时间增加后，员工也能收获经济收益。经济学家马修·吉布森（Matthew Gibson）和杰弗里·施莱德（Jeffrey Shrader）在分析美国各地的员工和工资时发现，睡眠更多的人赚得更多。他们研究了在同一时区内，社会教育和职业背景非常相似，但是地理位置相差最大的西部和东部边缘地区，因为两地的日照时段明显不同。远在西部地区的上班族在傍晚会获得更多的阳光，因此比遥远的东部地区平均晚睡1小时。然而，这两个地区的所有上班族都必须在每天早上的同一时间醒来，因为他们都在同一时区内，需要遵循相同的时间表。因此，这个时区中住在西边的上班族的睡眠时间，要比住在东边的少。

去除许多其他的潜在因素和影响后（例如地区贫富、房价、生活成本等），两位经济学家发现，1小时的额外睡眠仍然能使这些东部地区居民的薪资显著提高，大约多了4%至5%。你可能会对这60分钟睡眠时间的投资回报嗤之以鼻，但它并不是微不足道的。美国的平均加薪幅度约为2.6%。大多数人都非常愿意为加薪而努力，当他们得不到加薪时会感到很沮丧。想象一下，加薪幅度几乎翻了一番，而代价不是增加了工作时间，只是多睡了一会儿！

事实是，大多数人会为了更高的薪水而牺牲睡眠。最近，康奈尔大学的一项研究调查了数百名美国上班族，并给了他们一个选择：（1）每年8万美元，正常工作时间，每天获得大约8小时睡眠；（2）每年14万美元，始终都在加班，每晚只有6小时的睡眠时间。不幸的是，大多数人选择了更高的薪水和更短的睡眠时间。这很具有讽刺意味，因为根据我们的发现，你可以同时拥有这两者。

那些傲慢的大公司将睡眠不足作为成功典范的心态，从每一个分析层面来看，都是明显错误的。良好的睡眠显然会带来良好的生意。尽管如此，许多公司仍然故意在实际的运营中反对睡眠。这种态度使他们的企业像琥珀中的苍蝇一样，处于僵化的停滞状态，缺乏创新和生产力，并且滋生了员工的不快乐、不满和不健康状态。

然而，越来越多具有前瞻性的公司因为这些研究结果而改变了他们的工作惯例，甚至邀请像我一样的科学家进入他们的企业，向高层领导和管理人员讲授并宣传获得更多睡眠的好处。例如，宝洁公司和高盛集团都为员工提供了免费的"睡眠卫生"课程。一些办公楼中，也安装了昂贵的高档照明设施，以便更好地帮助员工调节昼夜节律，改善褪黑激素的定时释放。

耐克公司和谷歌公司都采用了更加弹性的工作时间安排，让员工能够按照自身的昼夜节律来调整日常工作时间，无论他们属于"夜猫子"还是"早起鸟"的作息类型。同样是品牌的领导者，这些企业思维改变得非常彻底，甚至允许员工在工作时间睡觉。整个公司总部都分布着专用的休息室，里面有"小憩舱"。员工可以在工作日中任何时候进入这些静音区域沉睡，这样做既可以激发生产力和创造力，也能提升员工的健康水平，减少旷工行为。

这种变化反映出了与旧时代严格日程表的分道扬镳，那时任何员工被发现在工作时间打瞌睡，都会受到严厉处罚、训斥或被彻底解雇。令人遗憾的是，大多数企业领导者和管理人员仍然拒绝承认员工睡眠良好的重要性。他们相信这样的调整代表着"软弱态度"。但是不要搞错，像耐克和谷歌这样的公司，精明程度绝对配得上它们的获利。它们正是基于已经受到证实的利益价值，而选择接受并利用睡眠。

有一个机构比大多数其他机构更早了解到睡眠会为工作带来利益。在20世纪90年代中期，美国国家航空航天局（NASA）为了宇航员的利益，改进了工作中睡觉的原则。他们发现，短至26分钟的小睡就能使任务表现提高34%，总体警觉度提高50%。这些结果在整个机构的陆地工作人员中催生了所谓的"NASA小睡文化"。

不管我们用来确定企业成功与否的指标是什么（利润率、市场主导地位、效率、员工创造力、员工满意度或健康状况），为员工在夜间或白天能获得足够睡眠而创造必要的条件，都应当被视为是生理学支持的风险投资新形式。

睡眠剥夺在社会中的不人道运用

商业界并不是睡眠剥夺与道德体系产生碰撞的唯一地方。各国政府和军队中存在着更加可耻的污点。

20世纪80年代，由于长期睡眠不足所导致的身心损害过于骇人，《吉尼斯世界纪录》不再承认任何打破睡眠剥夺世界纪录的尝试。他们甚至开始从之前的纪录中删除关于睡眠剥夺的记录，以免这些纪录可能会在未来对故意剥夺睡眠的行为产生鼓励作用。正是由于类似的原因，关于完全剥夺睡眠（超过一两晚）的长期影响，科学家们所掌握证据十分有限。我们认为将这种状态强加于人类乃至任何物种，都是道德上不可接受的。

但是，有些政府的道德价值观与此完全不同。他们会在违背个人意愿的情况下剥夺一个人的睡眠，作为一种变相的对酷刑的支持。在本书中，这些道德上和政治上的阴暗描述可能看上去像是一个奇怪的话题。但我提到这个问题，是因为它有力地阐明了人类必须在社会结构的最高层级——政府层面上——重新评估对睡眠的看法。而且，它提供了一个清晰的例子，说明我们如何通过尊重睡眠，而不是折磨睡眠，来塑造一个日益繁盛的文明。

2007年，一篇题为《不留痕迹：强化的审讯技巧与犯罪风险》（*Leave No Marks: Enhanced Interrogation Techniques and the Risk of Criminality*）的报告对现代审讯方法提出了令人担忧的解释。这份报告由人权医师组织（Physicians for Human Rights）编写，这是一个力图消除人类酷刑的倡导组织。从报告的标题可以看出，许多现代审讯方法的设计十分狡猾，可以不留下任何人体伤害的证据。睡眠剥夺体现了这一目的，在我撰写这本书期间，睡眠剥夺仍然被应用于多国的审讯中，如缅甸、伊朗、伊拉克、美国、以色列、埃及、利比亚、巴基斯坦、沙特阿拉伯、突尼斯、土耳其等。

作为一个熟悉睡眠作用的科学家，我强烈主张废除这种做法，这主要是围绕两个明确的事实得出的。第一个，也是比较次要的一个，仅仅是基于实用主义。在审讯的背景下，睡眠剥夺对于获得准确、有用情报的效果很差。正如我们所看到的，睡眠缺乏，即使不是太严重，也会降低获得有效信息所需的所有心智功能。这包括精确记忆的丧失、失去情绪稳定性（妨碍逻辑思维），甚至减损基本的语言理解能力。更糟糕的是，睡眠不足会增加异常行为，并导致较高比率的说谎和不诚实行为。[1] 睡眠不足近似于昏迷，会导致一个人进入最没用的大脑

---

[1] C·M·巴妮莎（C. M. Barnesa），J·绍布勒克（J. Schaubroeckb），M·胡茨（M. Huthc），S·古曼德（S. Ghummand）：《睡眠缺乏与不道德行为》，载《组织行为和人类决策过程》，2011，115（3），169–180页。

状态：一种神志混乱的状态，可能出现虚假招供 —— 当然，这也许是一些审问者的意图。最近的一项科学研究的证据表明，一晚的睡眠剥夺会使一个正直的人谎称自己做了实际没有做过的事情的可能性，变为两倍，甚至四倍。因此，只需简单地让他们睡眠不足，就可以改变某人的态度、行为，甚至是强烈的信仰。

以色列前总理梅纳赫姆·贝京（Menachem Begin）在他的自传《白夜：一个身处俄罗斯的囚徒的故事》（*White Nights: The Story of a Prisoner in Russia*）中对这一事实提供了一个有说服力却令人痛心的支持证据。在他上任总理的许多年前，20世纪40年代，贝京被苏联俘虏。他被苏联秘密特工组织克格勃监禁在狱中并饱受折磨，其中一部分涉及长时间的睡眠剥夺。对于这段经历（大多数政府都将其美化为"囚犯睡眠管理"），他写道：

> 被审问的囚犯的脑海中开始形成一股阴霾。他的精神被折磨致死，双腿不稳，他只有一个唯一的愿望：睡觉，就睡一小会儿，再也不用起来，说谎，休息，忘记这一切……任何经历过这种渴望的人都知道，即使饥饿和口渴也无法与之相比……我见到了一些囚犯签下任何被要求签字的文件，只是为了得到审讯者答应给他们的东西。审讯者并没有向他们许诺自由，只是答应，如果他们签了文件，就能获得不被打扰的睡眠。

主张废除强制睡眠剥夺的第二个，也是更有力的论据，是它造成的永久性身体伤害和精神伤害。不幸的是，它造成的外表伤害并不明显，而这对于审讯者来说很方便。精神上，连续多日的睡眠剥夺会增加自杀的想法和企图，这种情况在被监禁的囚犯中的发生率，相对于普通人群而言，要高出很多。睡眠不足会进一步引发非暂时性的抑郁、焦虑失能症状。从身体上讲，持续很久的睡眠剥夺会增加心血管疾病发病的可能性（如心脏病发作或中风），削弱免疫系统，引发癌症和感染，并导致不育。

美国有一些联邦法院对这种审讯方法持同样的观点，裁定睡眠剥夺违反了美国宪法第八修正案和第十四修正案中关于保护公民免受残忍和不人道惩罚手段的条目。他们的理论基础是健全而严密的："睡眠"必须被视为"基本的生命必要条件"，这显然是正确的。

尽管如此，美国国防部却推翻了这一裁定，在2003年至2004年，授权对关塔那摩监狱的被拘留者进行24小时的审讯。这种做法在本书撰写时仍然是被允许的，正如修订后的《美国陆军战地手册》（*US Army Field Manual*）在附录M中所述，被拘留者每24小时中可以被限制只睡4个小时，这种限制最长可至4周。但我注意到，情况并不是一直如此。这份手册更早的1992年版本认为，长期睡眠剥夺显然是一种不人道的"精神酷刑"。

在不经过本人同意和没有周密医疗监护的情况下，剥夺他人的睡眠是一种野蛮的侵犯行为，在心理学和生物学上都是如此。如果以长期的死亡率影响为基础来衡量，那么睡眠剥夺致死与饥饿致死可以相提并论。现在是时候废止酷刑了，包括睡眠剥夺的使用——这是一种令人无法接受的不人道做法，我相信我们在未来回顾这一段历史时，会感到深刻的耻辱感。

睡眠与教育

美国80%以上的公立中学在早晨8:15之前开始上课，其中有近50%在早上7:20之前就要求到校。为了赶上7:20开课的时间，校车通常在5:45左右就开始接送孩子了。因此，一些儿童和青少年必须在早上5:30、5:15，甚至更早的时候就醒来，并且每七天中有五天都必须这样做，连续几年都是如此。这太疯狂了。

当你这么早醒来时，能集中精力学习很多东西吗？请记住，早上5:15对一名青少年来说不同于成人的5:15。此前，我们提到过，青少年的昼夜节律与成年人差距很大，约向后推移了1~3个小时。所以，如果你是一个成年人，那么我应该这样问你：你每天早上3:15被强制叫醒后能专心学习吗？你会开心吗？你会觉得很容易与同事相处，并且以优雅、宽容、尊重和愉快的举止行事吗？当然不会。那么，我们为什么要这样要求工业化国家千百万的青少年呢？这当然不是教育的最佳构想，也和培育孩子和青少年良好身心健康的模式相去甚远。

考虑到青春期是慢性精神疾病（如抑郁症、焦虑症、精神分裂症和自杀倾向）的最易感阶段，上学时间过早导致的长期睡眠剥夺状态尤其令人担忧。不必要地破坏青少年的睡眠,可以使心理健康和终身精神疾病之间的危险临界点发生重大变化。这是一个有力的论述,我并不是没有证据随便说说。早在20世纪60年代,睡眠的功能仍然未知时,研究人员选择性地剥夺了年轻人的快速眼动睡眠一周的时间,因此也剥夺了做梦阶段,但仍允许他们进行非快速眼动睡眠。

　　不幸的研究参与者将在整个实验期间都待在实验室里,头上连着电极。在夜间,每当他们进入快速眼动睡眠状态时,研究助理都会迅速进入卧室并叫醒他们。睡眼蒙眬的参与者们不得不在5~10分钟内做数学题,以免重新陷入有梦睡眠。一旦参与者重新进入了快速眼动睡眠状态,这个过程就会再发生一次。一小时接着一小时,一夜又一夜,整整持续一周。非快速眼动睡眠在很大程度上完整地保留了下来,但快速眼动睡眠的量减少到了正常量的很少一部分。

　　不用等到七晚的有梦睡眠剥夺全部完成,心理健康的影响在这之前就开始显现出来了。到了第三天,参与者们表现出了精神病的迹象。他们变得焦虑、喜怒无常,并开始产生幻觉。他们听到或看到了不存在的东西,也变得偏执了。其中一些人认为,研究人员正在串通起来谋害他们,比如试图毒害他们。其他一些人相信科学家们都是特务,这个实验则是某种邪恶的政府阴谋。

　　直到那时,科学家们才意识到这个实验的深刻结论:快速眼动睡眠是理性与疯狂之间的界线。如果向精神科医生描述这些症状,但不告知他们快速眼动睡眠剥夺的情况,医生将明确诊断其为抑郁症、焦虑症和精神分裂症。但这些人在几天前仍然是健康的年轻人。他们并没有抑郁，也没有患上焦虑症或精神分裂症，本人或家族史中也没有过任何这样的病症。纵观历史上任何试图打破睡眠剥夺世界纪录的记载，你会发现这种情绪不稳定和精神病症状的出现是非常普遍的特征。缺乏快速眼动睡眠（这是发生在睡眠最后几小时中的关键阶段，也正是我们用过早的上课时间，从我们的孩子和青少年身上剥夺掉的睡眠阶段），会导致精神状态稳定与不稳定之间的明显差异。

我们的孩子并不是一直在这个生物学上不合理的时间上学。一个世纪以前，美国的学校在上午9:00开始上课，因此95%的孩子不用闹钟就能醒来。现在，现实正相反，学校开始上课的时间不断提早，这与孩子们在进化上预先设计的睡眠需求直接冲突，使他们无法在宝贵的、快速眼动睡眠丰富的早晨安睡。

斯坦福大学心理学家刘易斯·特曼（Lewis Terman）博士以帮助建构智商测试而闻名，他的研究生涯致力于改善儿童的教育。从20世纪20年代开始，特曼研究了促进儿童智力进步的各种因素。他发现的其中一个因素就是充足的睡眠。在他的开创性论文和《天才基因研究》（*Genetic Studies of Genius*）一书中的研究发现，无论年龄多大，孩子睡得越久，智力越高。他进一步发现，与孩子睡眠时间最为密切相关的，是合理的（即较晚的）上学时间，也就是与这些年轻的、仍在发育中的大脑的先天生物节律相一致的时间。

虽然特曼的研究并没有找到因果关系，但数据使他相信，当涉及孩子的学习和健康发育时，睡眠是一个需要公众大力倡导的问题。作为美国心理学协会主席，他特别警告说，美国绝不能遵循一些欧洲国家正在出现的趋势，即学校上课时间早在上午 8∶00，甚至 7∶00 就开始。

特曼认为，这种过早上学的倾向会对孩子的智力发展造成损害，而且这种损害是极其深远的。近百年后的今天，美国的教育体系已经无视他的警告，制定了更早的学校上课时间，而许多欧洲国家的做法恰恰相反。

我们如今有科学证据支持特曼的智慧。一项追踪了 5000 多名日本小学生的纵向研究发现，那些睡眠时间长的人总体上获得了更好的成绩。样本较小的睡眠实验室对照研究表明，总睡眠时间较长的儿童会发展出较高的智商，且较聪明的儿童的睡眠时间比那些发育迟缓、智商较低的儿童始终多出了 40~50 分钟。

对同卵双胞胎的观察进一步表明，睡眠作为一个可以改变基因决定论的因素，是多么强大。在 20 世纪 80 年代，路易斯维尔大学医学院的罗纳德·威尔逊（Ronald Wilson）博士开始了一项研究，一直持续到今天，对数百对双胞胎从幼龄就开始进行评估。研究人员特别关注那些其中一人常常比另一人睡眠更少的双胞胎，并追踪他们在接下来几十年的发育进程。到 10 岁时，双胞胎中拥有较长睡眠模式的一方在智力和学习能力方面都优于另一方，在阅读和理解的标准化测试中得分较高，词汇量也比睡眠比较少的另一方更丰富。

这种关联性证据并不能证明，是睡眠造成了如此强大的教育效益。然而，结合我们在第6章中介绍的睡眠与记忆的因果证据，可以做出一个预测：如果睡眠对于学习来说确实是非常重要的，那么通过延迟上学时间来增加睡眠时间，应该能够证明是有效的。而它的确产生了效果。

美国越来越多的学校开始反对过早的上学时间模式，而开始使用生理上合理的上学时间。最早的试点案例之一发生在明尼苏达州伊代纳市。在这里，青少年的学校上课时间从早上7:25调整到了早上8:30。这些青少年自称睡眠时间额外多了43分钟，但更引人注目的是学习成绩的变化，这种变化反映在美国学术能力评估测试（SAT）上。

在此次改革的前一年，表现最好的学生SAT语文部分的平均分数是不错的605分。第二年，在上学时间调整到早上8:30之后，尖子生的平均分数上升到了761分。SAT数学分数也有所提高，从时间调整前一年的平均683分增加到了后一年的739分。把这些全加起来，你会发现对延迟学校的上课时间进行"投资"——让学生睡得更多、更符合他们无法改变的生物节律——就会得到"净利润"高达212分的SAT成绩。这种提高将改变那些青少年所进入的大学层次，从而可能改变他们后续的人生轨迹。

虽然有些人质疑伊代纳案例的准确性和完善性，但是良好控制和更大规模的系统研究证明伊代纳市案例并非侥幸。美国几个州的许多个县都将学校的开学时间推迟到了晚些时候，学生的平均成绩都有了明显提高。无论一天中的什么时间，都能观察到课堂表现的提高；然而，最显著的提高都发生在上午的课堂上。

很明显，一个疲惫的、睡眠不足的大脑比一个布满漏洞的记忆筛子好不到哪里去，完全不处于可以接受、吸收或有效储存教学内容的状态。坚持过早上课的方式，相当于让我们的孩子患上部分失忆症。如果把知识或良好的成绩比作虫子，那么强迫年轻的大脑成为早起的鸟儿，就是在保证让他们捉不到虫子。因此，我们正在创造一代弱势的孩子，他们因为睡眠不足而残缺不全。推迟学校上课时间显然是明智的选择，毫不夸张。

在睡眠和大脑发育领域出现了一些令人不安的趋势，其中之一涉及低收入家庭，且与教育直接相关。来自社会经济背景较低家庭的孩子不太可能由家长开车送去上学，部分原因是他们的父母通常在要求早上 6:00 或更早就开始工作的服务行业务工。这样的孩子需要依赖校车往返，并且必须比那些由父母开车送去上学的孩子更早起床。于是，那些已经处于不利地位的孩子变得更加不幸，因为他们经常比那些较富裕家庭的孩子获得更少的睡眠。结果是一个恶性循环，从一代传到下一代——这是一个非常难以摆脱的闭环系统。我们迫切地需要积极的干预方法来打破这个循环，越快越好。

研究结果还表明，通过延迟学校上课时间增加睡眠，可以提高班级出勤率，减少行为和心理问题，并减少药物和酒精的使用。另外，稍晚的上学时间也意味着稍晚的放学时间。这样可以在经过深入研究得出的"危险窗口"期间保护很多青少年，也就是下午 3:00 到 6:00 之间，正是学校已经放学，但父母还没下班回家的时间段。这段无人监督、易受诱惑的时间段是公认的青少年涉及犯罪、酒精和药物滥用的原因之一。稍晚的学校上课时间将有利地缩短这一危险时间，减少这些不利结果，从而降低相关的社会财务成本（这些节约下来的成本可以用于再投资，来抵消推迟上学时间所需的任何额外支出）。

　　然而，在这个正在进行的学校延迟上学时间的故事中，还发生了更加意义深远的情况，一个研究人员没有预料到的影响：学生的平均寿命增加了。我们已经讨论过，青少年死亡的主要原因是交通事故[①]，在这方面，即使最轻微的睡眠不足也有可能产生严重的后果。当明尼苏达州的马托梅迪学区将学校的上课时间从早上 7:30 推迟至 8:00 后，16~18 岁的驾驶者发生交通事故的概率减少了 60%。怀俄明州的提顿县颁布了更加夸张的学校上课时间变化，从早上 7:35 改为从生物学上来说更加合理的 8:55。结果十分震撼——16~18 岁的驾驶者的交通事故发生率降低了 70%。

　　为了说明这一点，我们可以利用防抱死制动系统（ABS）来做一个比较。它的出现——可以防止汽车车轮在紧急制动情况下卡住，使驾驶员仍然可以控制汽车——将车辆事故率降低了 20% 到 25%。它被认为是一场革命。而一个简单的生物因素——足够的睡眠——会使我们的青少年的事故率降低这一数字的两倍以上。

　　这些公开的发现本应席卷整个教育系统，使其毫无妥协地

---

① 疾病控制和预防中心：《青少年驾驶：了解现实》，载《伤害预防与控制：机动车安全》，访问链接：http://www.cdc.gov/motorvehiclesafety/teen_drivers/teendrivers_factsheet.html。

更改学校上课时间。但是，它们在很大程度上被扫到了地毯下面藏了起来。尽管有来自美国儿科学会和疾病控制与预防中心的公开呼吁，但变革仍然缓慢而艰难。这是不够的。

校车时间表和公共汽车工会，是妨碍上学时间适当调整的主要障碍，让孩子们早早出门以便父母可以尽早开始工作也是一个。这些都很好地解释了为什么将全美国的上学时间调整到稍晚一些的模式很困难。它们的确是实际的难题，我真的很理解，并表示同情。但我并不觉得这些理由足够充分，它们仍然不足以让我们在证据明显不利时，仍然要保留一个过时的、具有破坏性的系统。如果教育的目的是教育本身，以及在其过程中不要危及生命，那么现有的过早上学时间正在以一种惊人的方式辜负我们的孩子。

如果再不改变，我们将会维持一个恶性循环，每一代的孩子都会在其中以半昏迷状态蹒跚地完成他们的教育阶段，持续长期睡眠不足，并因此身心发育受阻，无法最大限度地发挥真正的成功潜力，只能在数十年后对自己的孩子施以同样的伤害。这种恶性循环只会变得更糟。在过去的一个世纪中，从5~18岁的75万名学生的数据汇总中显示，他们每晚睡眠的时间比一百年前要少2个小时。无论哪个年龄段，情况都是如此。

将睡眠作为儿童教育和生活的首要考虑因素的另一个原因，是睡眠不足与多动症（注意缺陷多动障碍）这种流行病之间的联系。患有这种疾病的儿童在白天的学习过程中烦躁不安、情绪化、更加注意力不集中，并且抑郁症和自杀倾向的出现率显著增加。如果你综合这些症状（不能保持注意力、学习效率低下、行为问题、精神状况不稳定），然后剥去多动症的标签，这些症状几乎与睡眠不足所导致的症状相同。带一个睡眠不足的孩子去看医生，向医生描述这些症状而不提及睡眠不足（这种情况并不少），想象一下，医生会给孩子下怎样的诊断？不是缺乏睡眠，而是多动症。

这里还存在更多不易察觉的讽刺。大多数人都知道常见多动症药物的名称：阿得拉和利他林。但很少有人知道这些药物实际上是什么。阿得拉是安非他命与某些盐类物质的混合物，而利他林是一种类似兴奋剂的类安非他命物质，称为哌醋甲酯。安非他命和哌醋甲酯是我们已知的可以防止睡眠并保持成人（或在这种情况下是儿童）大脑清醒的最有效药物。但这正是睡眠不足的孩子最不需要的东西。正如我在这一领域的同行查尔斯·切斯勒（Charles Czeisler）博士所指出的那样，有些人被关在监狱里数十年，就是因为他们在街上贩卖安非他命给未成年人。然而，我们允许制药公司在黄金时段播放多动症广告，推销这些以安非他命为基础的药物（例如阿得拉和利他林）。对于一个愤世嫉俗的人来说，这看起来不过是闹市中的毒品推销者的稍微高级点儿的版本。

我绝不是在质疑多动症这种疾病，并不是每个患有多动症的儿童都睡眠不好。但我们知道，也许有的孩子，可能是许多孩子，只是睡眠不足或患有尚未被诊断为睡眠障碍的假性多动症，却在关键的发育阶段被迫长期服用以安非他命为基础的药物。

尚未被确诊为睡眠障碍的一个例子是儿童睡眠呼吸障碍，或被称为儿童阻塞性睡眠呼吸暂停，与严重打鼾有关。当睡眠期间呼吸肌放松时，过大的腺样体和扁桃体会阻塞儿童的呼吸道通路。吃力的打鼾声，是流动的空气试图通过狭窄的呼吸道被吸入肺部时所发出的。由此产生的氧气不足会反射性地迫使大脑在整个晚上不时地唤醒孩子，以便获得几次彻底的呼吸，来恢复血氧饱和度。但是，这会阻止孩子接触和维持长时间的宝贵的深度非快速眼动睡眠。睡眠中紊乱的呼吸会给他们强加上一种长期睡眠不足的状态，夜复一夜，持续数月，甚至数年。

　　慢性睡眠剥夺状态随着时间的推移逐渐形成，孩子在气质上、认知上、情绪上和学业上的表现都会使他们看起来更像多动症。那些有幸被察觉出患有睡眠障碍，并且切除了扁桃体的儿童，往往会被证明没有多动症。在手术后的几周内，儿童的睡眠逐渐恢复，并且在之后几个月内随之而来的是心理和精神功能的规范化。他们的"多动症"被治愈了。根据最近的调查和临床评估，我们估计有超过50%被诊断为患有多动症的儿童实际上只是存在睡眠障碍，但只有很少一部分人了解他们的睡眠状况及后果。在这个问题上，政府需要开展大型公共健康意识活动——最好不要受企业药物宣传的影响。

　　从多动症问题上向后退一步，一个更大的问题就更加清晰地展现出来了。由于缺乏政府指导，加上像我这样的研究人员没有将现有的科学数据更有效地展现给公众，许多父母仍然无视儿童的睡眠剥夺状况，因此往往低估了睡眠这项生物需求。美国国家睡眠基金会最近的一项民意调查证实了这一点，有超过70%的父母认为他们的孩子得到了足够的睡眠，但实际上，在11岁到18岁的儿童中，只有不到25%的人获得了必要的睡眠量。

因此，作为父母，我们对于儿童对睡眠的需求和重要性存有偏见，有时甚至对他们想要得到充足睡眠的欲望（包括他们在周末贪睡，绝望地试图偿还教育系统给他们带来的睡眠债）表示谴责或羞辱，而这完全不是他们自己的错。我希望我们可以改变这种现状。我希望我们能够打破这种代代相传的睡眠忽视循环，消除让年轻一代的大脑精疲力竭、疲惫不堪的习惯。当睡眠充足时，思维就会蓬勃发展。而当睡眠不足时，思维就不再发展了。

睡眠与卫生保健

如果你即将在医院接受治疗，最好问问医生："你在过去的24小时内睡了多少觉？"医生的回答将会决定你接下来在治疗过程中是否会遭遇严重的医疗失误，甚至死亡，这是经过统计学证实的。

我们都知道，护士和医生需要连续工作很长时间，尤其医生在接受住院医师培训期间更是如此。然而，很少有人知道为什么。为什么我们会迫使医生以这种疲惫不堪的方式学习他们的专业？答案来自备受尊敬的医学博士威廉·史都华·豪斯泰德（William Stewart Halsted），他也是一位无助的瘾君子。

1889年5月，豪斯泰德在马里兰州巴尔的摩的约翰霍普金斯医院创立了外科培训项目。作为外科主任，他的影响力非常大，而且，他的关于年轻医生必须将自己奉献给医学的信念令人十分敬畏。他认为，住院医师培训期应有 6 年。"住院"一词来自豪斯泰德的观点，即医生必须住在医院进行大部分培训，使他们能够真正致力于学习外科技能和医学知识。初出茅庐的住院医师不得不昼夜连续工作。对于豪斯泰德而言，睡眠是一种不必要的奢侈品，会降低工作和学习的能力。豪斯泰德的心态很难辩驳，因为他亲自实践了他所宣扬的事，可以连续几天保持清醒而不感到疲劳，并以这种看似超人类的能力而闻名。

但是豪斯泰德有一个不光彩的秘密，在他去世几年后才被曝光，并且解释了他的住院医师培训项目的疯狂设计和他不需要睡眠的能力。豪斯泰德是一个可卡因成瘾者。这是一个可悲的、显然很令人意外的习惯，在进入约翰霍普金斯医院之前几年就已经形成了。

在豪斯泰德的职业生涯早期，他主持研究可以用作麻醉剂的药物的神经阻滞能力，用以减轻手术过程中的疼痛。其中一种药物就是可卡因，它可以阻止电脉冲沿身体中的神经传送，包括那些传递痛觉的电脉冲。吸毒者很清楚这一点，因为他们的鼻子，甚至往往是整个脸部，在吸入一些药物之后会变得麻木，就像被过度热心的牙医注射了过多的麻醉剂一样。

在实验室中研究可卡因一段时间后，没过多久，豪斯泰德就开始对自己进行实验，之后药物便使他成瘾。如果你在 1885 年 9 月 12 日的《纽约医学杂志》（*New York Medical Journal*）上看到豪斯泰德研究成果的学术报告，会发现很难理解它。一些医学历史学家认为，这篇文章的写作形式非常混乱且狂躁，因此毫无疑问，他是在使用可卡因的状态下写出了这篇文章。

豪斯泰德的同事在他于约翰霍普金斯医院任职的前后几年间，注意到了他的一些奇怪而令人不安的行为。这包括在指导住院医师手术过程中擅自离开手术室，让年轻的医生独自完成手术。还有一些时候，豪斯泰德无法自己完成操作，因为他的双手颤抖得太厉害了，当时他宣称这是烟瘾发作。

豪斯泰德此时急需帮助。他担心同事会发现真相而感到羞愧和紧张，因此用自己的名字和中间名而不是姓氏来登记进入了一个康复诊所。这是他多次戒毒尝试中的第一次失败。豪斯泰德有一次住在罗德岛普罗维登斯的巴特勒精神病医院，接受了康复项目，包括锻炼、健康饮食、新鲜空气，以及为了缓解戒断症状所引起的疼痛和不适而使用的吗啡。豪斯泰德随后由于这个"康复"计划，出现了可卡因成瘾和吗啡成瘾。甚至有传闻称，豪斯泰德将他的衬衫莫名其妙地寄到巴黎清洗，而后来寄回的包裹里不仅装有纯白色衬衫，还有其他东西。

豪斯泰德将他使用可卡因引起的清醒状态，加入了约翰霍普金斯外科培训项目的核心，在他的住院医师训练期间，他给他们强加了同样不切实际的不睡觉心态。这个令人精疲力竭的住院医师培训程序，至今仍以某种形式在美国所有的医学院中存在，这导致无数患者受伤或死亡——很可能也包括住院医师。考虑到我们忠诚的、充满关爱的年轻医务人员崇高的、拯救生命的工作，这听起来像是不公平的指责，但这是可以证明的。

许多医学院过去都要求住院医师工作30个小时。你可能认为这很短，因为你自己一周至少要工作40个小时。但对于住院医师来说，这是连续工作的30个小时。更糟糕的是，他们通常不得不在一周内进行两次这样的连续30小时的值班，其余时间中还有几次连续12小时的轮班。

有害的后果被详细地记录了下来。与那些连续工作16个小时或更短时间的住院医师相比，连续工作30小时的住院医师犯下严重医疗错误的概率提高了36%，例如处方上的药物剂量错误，或在患者体内留下手术器械等。此外，在连续工作30小时没有睡眠后，住院医师在重症监护病房发生诊断错误的概率比获得充分休息后多出了惊人的460%。在他们住院培训的整个过程中，有五分之一的临床住院医师会因为失眠，出现一次对患者造成重大伤害的医疗失误。由于睡眠不足，每20名住院医师中就有1人会导致一名病人死亡。目前在美国，有超过10万名住院医师正在接受医疗项目培训，这意味着每年有数百人——某人的儿子、女儿、丈夫、妻子、祖父母、兄弟姐妹——会不必要地失去生命，因为住院医师得不到他们所需的睡眠。就在我写这一章的同时，一份新的报告发现，医疗失误是美国人继心脏病发作和癌症后的第三大死亡原因。睡眠不足无疑在这些生命的流逝中扮演着重要的角色。

年轻医生自己也可能成为死亡率统计数据的一部分。经过30个小时的连续工作后，疲惫的住院医师更有可能不小心用皮下注射针刺伤自己或用手术刀割伤自己，从而感染血液传染性疾病，而休息充足时，这样的情形是可以避免的。

而最讽刺的一项统计数据，就是疲劳驾驶。当一个睡眠不足的住院医师完成了一次长时间的工作（例如在急诊室试图拯救车祸伤者），然后进入自己的车内开车回家时，他们发生机动车事故的风险就会因疲劳而增加168%。结果，他们可能会发现自己回到了刚刚离开的医院急诊室，但成了由微睡眠引起的车祸受害者。

高级医学教授和主治医生也会因睡眠过少而出现同样的医疗技术失败。例如，如果你是一位主治医生的手术病人，而他在前一天晚上没有得到至少6小时的睡眠机会，那么相比于他睡眠充足时的优秀操作，外科手术的风险会增加170%，从而对你造成严重的手术失误，如器官损伤或大出血。

如果你即将接受择期手术，你应该询问你的医生，他之前睡了多少觉，如果答案令人不满意，最好不要进行手术。工作经验无法帮助医生"学习"如何克服睡眠不足，或是培养抵御它的能力。怎么可能呢？大自然花了数百万年来实现这种重要的生理需求。而如果认为逞强、意志力或几十年的经验可以帮你（一位外科医生）免除进化上的古老需求，那么正如我们从证据中所了解到的，这种傲慢会以鲜活的生命为代价。

下一次你在医院看病的时候，记住我们之前讨论过的研究，在22小时没有睡眠的情况下，人的表现受损程度与达到法定酒驾标准时一样严重。假如一位医生在你面前掏出一个装着威士忌的酒壶，大口喝了几口，然后在认知模糊的微醺状态下尝试治疗，你会接受他的治疗吗？我也不会。那么，为什么社会要接受睡眠不足的情况下，如同轮盘赌般不负责任的医疗服务呢？

为什么这些结论，以及现有的许多类似的调查结果，没能使美国医疗机构负责任地修改住院医师和主治医师的工作时间呢？为什么我们不把睡眠还给疲惫不堪，并且因此容易出错的医生呢？毕竟，我们的共同目标是实现最高质量的医疗实践和护理，不是吗？

由于证据确凿，政府威胁以联邦力量强制执行工作时间限制，面对这一情况，美国毕业后医学教育认证委员会做出了调整。培训的第一年，住院医师将受到如下限制：（1）每周工作时间不超过80小时（平均下来，仍等于连续7天每天工作11.5小时）；（2）不能超过24小时连续工作；（3）每隔三晚才能进行一次通宵值班。这种经过修改的时间表仍然远远超出了大脑可以理想运作的范围。培训期间贫乏的睡眠仍然在持续带来错误、失误和死亡。随着研究的不断积累，隶属于美国国家科学院的美国医学研究所发表了一份明确的声明：连续工作16小时以上而不睡觉，对患者和住院医师都是危险的。

你可能注意到了我在上一段的具体措辞——“第一年”。这是因为修订后的规则（在本书创作的同时）只适用于住院医师培训的第一年，而不适用于后几年。为什么呢？因为美国毕业后医学教育认证委员会——支配着美国住院医师培训结构的高级医生精英委员会——指出，证明睡眠不足很危险的数据只集中在项目的第一年。因此，他们认为，没有证据证明住院医师在第二至第五年中会受到睡眠不足的影响——就好像几个月前被证明很脆弱的人，只要在医疗住院培训项目中度过12个月之后，就会被神奇地赋予免疫力，不受睡眠剥夺的生理和心理影响一样。

　　作为一名非常熟悉研究数据的科学家，我认为这种在高层主导的教条式等级体制中普遍存在的根深蒂固的傲慢心态，在医学实践中不该占有一席之地。当涉及培训、教学和医学实践时，这些委员会必须解决这种"我们遭受过睡眠剥夺，所以你们也应该遭受"的心态。

　　当然，医疗机构也提出了其他论据来证明老式的睡眠剥夺方式是合理的。最常见的，就是人们回到了豪斯泰德般的心态：如果不进行极其密集的培训，那么训练住院医师就需要很长的时间，而且他们学习效率也不会高。那么，为什么一些西欧国家可以在一周只能工作不超过48小时的情况下，在相同的时间范围内培训年轻的医生，而又不会使他们长期睡眠不足呢？也许他们所受的训练并不够好？这样想也是错误的，因为许多西欧国家（如英国和瑞典）的医疗机构在全球医疗实践健康成果排名中能排进前10位，而大多数美国研究机构位于第18位到第32位之间。事实上，在美国进行的一些试点研究表明，如果你将住院医师的值班时间限制在16小时以内，并且在下一次轮班之前留出至少8小时的休息时间[1]，那么严重医疗失误（定义为对患者造成，或可能造成伤害）的数量就会下

―――――――――――

①　根据这个描述，你也许认为住院医师这样就会得到一个愉快的8小时睡眠机会。但不幸的是，这并不是真的。在这8小时的休息期间，医生们要回家、吃饭、与重要的人相处、进行任何他们渴望的体育锻炼、睡觉、洗澡，然后返回医院。很难想象，他们在这些必要的活动之外能不能睡上5个小时——事实上，他们根本睡不了那么久。出于这个原因，最多12小时的值班时间和至少12小时的休息时间，才是我们应该为住院医师和主治医师争取的。

降20%多。此外，住院医师一开始的诊断错误会减少400%至600%。

目前根本没有什么证据来支持现行的睡眠不足的医学训练模式，这种模式会损害年轻医生的学习、健康和安全，对患者来说也是一样。高级医疗官员坚持仍然使用这种方式，这似乎是一个明显的"我已经做出了决定，不要用事实来混淆我的视听"的例子。

总体来说，我认为我们作为一个社会整体，必须努力消除对睡眠的负面态度和误解。以一位美国参议员的话为代表，他曾经说过："我一直讨厌睡眠的必要性。就像死亡一样，它甚至能击倒最强大的人。"这种态度恰好概括了现代世界对睡眠的观感：令人讨厌、烦人、让人虚弱。虽然这位参议员是电视剧《纸牌屋》（*House of Cards*）中的角色弗兰克·安德伍德（Frank Underwood），但编剧们——我相信是根据自身经验——准确地聚焦了睡眠忽视的问题。

不幸的是，恰恰是这种忽视导致了一些最严重的全球性灾难，造成了人类历史记录中的创伤。想想1986年4月26日切尔诺贝利核电站臭名昭著的核反应堆熔毁事件。这场灾难的辐射比二战中投下的原子弹强大一百倍。这是由于睡眠不足的操作者们连续值班到凌晨1点所导致的过错，并非偶然。事件发生后的几十年里，数千人死于长期辐射的影响，数以万计的人终其一生都在遭受身体衰弱和病痛发展之苦。我们还可以算上1989年3月24日在阿拉斯加州布莱礁搁浅的"埃克森·瓦尔迪兹"号油轮，这次事故中它的船体受到了损坏。估计有

1000万到4000万加仑①的原油泄露，周边1300英里的海岸线受到污染。超过50万只海鸟、5000只水獭、300头海豹、200只白头海雕和20头虎鲸因此而丧命。沿海生态系统再也没能恢复。早期的报道表明船长在驾驶游轮航行时喝醉了。然而，后来发现船长并没有喝酒，而是将指挥权移交给了甲板上的三副，而这位三副在过去的48小时内只睡了6个小时，导致出现了重大的导航错误。

这两场全球性灾难都是完全可以避免的。本章中的每个睡眠不足的统计案例也是一样。

---

① 1加仑约等于3.79升。——译者注

21 世纪的睡眠新观念

　　既然接受了缺乏睡眠是一种缓慢的自我安乐死的观点，那么我们可以做些什么呢？在这本书中，我描述了我们普遍睡眠不足的问题和原因。但是解决方案是什么呢？我们要怎样去改变？

　　对我来说，解决这个问题在逻辑上需要两步。首先，我们必须了解为什么睡眠不足的问题似乎总是顽固不化，并因此一直在向更坏的方向发展。其次，我们必须制定一个结构化的模型，在可以找到的每个可能的关键点上实现改变。没有单一的、灵丹妙药一般的解决方案。毕竟，导致整个社会睡眠不足的原因不止一个，而是很多。我在下面画出了现代世界的睡眠新愿景——通过多层级干预机制来改善睡眠现状的图谱，如图 17 所示。

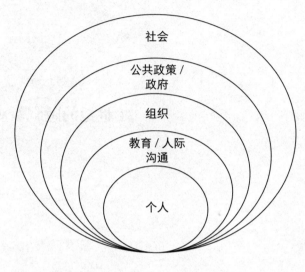

图17　睡眠干预水平

个人的改变

增加个人的睡眠量，既可以通过被动的方法来实现，也可以通过主动的方法来实现，相较之下，被动方法不需要个人做出努力，因此是较为理想的。以下是几种与之相关的可能的方法，都是建立在经过验证的科学方法基础之上，可以提高睡眠量和睡眠质量。

我的许多研究者同行称，科技侵入家中和卧室是为了抢夺我们宝贵的睡眠，我对这点表示同意。本书中讨论的证据证明了这是事实，例如LED发光设备在夜间的有害影响。因此，科学家们宣扬，在这个日益数字化的世界中还原自然睡眠，让睡眠远离科技。

实际上，我并不同意这一观点。是的，我们必须重新获得规律的、充足的睡眠，从这个角度来说，睡眠的未来的确是要回到过去，就像一个世纪以前那样。但是，与科技作对而不是团结起来，在我看来是错误的做法。这会是一场失败的战斗，我们绝不可能把科技这个精灵封回瓶中，也不需要。相反，我们可以使用这个强大的工具来获得优势。在未来三到五年内，我确信会出现价格合理的可销售设备，能够精确追踪个人的睡眠和昼夜节律。届时，我们就可以将这些个人睡眠追踪器与家庭联网设备（如恒温器和照明设备）的革新结合在一起。就在我写作时，已经有人开始进行这方面的尝试了。

由此呈现出了两个激动人心的可能性。首先，这样的设备可以将每个卧室中的家庭成员的睡眠情况，与恒温器检测到的卧室温度进行比较。通过使用通用的机器学习算法，我们可以让家庭恒温器学会根据睡眠追踪器所计算出的生物生理学结果，来智能地确定每个卧室中的居住者所需的最佳温度（当一个房间内有两个或更多人时，可能需要计算平均值）。当然，有许多不同的因素会决定睡眠的好与坏，但温度确实是其中之一。

更巧妙的是，我们可以编写一个顺应自然昼夜节律的程序，使整个夜晚的温度升降情况与每个人的身体预期相一致，而不是如同大多数家庭和公寓所设定的夜间恒定温度。随着时间的推移，我们可以智能地根据不同卧室居住者的昼夜节律，为其量身定制睡眠温度环境，挥别那种对睡眠毫无帮助，并且困扰大多数人睡眠的恒定标准家庭温度环境。这些改变不需要人们主动做出努力，就能够加快入睡速度、增加总睡眠时间，甚至加强所有家庭成员的非快速眼动睡眠的质量（如第13章所述）。

第二种被动方案涉及电灯。我们中的许多人都遭受着夜间光线的过度照射，特别是来自电子设备的蓝色LED光。这些夜间的电子光线会抑制褪黑激素释放，并延后我们的睡眠时间。如果我们能把这个问题转变成一个解决方案，那么会怎样呢？我们应该很快就能设计出带有滤光片的LED灯泡，这些滤光片可以调整灯光的波长，范围从对褪黑激素影响较小的温暖黄光，到强烈抑制褪黑激素的蓝光。

我们可以将这些新型灯泡安装在家中，全部连接到智能家庭网络，再配合可准确表现个人生物节律的睡眠追踪器。灯泡（甚至是其他联网的LED屏幕设备，例如iPad）将会根据个人（或一组人）的自然睡眠—清醒模式，按照指令逐渐滤除家中有害的蓝光。当个人从一个房间移动到另一个房间时，智能系统甚至可以动态地、恰当地完成灯光变化。同样地，当一个房间内不只有一个人时，智能系统也可以根据房间内所有人的生物生理学平均状况，灵巧地进行调整。这样一来，通过可穿戴设备测量使用者的大脑和身体状况，并将其上传到智能家庭网络，就可以协同光线调节，帮助褪黑激素释放（而不是阻碍释放），以此对个人或所有人的睡眠进行最佳调节。这是一种个性化的睡眠医疗愿景。

到了早上，我们可以转换这套把戏。此时，我们可以用强大的蓝光使室内环境亮度达到饱和，从而消除残余的褪黑激素。这将帮助我们在每天早晨醒来得更快，更清醒，心情也更加爽朗。

我们甚至可以在遵循人们意愿的基础上，运用这套光线调控方法，在生理学上合理的范围内（前后30~40分钟之内），将个人的睡眠—清醒节律调到稍早或稍晚一些。例如，如果你在周三需要开一场比平时更早的早会，这类设备可以与你的线上时间表同步，从周一开始逐渐调整你的昼夜节律，把上床睡觉和起床时间稍微提前一点。这样一来，周三早上特别早起时就不会那么痛苦，也不会导致你的大脑和身体出现各种生物紊乱。这也同样适用于帮助人们在不同时区之间旅行时克服时差，只要通过人们携带的LED发光设备就能做到，比如手机、平板电脑和笔记本电脑。

如此高效的方法怎么能只用在家庭环境或时差调整的情况下呢？在车上也可以采用这种光线调控方法，来帮助调整早上通勤时的清醒度。疲劳驾驶时，事故发生率最高，所以这类事故最容易发生在早晨，尤其是清晨。如果在晨间通勤期间，驾驶室充满蓝光会怎么样呢？当然，亮度需要经过一次次尝试来确定，以免分散司机或路人的注意力，但是你应该记得第13章中提到，不需要特别明亮的光线，就可以造成抑制褪黑激素释放、增强大脑清醒度的效果。在北半球和南半球的高纬度地区，冬季早晨没有光照时，这个方法尤其有用。在工作场所，对于那些足够幸运的拥有自己办公室的人来说，照明节奏可以按照相同的原则，根据办公室使用者的实际需求量身定制。但是，即使是小隔间办公桌，情况其实也与汽车驾驶室没有多大区别，同样可以根据个人需求，以灯光调控为基础进行个性化定制。

　　这种变化会带来多大的好处还有待证明，但我已经可以告诉你一些来自对睡眠很敏感的美国国家航空航天局的数据（我在职业生涯初期就与他们关于睡眠问题进行过合作）。国际空间站上的宇航员以每小时17500英里的速度在太空中飞行，每90~100分钟就绕地球一圈。因此，他们会体验约50分钟的"白天"和约50分钟的"夜晚"。虽然宇航员因此可以每24小时享受16次观看日出和日落的喜悦，但这对他们的睡眠—清醒节律造成了严重的破坏，导致了失眠和困倦等可怕的问题。如果你在地球上的工作中犯了错误，你的老板可能会谴责你。而在一个穿过宇宙真空中的漂浮的长金属管中出现错误，则会消耗价值上亿的有效载荷和任务成本，其后果可能会严重得多。

　　为了解决这个问题，美国国家航空航天局几年前开始与一家大型电气公司合作，开发我前面描述的那种特殊灯泡。这些灯泡将被安装在空间站内，让宇航员沐浴在类似地球的24小时明暗更替周期中。在规范的环境光线下，宇航员的生物褪黑激素节律以及睡眠，都能够得到良好的调节，从而减少因疲劳而产生的操作失误。我必须承认，每个灯泡的开发成本在30万美元左右。但是如今很多公司正在努力研发，试图以相对非常便宜的成本制造类似的灯泡。第一代类似的迭代灯泡在我创作本书时刚刚开始上市。当这种灯泡的成本与标准灯泡相比更具竞争力时，这些用途与许多其他可能性将会成为现实。

　　更加主动的解决方案，需要个人积极参与到改变中来，因此实现起来会更加困难。人类的习惯一旦建立，就很难改变了。想想你之前做过的无数从未实现的新年计划吧。保证不再吃得过多、定期锻炼或戒烟，都是我们常常想要改变的影响健康的习惯，但我们很少能够在现实中成功改变。坚持改变睡眠过少状况，似乎也会是注定失败的努力，但我仍然乐观地认为，有几种主动的解决方案将会对睡眠产生真正的影响。

让人们更了解睡眠 —— 通过阅读书籍、参与讲座或电视节目 —— 可以帮助对抗我们的睡眠不足。我每学期开一门睡眠科学课程，教授四百到五百名本科生，因此有亲身体验。我的学生在课程开始和结束时，都会接受一次匿名的睡眠调查。在一个学期的课程结束后，他们所汇报的睡眠量平均每晚增加了42分钟。这听起来可能很平常，但它确实转化成了每周5小时的额外睡眠，或者每学期75小时的额外睡眠。

但这还不够。我敢肯定，我的学生中有一大部分人在接下来的几年内又回到了他们原来较短的、不健康的睡眠习惯中。就像只是对人们讲述垃圾食品导致肥胖的科学证据一样，这并不能让人们舍弃饼干，选择西蓝花。仅靠知识是不够的，还需要其他的方法。

一种已知的将健康的新习惯转化为永久生活方式的做法，是让你时时刻刻了解自己的数据。心血管疾病的研究就是一个很好的例子。如果给患者提供可以在家中使用的工具，监测锻炼计划为生理健康带来的改善 —— 例如，运动期间的血压监测仪、节食期间记录身体质量指数的量表，或是在戒烟期间记录呼吸肺活量的测量设备 —— 相应康复计划的遵守率就会得到明显提高。对这些人进行一年，甚至五年的跟踪观察，就会看到其中多数人后来在生活方式和行为方面仍然保持着这些积极的变化。当涉及量化自我①时，正是"眼见为实"这句古老的谚语，确保了我们长期坚持健康的习惯。

现在，可以准确监测睡眠状态的可穿戴设备正在快速发展，因此我们可以将同样的方法应用于睡眠。利用智能手机作为控制中心，收集个人的各种健康数据，包括体力活动（例如走路步数或分钟数、锻炼强度）、光照、温度、心率、体重、食物摄入量、工作效率或情绪，我们可以向每个人展示他们的睡眠是如何直接与自己的身心健康密切相关的。如果你戴着这样的设备，你很可能会发现，晚上睡得更多时，第二天会吃得更少，而且吃得更健康；心情更舒畅、更快乐、更积极；可以与他人更好地互动；在工作时间内可以完成更多任务。此外，你会发现，在一年中平均睡眠较多的几个月里，你生病的次数变少了；你的体重、血压和药物使用量都降低了；你的恋情或婚姻满意度，以及性生活，都会更好。

经过日复一日，月复一月，最终年复一年的巩固，这种微妙的改变可能会转变很多人对睡眠的忽略态度，进而改善睡眠。我并不会天真地认为这将是彻底的改变，但是如果这样可以让你的睡眠时间每晚增加15~20分钟，那就足以对生命产生重大影响（这是经过科学验证的），并且可以为全球经济节省数万亿美元，除此之外，好处不一而足。这很可能是未来我们从现在的疾病护理模式（治疗）转变为医疗保健模式（预防，旨在避免对治疗的需求）的愿景中，最强有力的因素。预防远

---

① 指通过科技的方式将自己日常生活的各个方面，如物质摄入、身体状况等细节记录下来。——译者注

比治疗更有效，从长远来看花费也要少得多。

再进一步，如果我们从**分析**的方法（比如，将你过去／现在的睡眠，分别与你过去／现在的体重对应）转向前瞻性的**预测分析**，会怎么样呢？为了解释这个术语，让我们回到抽烟的例子。有人正在努力创建一种预测性分析的应用程序，让使用者一开始先用智能手机的相机拍一张自己的脸部照片，然后，这个应用会询问你每天平均吸多少支香烟。根据吸烟量如何影响眼袋、皱纹、牛皮癣、脱发、黄牙等外部健康特征的科学数据，该应用程序会预测出如果你的吸烟量保持不变，在一年、两年、五年、十年后，你的脸会变成什么样子。

这种方法完全可以应用到睡眠上，但是应包含许多不同的层面：外表，以及内部的大脑和身体健康。例如，我们可以向人们展示，如果他们持续睡得太少，他们患上阿尔茨海默病或某些癌症的风险就会增加（尽管不是决定性的）。男性还可以看到，如果继续忽视睡眠，他们的睾丸会缩小多少，或者睾酮水平会下降多少。也可以对体重增加、糖尿病、免疫力削弱和感染做出类似的风险预测。

另一个例子，是根据前一周的睡眠量来预测一个人是否应该注射流感疫苗。你应该记得第 8 章中提到，在流感疫苗注射前的一周内，每晚睡眠 4~6 小时意味着你产生的抗体反应将不到所需的一半，而 7 小时或更长时间的睡眠会使你得到强大的、全面的免疫反应。我们的目标是联合医疗服务人员和医院，实时更新个人每周的睡眠情况。通过提醒功能，软件将会确定何时接种流感疫苗能够最大限度地提高疫苗接种的成功率。

这样，通过发展更有效的"群体免疫效益"，我们不仅显著地提高了个人的免疫力，也显著地提高了整个社区的免疫力。很少有人意识到，美国用于流感的年度财务成本约为1000亿美元（其中，直接成本为100亿美元，另外900亿美元是工作生产力损失成本）。即使这种软件解决方案只能将流感感染率降低很小一部分，但通过提高免疫效率，降低医院服务的成本负担（住院和门诊服务），也可以节省几亿美元。通过在流感季节避免因疾病和旷工而导致生产力损失，企业与整体经济还可以节省更多成本（可能高达数十亿美元），以此帮助补贴这一实践。

我们可以在全球范围内推广这种解决方案：在任何有免疫接种和监测个人睡眠可能性的地方，医疗保健系统、政府和企业都有机会省下大笔的经费，而这背后的推动力都是为了帮助人们过上更健康的生活。

教育上的改变

在过去的五个星期里，我对美国和故乡英国的同事、朋友和家人进行了一次非正式调查。我还抽取了来自西班牙、希腊、澳大利亚、德国、以色列、日本、韩国和加拿大的朋友和同事的样本。

我问他们，在成长过程中，从学校接受了怎样的健康保健教育，是否受到了饮食方面的指导？98%的人说"是"，许多人仍然记得一些细节（即使有些饮食建议已根据当前情况而改变）。他们是否接受过药物、酒精、安全性行为和生殖健康方面的指导？87%的回答是肯定的。在学校生活的某个时刻，锻炼的重要性是否给他们留下了重要的印象，以及每周都会强制进行体育锻炼吗？是的——100%的人都给了肯定的回答。

这并不是一组科学性收集的数据，但是我们可以从中看出，某种形式的饮食、运动、健康相关教育，似乎包含在了发达国家大多数儿童所接受的全球教育计划中。

当我问这些不同背景的人，他们是否接受过关于睡眠的任何教育时，他们的反应也十分一致：0%的人接受过任何关于睡眠的教育材料或信息。即使在一些人所描述的卫生和个人健康教育中，也没有提到任何睡眠对身体或心理健康的重要性。如果这些人具有代表性，那么这就表明，睡眠在我们的孩子的教育中完全没有地位。一代又一代的年轻人仍然不了解睡眠不足所带来的直接危害和长期的健康影响，而我认为这是错误的。

我很希望能够与世界卫生组织合作，开发一个可在世界各地的学校实施的简易教育模块。它可以基于不同年龄段，转换为多种形式：可以在线观看的动画短片，一种实物或数字化的棋盘游戏（甚至可以与国外的"睡眠网友"一起玩），或是一个可以帮助你探索睡眠奥秘的虚拟场景。选择有很多种，所有的内容都可以在不同国家和文化中轻松翻译。

目标有两个：改变这一代孩子的生活，以及通过提高睡眠意识和培养更好的睡眠习惯，让他们将健康的睡眠价值观传递给自己的孩子。我们将通过这种方式，开始把对睡眠的重视以家庭传承的方式从一代传递到下一代,就像我们对待礼仪和道德一样。从医学上说,我们的后代不只会享有更长的寿命,更重要的是,会拥有更长的健康寿命,中年和晚年时不会再受到我们所知道的由长期睡眠缺乏所引起(不只是有关联)的疾病和症状所困扰。实施这种睡眠教育计划的成本,只是我们目前为尚未解决的全球睡眠不足问题所付出的代价的一小部分。如果你是一个有兴趣帮助我实现这个愿望的组织、企业或个人慈善家,请一定联系我。

组织的改变

关于如何在工作场所和重点行业实现睡眠改革,让我来提供三个完全不同的例子。

第一,针对工作场所的员工。拥有近5万名员工的超大规模保险公司安泰保险,根据经过认证的睡眠跟踪装置收集到的数据,制定了多睡觉可以获得奖励的制度。正如安泰保险的董事长兼首席执行官马克·贝尔托利尼(Mark Bertolini)所说:"工作时头脑清晰并做出更好的决策,与我们的业务基础有很大关系。"他进一步指出:"如果你半梦半醒,就无法做好准备。"如果员工们连续20天每晚睡够7小时或更长时间,那么他们就可以获得每晚25美元的奖金,总计(最多)500美元。

有些人可能会嘲笑贝尔托利尼的激励机制,但是建设一种新的商业文化,无论白天黑夜都照顾到员工的整个生命周期,从经济上来讲是很精明的,因为这种举动是富有同情心的。贝尔托利尼似乎知道，一个睡眠良好的员工所能创造的公司净收益是相当可观的。睡眠投资会以各种形式得到回报，包括生产力、创造力、工作热情、能量、效率，更不用说快乐了，它会导致人们想要在你的公司工作并留下来，这些都是不可否认的。贝尔托利尼凭借经验得出的智慧，推翻了常见的错误观念：工作日连续16~18个小时折磨员工，将他们置于不可恢复的低生产效率下持续进行压榨。这样做只会使他们请病假的天数增多，士气低迷，且离职率升高。

我完全赞同贝尔托利尼的想法，但我会用下面这些方式对它进行修改。我们可以提供额外的休假时间，或把休假作为选项之一，而不是只提供金钱方面的奖励。比起少量的津贴，许多人更看重休假时间。我会提议开发一个"睡眠信用系统"，将睡眠时间换成金钱奖励或额外的假期。但至少要有一项条件：睡眠信用系统不会简单地按一周或一月内的总小时数来计算。正如我们所了解的，如果你想要获得睡眠在精神健康和身体健康上的益处，睡眠的连续性——每个晚上不间断地获得7~9小时的睡眠机会，在一周内都没有欠下睡眠债，不用攒到周末一起睡回来——就与总睡眠时间同样重要。因此，你的"睡眠信用评分"将基于睡眠量和每晚睡眠连续性的组合来计算。

失眠的人不需要受到惩罚。相反，这种规律的睡眠追踪方法将帮助他们认识到这个问题。而且，通过他们的智能手机，可以提供认知行为治疗。失眠治疗可以获得相同的信用奖励，从而进一步改善个人健康，提升生产力、创造力，使企业更成功。

第二个改革想法，涉及灵活的工作班次安排。公司不应该规定一成不变的工作时间段（比如经典的朝九晚五），而是需要采用更有弹性的工作时间形式，类似于扁平的倒"U"形。在关键互动的核心时段，每个人都要在场——比如说中午12点到3点。然而，整个时间段的前后末端都要更加灵活，以适应所有人的睡眠类型。"夜猫子"可以很晚开始工作（例如中午），并且一直工作到晚上，为他们的工作提供充足的智力和体力。"早起鸟"同样可以早早开始、早早结束，来防止他们在"标准"工作日的最后几个小时内变得困乏且效率低下。这样做还有次要的好处。高峰时间的交通就是个例子，这样一来，早晚时间段的交通压力都会有所缓解。这种间接节省下来的时间、金钱和压力成本是相当可观的。

也许，你的工作单位声称会制定一些类似的措施。然而，在我的咨询经验中，这样的机会可能会被提出来，但很少会被接受或采纳，尤其是在管理者和领导者手中。教条主义和僵化的思维，似乎是妨碍更好的商业实践（比如智慧睡眠）发展的最大障碍。

组织层面的睡眠改革的第三个想法，与医疗有关。与在住院医师的工作时间安排中注入更多睡眠同样迫切的，是从根本上重新思考睡眠因素对病人护理的影响。我可以用两个具体的例子来说明这个观点。

例子1——疼痛

你的睡眠越少，或者睡眠越分散，你对各种疼痛就会越敏感。人们最常见的经历严重、持续疼痛的地方，往往是他们最难以得到安稳睡眠的地方：医院。如果你不幸在医院度过一个晚上，你就会很清楚地了解这一点。这些问题在重症监护病房尤其复杂，那里是病情最严重的病人（即最需要睡眠帮助的病人）受到监护的地方。各种设备不断发出的哔哔声和嗡嗡声，随时会响起的警铃，频繁的检测，都让患者无法得到宁静、充足的睡眠。

对住院病房的职业健康研究显示，这里的噪声污染分贝等级，相当于全天候24小时嘈杂的餐厅或酒吧的噪声污染程度。事实证明，有50%至80%的重症监护警报是不必要的，或者是工作人员可以忽略的。更令人沮丧的是，并非所有的检测和患者检查都是必须在特定时间进行，然而它们大多无视病人的睡眠时间，强制进行着，时间通常是在下午患者正在享受自然午睡时，或清晨患者刚刚进入稳定睡眠状态时。

针对心脏、内科和外科重症监护室的研究一致表明，所有患者的睡眠质量都很差，这样的结果一点儿都不意外。嘈杂、陌生的重症监护室的环境会让人心烦意乱，因此需要更长的时间才能开始睡眠，中途还会不时苏醒，睡眠深度更浅，总体快速眼动睡眠量也更少。更糟糕的是，相比于客观测得的睡眠量，医生和护士总是高估了病人在重症监护室中所获得的真正睡眠量。总而言之，在医院这个环境中，患者的睡眠环境和睡眠量完全不符合康复需求。

我们可以解决这一问题。我们应该可以设计出一种将睡眠作为病人护理核心或与之非常接近的医疗护理系统。在我自己的一项研究中，我们发现，与完整、健康的8小时夜晚睡眠相比，人类大脑中的疼痛感应中枢在经历了一晚睡眠剥夺之后，对不舒适的温度刺激（当然没有实际损伤）的敏感度要高出42%。有趣的是，这些与疼痛相关的大脑区域与麻醉药物（如吗啡）作用的区域相同。睡眠似乎是一种天然的镇痛剂，没有它，大脑就会更敏锐地察觉到疼痛，最重要的是，这种敏锐会让个体感到更强烈的痛苦。顺便说一下，吗啡并不是一种理想的药物。它存在与呼吸停止、依赖性和戒断症状有关的严重安全问题，还有极其痛苦的副作用，包括恶心、食欲不振、出冷汗、皮肤瘙痒，以及泌尿和肠胃问题，更不用说它是一种阻碍自然睡眠的镇静剂。吗啡还会改变其他药物的作用，导致不良的药物相互作用效应。

从现今广泛的科学研究来推断，我们应该能够通过改善睡眠条件，来减少医院中所使用的麻醉药物剂量。这也会反过来降低安全风险，减轻副作用的严重程度，并减少药物相互作用的可能性。

改善患者的睡眠条件，不仅可以减少用药剂量，还可以强化他们的免疫系统。因此，住院病人可以更有效地对抗感染，并加速术后伤口的愈合。加快恢复也表示会缩短住院的时间，降低医疗保健成本和医疗保险费率。没有人希望待在医院里的时间比必要的时间更长。医院管理者也有同感。那么，睡眠可以对此提供帮助。

改善睡眠的解决方案不需要很复杂。有些方法是简单、便宜的，而且效果立竿见影。我们可以从去除所有病人身上的任何不必要的设备和警报器开始。接下来，我们必须向医生、护士和医院管理部门提供有关健康睡眠的科学益处的教育，帮助他们认识到我们必须对患者的睡眠给予重视。我们也可以在标准的住院表格中对患者的正常睡眠时间表进行询问，然后尽可能依据他们的习惯性睡眠—清醒节律，安排评估和测试时间。当我做完阑尾手术处于恢复期时，如果我自然醒来的时间是早上7：45，那么我当然不希望在6：30被叫醒。

其他简单的做法呢？在患者第一次住进病房时，为他们提供耳塞和眼罩，就像你在长途飞行中使用的免费空中旅行包一样。夜间使用昏暗的非LED照明，白天使用明亮的照明，这将有助于患者保持强烈的昼夜节律，从而形成明确的睡眠—清醒模式。这些都不需要太大花费，其中大多数可能明天就会实现，而且所有这些方法对患者的睡眠都有很大的益处，对此，我非常确定。

例子2——新生儿

让早产儿保持健康，是一个充满危险的挑战。体温不稳定、呼吸压力、体重减轻、高感染率都可能导致心脏不稳定、神经发育障碍，以及死亡。在这个过早的生命阶段，婴儿绝大多数时间都应该睡觉，无论白天还是晚上。然而，在大多数新生儿重症监护病房中，强烈的照明会在整个晚上保持不变，白天刺眼的顶灯也会冲击婴儿薄薄的眼皮。想象一下，尝试在24小时不间断的灯光下睡觉。不出所料，在这些条件下，婴儿无法正常入睡。值得重申的是，我们在讲述睡眠剥夺对人类和大鼠的影响的章节中了解到：睡眠剥夺会导致无法维持核心体温、心血管压力增加、呼吸抑制和免疫系统衰弱。

我们为什么不重新设计新生儿重症监护室及护理系统，来帮助婴儿获得充足的睡眠量，将睡眠作为大自然完美拯救生命的工具呢？在过去的几个月里，我们得到了几个新生儿重症监护室的初步研究结果：在白天调暗灯光、晚上接近熄灯的条件下，婴儿睡眠的稳定性、时间和质量都得到了改善。因此，与那些睡眠没有被优先考虑并因此正规化的早产儿相比，睡眠充足的早产儿体重增加了50%至60%，血氧饱和度也有显著提高。更棒的是，这些睡眠充足的早产儿都提前五周出院了！

我们也可以在不发达国家实施这一策略，不需要昂贵的照明改造，只需在婴儿床上方的灯上加一块使其变暗的塑料片就可以。成本低于1美元，但能够显著降低光线的强度，使睡眠更稳定。即使是简单的事情，比如在睡觉前的正确时间给宝宝洗个澡（不是在深夜，我见过有人这样做），也将有助于促进而不是扰乱良好的睡眠。这些是在全球都可行的方法。

我必须补充一点，没有什么能够阻止我们用类似的有效方法，在世界各地的儿科病房中优先考虑睡眠问题。

公共政策和社会的改变

从最高层级来看，我们需要更好的公共宣传活动，让人们认识或了解睡眠。与针对毒驾、酒驾所举办的无数提高公众意识的活动相比，我们仅花费了交通安全预算的一小部分，来让人们了解疲劳驾驶的危险。尽管事实上，疲劳驾驶比前两个问题中的任何一个造成的事故都更多，而且更致命。如果政府发起这样的活动，那么每年可以挽救成千上万人的生命。经费来源很简单，就是减少疲劳驾驶事故后省下的医疗保健和急救服务费用。对个人来说，这当然也有助于降低医疗和汽车保险费率及费用。

关于疲劳驾驶的公诉法案，是另一个机会。在美国一些州，有一种与睡眠剥夺相关的交通肇事过失杀人罪，不过这当然比血液酒精浓度更难测定。在与几家大型汽车制造商合作后，我可以说，我们很快就会在汽车内部使用智能技术，从驾驶员反应、眼睛、驾驶行为和碰撞性质等方面，来帮助了解疲劳驾驶事故的典型"特征"是什么。有了这些科技，再结合个人记录，尤其是随着个人睡眠追踪设备越来越流行，我们可能很快就能开发出测量睡眠不足程度的设备了，就像呼气式酒精检测仪一样。

我知道这可能听起来让你们中的一些人难以接受。但是，如果你曾在一场疲劳驾驶引起的意外事故中失去了所爱的人，你就不会反对。幸运的是，汽车半自动驾驶功能的发展可以帮助我们避免这个问题。汽车可以利用这些疲劳特征，加强监控能力，并且在必要时可以越过驾驶者，进行自动控制。

从最高层级改造整个社会，既非小事，也不容易。然而，我们可以从其他健康领域借鉴那些经过验证的方法，来提升社会的睡眠水平。在此，我只举一个例子。在美国，许多医疗保险公司会在会员加入健身房后，为其提供保险优惠。考虑到增加睡眠量对健康的益处，为什么我们不采取类似的激励措施来积累更加稳定、充足的睡眠呢？健康保险公司可以先许可人们使用有效的市售睡眠追踪设备。然后你作为投保人，就可以将自己的睡眠信用评分上传到你的医疗服务机构档案中。基于按比例分级的系统设置，以及对不同年龄段设定的合理预期阈值，你将逐月增加睡眠信用，并因此获得较低的保险费率。与运动一样，这反过来将有助于提升社会整体健康水平，降低医疗服务成本，使人们得到更长寿、更健康的生活。

即使个人支付的保险金额较低，健康保险公司仍然会获益，因为投保人的医疗花费会显著减少，从而让保险公司得到更高的利润。这是共赢的局面。当然，就像健身房的成员一样，有些人一开始会遵守计划，但后来会停止，还有些人可能会寻找方法来篡改系统的准确睡眠评估或作弊。然而，即使只有50%到60%的人真正增加了睡眠量，在卫生成本方面仍然可以节省几十亿美元——更不用说挽救几十万条生命了。

我希望这场关于睡眠的思想之旅能为你提供一些乐观的信息，而不是像媒体总在抨击的那样，所有关于健康的事情都在变糟。然而，我希望它能比期望中更有效地激发出更好的睡眠解决方案；或许，你们中的一些人可能会将其中一些点子转化为非营利性或盈利性的商业投资。

结　语
睡觉还是不睡觉

在短短的一百年间，人类抛弃了获得充足睡眠的需求——一种进化上花费了340万年的时间来完善的生命保障功能，对于所有生物来说都不可或缺。结果，工业化国家的睡眠减少，对我们的健康、预期寿命、安全、生产力及儿童教育都产生了灾难性的影响。

这种默默流行的睡眠不足是发达国家21世纪面临的最大的公共卫生挑战。如果我们想要避免被睡眠忽视、它所造成的过早死亡、它引起的健康恶化编织而成的令人窒息的绞索套住，就必须从个人、文化、职业和社会层面上，对睡眠重视程度做出根本性的转变。

我相信，现在是时候重新夺回获得整夜睡眠的权利了，我们不应该为此感到尴尬或是羞耻。这样，我们就可以重新得到最强大的灵药，通过每一个可能的生物途径带给我们健康与活力。也许，我们终将记起白天真正清醒的感觉，充分而深刻地感受充实的生活。

附 录

12条健康睡眠小贴士

1. 坚持固定的睡眠时间。每天在同一时间上床睡觉，在同一时间醒来。作为习惯性的生物，人类很难适应睡眠模式的变化。等到周末再补觉，并不能完全弥补一周内睡眠不足的情况，并且会导致周一早上很难醒来。可以为就寝时间设置闹钟。我们通常只会为起床时间设置闹钟，却不会为睡觉时间这么做。如果你只能从这12条建议中记住一条，那么记住这一条吧。

2. 锻炼很有益，但不要在一天中太晚的时间进行。尽量每天尝试锻炼至少30分钟，但要在睡前2~3小时结束锻炼。

3. 避免咖啡因和尼古丁的摄入。咖啡、可乐、某些茶和巧克力都含有兴奋剂咖啡因，其效果可能需要8小时才能完全清除。因此，在下午晚些时候喝杯咖啡，会让你晚上很难入睡。尼古丁也是一种兴奋剂，通常会使吸烟者睡得很轻。此外，戒烟者通常会因为尼古丁戒断反应而在早晨过早醒来。

4. 睡前避免喝酒精饮料。睡前喝一杯酒或含酒精的饮料可以帮助你放松，但大量摄入酒精会让你失去快速眼动睡眠，使你处于睡眠较轻的阶段。大量摄入酒精也可能导致夜间呼吸问题。当酒精的影响消失时，你也会在半夜醒来。

5. 深夜避免大量进食和喝饮料。简单的零食可以，但大量进食会导致消化不良，干扰睡眠。晚上喝太多液体会导致频繁醒来上厕所。

6. 尽量避免使用会延迟或破坏睡眠的药物。一些常用的心脏、血压或哮喘药物，以及一些治疗咳嗽、感冒或过敏的非处方药和草药都可以破坏睡眠模式。如果你有睡眠问题，请咨询你的医疗保健机构或药剂师，看看你是否服用了任何会导致失眠的药物，并询问是否可以改为白天或晚上的其他时间服用。

7. 下午3点以后不要午睡。午睡可以帮助弥补缺失的睡眠，但是午后的午睡可能会造成夜间更难入睡。

8. 睡前放松。不要把白天安排得太满，以至于没有时间放松。你的睡前习惯应该包含一项轻松的活动，如阅读或听音乐。

9. 睡前洗个热水澡。洗过澡后，体温的下降可能会使你感到困倦，洗澡也可以帮助你放松和缓解紧张，让你更容易入睡。

10. 保持卧室幽暗凉爽，并且不要放置任何电子产品。摆脱卧室里任何可能让你分心的东西，比如噪声、明亮的灯光、不舒服的床或过高的室温。如果房间里的温度保持凉爽，你会睡得更好。卧室里的电视、手机或电脑可能会让你分心，无法入睡。拥有舒适的床垫和枕头，可以帮助促进良好的睡眠。失眠的人会经常看钟表，因此请将时钟的表盘转到看不见的方向，这样你就不会在尝试入睡时担心时间了。

11. 适当晒晒太阳。日光是调节日常睡眠模式的关键。尽量每天在自然阳光下晒30分钟以上。如果可能的话，早晨随着阳光醒来，或者使用非常明亮的灯光。睡眠专家建议，如果你有睡眠问题，那么你应该在早晨接受阳光照射1小时，并在睡前调暗室内灯光。

12. 醒着时不要躺在床上。如果你躺在床上20分钟后仍然很清醒，或者开始感到焦虑或担心，那么就起床进行一些轻松的活动，直到感到困倦。不能入睡的焦虑会使你更难入睡。

插图权限

本书插图由作者提供，以下内容除外。

图3，改绘自R·内弗（R.Noever），J·克洛尼斯（J. Cronise）和R·A·雷尔瓦尼（R. A. Relwani）:《蜘蛛网图案测定毒性》，载《NASA技术简报》，1995，19（4），82页。

图9，改绘自https://www.ncbi.nlm.nih.gov/pmc/articles/PMC2767184/figure/F1/。

图10，改绘自http://journals.lww.com/pedorthopaedics/Abstract/2014/03000/Chronic_Lack_of_Sleep_is_Associated_With_Increased.1.aspx。

图11，改绘自http://www.cbssports.com/nba/news/in-multibillion-dollar-business-of-nba-sleep-is-the-biggest-debt/。

来源：https://jawbone.com/blog/mvp-andre-iguodala-improvedgame/。

图12，改绘自 https://www.aaafoundation.org/sites/default/files/ AcuteSleepDeprivationCrashRisk.pdf。

图15，改绘自 http://bmjopen.bmj.com/content/2/1/e000850.full。

图16，改绘自 http://www.rand.org/content/dam/rand/pubs/ research_reports/RR1700/RR1791/RAND_RR1791.pdf。

致　谢

本书的完成，要感谢与我同领域的睡眠科学家们，以及我自己实验室的学生们所做出的巨大贡献。如果没有他们为研究付出的艰苦努力，这本书只能是一本信息量少、内容匮乏的书。然而，科学家们和年轻的研究人员只构成了促进新发现的等式的一半。研究对象和患者的宝贵参与和乐于奉献，使基础科学得到了突破性的进展。我向所有这些人表示最诚挚的感谢。谢谢你们。

还有三方也对这本书的诞生提供了帮助。首先，是我独一无二的出版商斯克瑞伯纳（Scribner）出版社，他们相信这本书，以及它旨在改变社会的崇高使命。其次，是我的两位技能娴熟、充满活力且全身心投入的编辑，香农·韦尔奇（Shannon Welch）和凯瑟琳·贝尔登（Kathryn Belden）。最后，是我杰出的经纪人、睿智的写作导师及永恒的文学指明灯蒂娜·贝内特（Tina Bennet）。我只希望这本书能够不辜负你们为我和这本书所付出的一切。

出版后记

　　睡觉，是我们人生中看起来非常普通的一件事。它发生得过于理所当然，以至于大多数人不会重视它，甚至于忽略它，迫使它为其他看起来更重要的事情让路。然而，如果睡眠真的可有可无，为什么所有生物都在进化过程中发展出了睡眠的需求？为了扭转大众对睡眠的错误理解，向社会揭示睡眠的必要性，睡眠专家马修·沃克撰写了这本"睡眠百科全书"。

　　在本书中，你将随着一位杰出向导的脚步，了解睡眠的形成机制、作用原理，研究睡眠如何影响我们的身心健康。同时，基于大量翔实、严谨的科研突破和临床实践数据，你可以发现睡梦在调节情绪、激发创意、修复创伤、预防疾病等方面的惊人表现。无论你是否有睡眠问题，都可以在沃克的引领下找到每晚获得更安稳睡眠的可行建议。

　　睡眠是自然母亲赋予万物的一份礼物，它神秘而迷人，蕴含着无限的可能性。感谢这本书让我们认识到，善待睡眠，才能善待自己。

　　睡吧，愿所有人，今夜好梦。

服务热线：133-6631-2326　　188-1142-1266

服务信箱：reader@hinabook.com

后浪出版公司
2020年10月

图书在版编目（CIP）数据

我们为什么要睡觉？ / (英) 马修·沃克著；田盈春译. -- 北京：北京联合出版公司，2021.3（2024.7重印）

ISBN 978-7-5596-4860-0

Ⅰ.①我… Ⅱ.①马… ②田… Ⅲ.①睡眠—普及读物②大学生—心理健康—健康教育 Ⅳ.①R338.63-49②G444

中国版本图书馆CIP数据核字(2020)第267029号

WHY WE SLEEP: Unlocking the Power of Sleep and Dreams

By Matthew P. Walker

Copyright © 2017 by Matthew P. Walker

Simplified Chinese translation copyright © 2021 by Ginkgo (Beijing) Book Co., Ltd.

This edition is published by arrangement with William Morris Endeavor Entertainment, LLC.

through Andrew Nurnberg Associates International Limited.

ALL RIGHTS RESERVED

本书中文简体版权归属于银杏树下（北京）图书有限责任公司。

我们为什么要睡觉？

著　　者：[英] 马修·沃克
译　　者：田盈春
出 品 人：赵红仕
选题策划：后浪出版公司
出版统筹：吴兴元
特约编辑：俞凌波
责任编辑：徐　樟
营销推广：ONEBOOK
封面设计：墨白空间·陈威伸

北京联合出版公司出版
（北京市西城区德外大街83号楼9层　100088）
天津中印联印务有限公司　新华书店经销
字数285千字　889毫米×1194毫米　1/32　13.75印张
2021年3月第1版　2024年7月第17次印刷
ISBN 978-7-5596-4860-0
定价：60.00元